Nutrição ESPIRITUAL

E A DIETA DO ARCO-ÍRIS

Dr. Gabriel Cousens

Nutrição ESPIRITUAL

E A DIETA DO ARCO-ÍRIS

Tradução
Marcele Pettengill

Revisão técnica
Luciana Ayer
Nutricionista

NOVA ERA

CIP-BRASIL. CATALOGAÇÃO-NA-FONTE
SINDICATO NACIONAL DOS EDITORES DE LIVROS, RJ

C893n Cousens, Gabriel, 1943-
Nutrição espiritual e a dieta do arco-íris / Gabriel Cousens; tradução de Marcele Pettengill ; consultoria técnica de Luciana Ayer. - Rio de Janeiro : Nova Era, 2008.

Tradução de: Spiritual nutrition and the rainbow diet
Apêndice
Inclui bibliografia
ISBN 978-85-7701-277-0

1. Nutrição. 2. Medicina ayurvédica. 3. Ioga. 4. Cromoterapia. I. Título.

08-1773. CDD: 613.2
CDU: 613.2

Título original:
Spiritual Nutrition and the Rainbow Diet

Capa: Mello e Mayer
Editoração eletrônica: Abreu's System
Adaptação de ilustrações de miolo: Miguel Carvalho

Direitos exclusivos de publicação em língua portuguesa
para o Brasil adquiridos pela
Editora Nova Era um selo da Editora Best Seller Ltda.
Rua Argentina 171 – Rio de Janeiro, RJ – 20921-380 – Tel.: 2585-2000
que se reserva a propriedade literária desta tradução

Impresso no Brasil

ISBN 978-85-7701-277-0

PEDIDOS PELO REEMBOLSO POSTAL
Caixa Postal 23.052
Rio de Janeiro, RJ – 20922-970

Dedicatória

A Swami Muktananda Paramahansa, cuja Graça e orientação espiritual tornou este livro possível.
A Paavo Airola, Ph.D. e naturopata, que pessoalmente me introduziu e inspirou no campo da nutrição.
A minha família.
E Àquele a quem amo: Você.

HÁ UMA ANTIGA TRADIÇÃO que diz que quando Deus entregou a Torá (o Antigo Testamento) a Moisés cada uma das 600 mil pessoas presentes no Monte Sinai recebeu pelo menos um trecho para interpretar e transmitir como ensinamento a seus irmãos e irmãs. A cada geração, esses importantes ensinamentos da sabedoria ancestral são passados adiante. Este livro é a parte que me cabe dos versículos 34:28-29 do Êxodo: "E esteve ali com o Senhor 40 dias e 40 noites: não comeu pão, nem bebeu água... E aconteceu que, ao descer do Monte Sinai (trazendo as duas tábuas do testemunho), Moisés não sabia que a pele do seu rosto resplandecia, depois de ter falado com Ele." O objetivo deste livro é explicar a relação entre nutrição e a luz da comunhão com Deus, para que possamos subir a montanha e provar do Seu alimento divino.

Advertência

NADA NESTE LIVRO PRETENDE CONSTITUIR conselho ou tratamento médico. É aconselhável que o leitor consulte um clínico holista antes de iniciar a dieta ou os ciclos de jejum, e que permaneça sob supervisão médica durante qualquer mudança na dieta ou enquanto estiver jejuando.

Dr. Gabriel Cousens

Sumário

Prefácio

EM MINHAS VIAGENS À CALIFÓRNIA, tentei repetidamente encontrar o Dr. Gabriel Cousens, mas isso só aconteceu quando embarcamos nos mesmos vôos de ida e volta para a Iugoslávia, por ocasião do Congresso Vegetariano Mundial. Nosso primeiro encontro transcorreu em absoluto silêncio. Eu sentia sua marcante presença no avião, embora não tivéssemos sido apresentados. A volta foi bem diferente. Acima das nuvens e da confusão dos pensamentos terrenos, trocamos experiências sobre o caminho espiritual que ambos trilhamos em direções ligeiramente diferentes. Falamos da energia Kundalini, da mecânica cinética do amor, de Deus e da consciência. Ao saber que o Dr. Cousens estava escrevendo um livro sobre nutrição espiritual fiquei tão empolgado quanto ele. Seis meses depois, tive o prazer de ler a obra. O índice sugeria um adorável menu de delícias, deixando-me ansioso por degustá-las e digeri-las. Decididamente, este livro não é um festival de fast food nem a costumeira verborréia vegetariana. O Dr. Cousens não é só divinamente inspirado: foi transformado por Deus em suas próprias entranhas. Ele degusta Deus — da mesma forma que faz parte Dele — e janta com... sim, com Deus em pessoa.

A partir da segunda metade do século XX, houve uma enxurrada de títulos sobre nutrição realmente úteis a certa faixa clínica de indivíduos, mas que quase sempre geram confusões e contradições posteriores. Finalmente, temos um livro, *Nutrição espiritual e a dieta do arco-íris*, que redime todas as contradições. Com o passar do tempo, ele se tornará padrão para a avaliação de todos os outros. É, de fato, um livro holístico, que redefine o organismo humano a nível pré-molecular e lhe atribui uma relação com toda a existência.

Não é um livro que possa ser lido em um dia, embora eu acredite que muitos se sentirão tentados a fazê-lo. Jejuar durante a leitura ajudará a manter a mente bastante limpa para compreender o salto quântico da consciência entre a alimentação tradicional holística e a alimentação divina. LER *NUTRIÇÃO ESPIRITUAL E A DIETA DO ARCO-ÍRIS* É COMO CONVERSAR COM DEUS ENQUANTO SE BEBE SUCO DE CLOROFILA. Pacientemente, na linguagem precisa, embora poética, da ciência, da espiritualidade e do amor, o autor explica o Uno, como alcançá-lo e como o universo sutil e o universo macroscópico existem e interagem. Somos submetidos a uma sinfonia de idéias, na qual verdades eternas, teorias comprovadas, personalidades históricas e fenômenos espirituais atuam como notas musicais. O Dr. Cousens executa para nós um concerto de holismo atemporal e eterno que faz vibrar nossos chacras com uma felicidade reencontrada, e esboça um mapa natural para lhes ativar o poder. Ele nos mostra como mergulhar em um interlúdio de amor infinito.

O assunto é sutil e abstrato. Com divina bondade, o Dr. Cousens evita a sobrecarga mental do leitor, descrevendo casos ou recorrendo à sua poesia pessoal para afirmar suas teses. A cada capítulo, ele nos introduz em um território intelectual para depois mergulhar na aventura da expressão lúdica e, finalmente, concluir resumindo, restabelecendo, unificando as idéias do capítulo — e oferecendo ainda uma visão geral a partir de uma nova perspectiva. Durante a leitura, não me senti preso nem perdido num emaranhado de palavras. Como todo bom professor, o Dr. Cousens nos leva pela mão e nos tranqüiliza, por isso os leitores lhe serão profundamente gratos, como eu fui.

Seu modelo de Campos de Organização de Energia Sutil (COES), para a organização de energias à medida que se manifestam em formas mais densas, ajuda a explicar muitos fenômenos aparentemente distintos: nutrição, respiração, ressurreição, longevidade, chacras, consciência e transmutação biológica. Oferece-nos uma teoria unificada não apenas da nutrição, mas também da existência. Essa teoria presta-se à exploração além dos limitados preceitos da nutrição no campo da divindade. Descreve um *continuum* de energia mediante leis que se aplicam dentro da faixa de freqüência específica de nosso plano material.

O Dr. Cousens nos apresenta uma teoria nuclear da nutrição que trata de controlar os processos de fissão e fusão dentro dos ciclotrons enzimáticos, responsáveis por criar novos elementos. Esses ciclotrons enzimáticos controlam as bombas atômicas micronucleares que energizam nossa essência dentro do potencial completo do espectro da existência. Somos seduzidos pela experiência da harmonia com a fonte de tudo, a presença de Deus em nós. Sua poesia é divinamente inspirada pelo amor ao Ser Divino e pela dedicação em expressá-lo por amor a todos. Sua despojada revelação pessoal do processo de transformação espiritual no contexto dos COES deixará os leitores eternamente gratos e os inspirará a se dedicarem pessoalmente ao mundo interior da aventura.

Minha primeira leitura certamente não será a última. O livro é, ao mesmo tempo, um fenômeno espiritual, histórico e científico. Grandes pensadores apóiam-se nos ombros de outros grandes pensadores para enxergar além e profundamente. O Dr. Cousens construiu uma pirâmide intelectual de idéias, criando um campo de pensamento unificado.

Este livro é muito mais abrangente do que sugere o título. Seus conceitos, quando aplicados à vida cotidiana, em *ashrams* e mosteiros, conduzirão à mais alta manifestação daquilo que alguns chamam de "gente santificada". É uma matriz para a criação da massa crítica de pessoas conscientes capazes de transformar o planeta num mundo pacífico, benévolo e humanístico. Destina-se a todos os filhos de Deus. Alguns levarão anos para lê-lo; outros o compreenderão sem o ler — pois é dos que revelam a verdade a todos.

Nutrição espiritual e a dieta do arco-íris ajudou-me a compreender melhor o meu caminho e a corrigir com maior energia meus pontos fracos. É uma nova concepção que introduzi no meu cotidiano. Os COES me ajudaram a compreender de modo mais completo o fenômeno diário da vida. O que acho especialmente fascinante neste livro é que ele ajuda a esclarecer o conceito de alimento energizado e como o processamento dos alimentos afeta nossas aspirações energéticas e espirituais. Além disso, ele me conduziu a uma compreensão mais profunda de minhas experiências com a energia Kundalini — um novo despertar que ocorreu após um período de sete meses de alimentação energizada, muitos anos de celibato e que se revelou por meio de ações físicas na espinha dorsal: a delicadeza de sabores e aromas, fragrâncias extasiantes, sons da criação e luz de evolução cristalina, assim como dons de cura, fenômenos de percepção extra-sensorial, viagem astral e, acima de tudo, a dissolução do ego e o desejo de amar e servir a todos, experimentando a presença de Deus em cada manifestação. Explicou as minhas comunhões da infância. Minha experiência de sete semanas em coma ajudou-me, em retrospecto, a confirmar a prática e a realidade dos COES, assim como os hologramas e os vórtices da bela arquitetura descrita pelo irmão Gabriel

Finalmente, gostaria de ressaltar a excelente abordagem pragmática do livro, que possibilita a cada leitor planejar seu próprio programa de alimentação, além de ajudá-lo a esclarecer o que é alimentação espiritual — tanto para o iniciante quanto para os mais experientes veteranos. A leitura nos inspira com a possibilidade de total rejuvenescimento e nos estimula a utilizar os instrumentos oferecidos para a aventura de nossa plena realização.

A seu serviço pelo amor,

Irmão Viktoras Kulvinskas, M.S.
Survival Foundation Inc.
P.O. Box 255
Wethersfield, CT 06109

Introdução do autor

A essência

Quando nos alimentamos de modo saudável e harmonioso, aumentamos nossa capacidade de harmonia e comunhão com o Divino. Proponho, portanto, que em vez de "viver para comer" ou "comer para viver" *comamos para intensificar nossa comunhão com o Divino.* Assim, nossa fome de coisas divinas se transformará em apetite avassalador. Sob esse ponto de vista, não há mal algum em nos tornarmos gulosos... de Divindade.

Um novo paradigma de nutrição

Escrever este livro foi uma aventura. Para explorar integralmente a relação entre nutrição e vida espiritual, tive de ir além do atual paradigma de nutrição materialista e mecanicista para alcançar uma definição mais ampla de nutrição que incluísse princípios de energia sutil. A palavra nutriente é discutida no que diz respeito às qualidades materiais, emocionais, energéticas e espirituais. Os pilares do paradigma materialista-mecanicista dos últimos 200 anos estão abalados, mas não descartados. O novo paradigma responde a perguntas do tipo: Qual o propósito da nutrição? O que chamamos de nutrição? O que é assimilado? O que é assimilação? Qual a relação entre o nutriente assimilado e o desenvolvimento espiritual?

Uma nova dimensão conceitual do sentido de assimilação de nutrientes é formulada em conformidade com esses princípios de energia sutil. Para tanto, foi necessário discorrer sobre um modelo mais refinado dos principais sistemas de assimilação de energia do corpo, incluindo a argumentação do corpo como um "cristal humano" e, como tal, de como ele funciona para absorver matéria e energia em nossas estruturas energéticas e biomoleculares.

A Dieta do Arco-íris

Essa dieta é a chave de uma abordagem prática e abrangente da nutrição espiritual. Trata-se de um sistema de dieta baseado na relação da cor dos alimentos com as cores do arco-íris correspondentes ao sistema de chacras do corpo humano. A fim de explicar a Dieta do Arco-íris discuto questões nutricionais de grande importância, para que os leitores possam desenvolver dietas adequadas ao seu estilo de vida e práticas espirituais. Isso inclui uma discussão a respeito das vantagens e desvantagens de alimentos crus e cozidos, dieta rica ou pobre em proteínas, equilíbrio ácido-alcalino, atitude em relação à comida e jejum espiritual. Esses tópicos são discutidos do ponto de vista do novo paradigma de nutrição espiritual, de descobertas científico-materialistas recentes e da comparação entre os contextos bíblico e essênio. Discuto ainda a relação entre comida e mente. Em seguida, faço uma recomendação sumária para a criação de uma dieta capaz de sustentar inteiramente a vida espiritual de qualquer pessoa, dentro de qualquer religião ou orientação espiritual. Também descrevo um caminho no qual a intensa meditação e o jejum são importantes componentes do desenvolvimento da espiritualidade. Esses novos instrumentos conceituais são de uso prático e imediato na discussão da dieta, por constituírem uma estrutura simples e coerente para o desenvolvimento da dieta individualizada.

Nutrição, meditação como nutrição e desenvolvimento da energia Kundalini

A energia Kundalini é uma energia físico-psíquico-espiritual latente no organismo. Quando despertada, torna-se força ativa de transformação espiritual. Trata-se, assim, de um tipo de energia extremamente importante para a compreensão do desenvolvimento espiritual. Apresento uma descrição clara do desenvolvimento do processo Kundalini e a relação da nutrição com esse processo. Com base em minha própria experiência interior elaboro ainda um novo modelo de vórtices de energia sutil que relaciona o sistema chacra com a energia Kundalini e com o potencial transcendente do organismo humano.

Sobre o autor e como este livro surgiu

A princípio, o interesse de investigar o papel da nutrição na vida espiritual surgiu do meu próprio desenvolvimento pessoal. Ao mesmo tempo, muitos de meus clientes costumavam pedir-me conselhos a esse respeito, e, depois de certo tempo, tornou-se evidente que havia necessidade de uma compreensão abrangente da relação entre nutrição e vida espiritual.

Este livro é o resultado de 14 anos de experiência médica, pesquisa e contemplação desses temas. Em virtude da complexidade do assunto e da diversidade de meus próprios antecedentes, decidi escrever como divulgador, e não através da estreita visão de um especialista. Em pontos distintos do livro, escrevo a partir das seguintes perspectivas:

1. Como médico formado na Columbia Medical School, que atendeu pacientes na América do Norte e na Ásia, a maioria deles em busca de aconselhamento sobre nutrição e interessada em ótima saúde e no desenvolvimento espiritual.
2. Como bioquímico, nutricionista, pesquisador médico, psiquiatra, terapeuta familiar, homeopata e médico holista.
3. Como ex-co-diretor da primeira clínica de crise Kundalini dos Estados Unidos, cujo objetivo era informar o público, médicos e psicólogos de que estavam ocorrendo casos de despertar Kundalini em nossa sociedade; fornecer informações quanto ao significado desse despertar; e orientar pessoas que eram completamente ignorantes ou tinham dificuldades em relação ao mesmo.
4. Como professor de meditação credenciado desde 1976, que passou muitos anos ensinando meditação nos Estados Unidos, na Índia e na Europa.
5. E tal como EU SOU.

Este livro é semi-autobiográfico, uma vez que se fundamenta em minhas experiências clínicas intuitivas e diretas. Sua base teórica tem o respaldo de várias descobertas científicas, evidências históricas e culturais e evidências anedóticas e sugestivas. Embora haja muita informação científica tradicional, a "prova" verdadeira é um senso intuitivo de conhecimento direto, que se desenvolveu ao longo de anos de discussão sobre dietas variadas, incluindo a do arco-íris, e de minha experiência com diversas formas de jejum, inclusive um jejum de 40 dias. O texto foi influenciado por minhas observações pessoais e clínicas da interação da nutrição com meditação e vida espiritual. Também compartilhei de certas experiências de desenvolvimento espiritual e atividades Kundalini, que lançaram alguma luz sobre a evolução da vida espiritual.

Aconselho o leitor, durante a leitura, a se tornar algo semelhante ao pára-quedas descrito por Einstein... que "funciona melhor quando aberto". O livro amplia a mente ao seu limite máximo, com novos conceitos de nutrição, assimilação, Dieta do Arco-íris, Kundalini, anatomias sutis do corpo, meditação e vida espiritual em geral. A prova, para o leitor, será sua própria experiência e prática desses novos instrumentos e conceitos.

Este livro representa ainda a união das tradições ocidentais e orientais, sendo fortemente influenciado pela Torá, pela mística irmandade dos essênios — da qual Jesus aparentemente fez parte — e pelos ensinamentos diretos de Jesus. Também revela algumas de minhas experiências diretas e meu treinamento na tradição do ioga, que me fez compreender melhor minha própria tradição judaico-cristã. A meu ver, todas as tradições têm por base o mesmo único Deus como Amor, de sorte que as diferenças superficiais fundem-se em uma Unidade que tem Deus como fonte.

Estilo literário e abordagem

Levantarei aqui certas questões de estilo literário e abordagem que exigem esclarecimento. Philip Callahan, Ph.D., professor de entomologia na Universidade da Flórida, brilhante cientista e autor, assinalou que, desde a Segunda Guerra Mundial, os cientistas têm seguido a tendência de não admitir seus pensamentos íntimos e de evitar o uso da palavra "eu". Referências pessoais sugerem que o autor é um mero ser humano.[1] Essa repulsa à palavra "eu" cria a ilusão de que o texto é, de fato, uma observação objetiva e que há um tipo de infalibilidade na pesquisa que vai além de qualquer subjetividade. Pode-se perguntar: "Será possível a um médico e nutricionista com formação bioquímica admitir falibilidade e subjetividade?" Sim! Claro que sim! Afirmo, porém, que essa é, às vezes, a abordagem científica mais honesta. A ilusão da exatidão objetiva tornou-se evidente com o surgimento da física quântica. Em sua introdução para o livro de Larry Dossey, *Espaço, tempo e medicina*, o físico Fritjof Capra afirma: "Na física do século XX, o universo não é mais compreendido como uma máquina, composto de uma infinidade de objetos separados, mas sim como um todo harmonioso e indivisível; uma teia de relações dinâmicas que incluem essencialmente o observador humano e a sua consciência."[2] Paavo Airola, Ph.D., nutricionista de reputação internacional e autor de um livro muito popular intitulado *Are You Confused?*, demonstra com o divertido título de sua obra o grau de subjetividade reinante no campo da nutrição.

O outro assim chamado pressuposto científico que este livro rejeita é o de que toda prova deve basear-se nos cinco sentidos e na extensão tecnológica desses sentidos através de sofisticados instrumentos de medição. Basta lembrar a eficácia com que José interpretou o sonho do faraó egípcio, ou como a maioria de nós é capaz de "sentir" a energia existente em um cômodo quando entra nele, ou como os cães pressentem más intenções em certas pessoas. Essas experiências sugerem a existência de informações adquiridas de modo subjetivo na vida cotidiana. Diz-se que Einstein obteve valiosas informações para a sua teoria da relatividade apenas imaginando como seria viajar em um feixe de luz. Descobertas científicas baseadas em imagens surgidas inicialmente em sonhos não são incomuns. Na realidade prática, não haverá prova aceitável do material contido neste livro para a mente que só aceite o mundo objetivo, reconhecível apenas através dos cinco sentidos. Por isso, peço aos meus leitores que, ao lê-lo, ponham em dúvida tais pressupostos.

Perspectiva

Se o seu objetivo, ao ler este livro, é a busca da dieta perfeita, a fim de alcançar a prática espiritual que conduzirá à realização pessoal, peço que, por favor, reexamine suas expectativas. Uma dieta perfeita não é sinônimo de espiritualidade. Sem meditação, vida regrada, boas amizades, sabedoria e amor, a ênfase na dieta descamba para um culto árido, conceitual e vazio do conjunto corpo-mente, restrito a conceitos limitados de pureza. Tal ênfase perfeccionista e materialista, de modo algum rara, pode gerar um ego desequilibrado. No Evangelho de São Mateus 15:11, Jesus diz: "O que contamina o homem não é o que entra na boca, mas o que sai da boca." Para mim, perfeito é aquilo que também existe além do corpo físico e da mente. A realização daquilo que transcende a imperfeição do corpo e da mente é a única e real perfeição.

Em seu contexto correto, entretanto, a dieta é uma prática importante capaz de sustentar e ajudar nossa total transformação e a transcendência de corpo, mente e espírito. Um dos grandes homens santos da Índia, Sri Ramana Maharshi, pregava que uma dieta regulada de alimentos puros, consumidos em quantidades moderadas, é a melhor regra de conduta e a mais eficaz no caminho do desenvolvimento das qualidades puras da mente.[3] Esta é a resposta para aqueles puristas espirituais que pensam que a preocupação com o corpo e com a nutrição denota baixo nível de consciência. É correto ser saudável. É correto e apropriado ingerir alimentos saudáveis que elevem o espírito. Além de ser o templo do espírito, o corpo requer cuidados adequados que possibilitem a criação de um canal definido e propício para que a energia Kundalini flua e o transforme espiritualmente. Quando nos alimentamos de modo saudável e harmonioso, nossa capacidade de comungar com o Divino é ampliada. O efeito final da nutrição leva à saúde do corpo, à paz mental e à harmonia com o espírito — uma experiência de total sintonia.

Neste livro adotamos um novo paradigma do sentido de nutrição e assimilação. Esse paradigma tem o respaldo de sua precisão intuitiva e de certos dados científicos interessantes. Sua comprovação, segundo padrões rigorosamente acadêmicos, pode levar anos, mas este não é o nosso objetivo. Nosso propósito é sugerir novos conceitos que possam ser utilizados pelo leitor como instrumento e não como fatos. Sugerimos que o leitor abandone antigos conceitos, a fim de que possa compreender a nutrição e examinar o que está assimilando. Os instrumentos conceituais fornecidos são de uso prático imediato, uma vez que apresentam uma estrutura simples e coerente para o desenvolvimento de uma dieta individualizada. A compreensão desse novo paradigma para a nutrição e assimilação estabelece uma conexão óbvia e profunda entre nutrição e vida espiritual. À medida que incorporamos esses novos instrumentos conceituais em nossas vidas nutricionais e espirituais, nossas experiências positivas começam a compreender o novo paradigma e a Dieta do Arco-íris como método viável. E, finalmente, em meio a todas essas idéias e informações, recomendamos ao leitor que não perca de vista a perspectiva correta da aplicação desses conceitos. A nutrição adequada serve apenas de apoio à evolução espiritual. Este livro é um projeto de como preparar o corpo para manipular a crescente energia liberada no salto quântico de evolução da consciência que o mundo está dando.

Como já mencionei, para extrair o maior proveito possível da nutrição adequada é necessário estar integrado num equilíbrio harmonioso de vida regrada, boas amizades, sabedoria, meditação, oração e amor. Por favor, lembre-se de que as informações e idéias apresentadas neste livro destinam-se a inspirar e fortalecer o leitor, a ser orientação e instrumento, não regra. É meu desejo que todos os que lerem este livro dele se beneficiem, e que haja um aumento de paz no mundo como resultado da paz interior e harmonia com a natureza adquiridas com a aplicação e a compreensão da importância da nutrição espiritual em nossa vida.

Agradecimentos

Muitas pessoas colaboraram com amor e informações para a produção deste livro. Gostaria de agradecer ao meu querido irmão, Kevin Ryerson, cujo amor e apoio me encorajaram a escrevê-lo. Kevin é um especialista intuitivo, dotado da habilidade de obter informações altamente refinadas. Alguns dos elementos da teoria apresentada neste livro surgiram das sementes da interação dinâmica de nosso processo intuitivo mútuo. Kevin e seu trabalho também foram úteis para me ajudar a desenvolver uma compreensão do modo de vida dos essênios.

Meu amor e gratidão vão igualmente para: Ken Cousens, que de bom grado dedicou-me horas como revisor e editor; Kurt A. Krueger, fundador do Institute of Sports Psychology, e Richard Page, diretor da Conference Coordinating Company, que com muito amor trabalharam longamente no aperfeiçoamento do original; Jane English, Ph.D. em física, fotógrafa e escritora, que atuou como editora de ciência e colaborou no formato e projeto gráfico do livro; Nan Love, que forneceu ilustrações e o projeto da contracapa da edição norte-americana; Eunice Combs, revisora; Marcel Vogel, portador de uma experiência de 29 anos como cientista da IBM, mundialmente aclamado como especialista em cristais, dado o seu trabalho nas áreas de cristais e água estruturada; Viktoras Kulvinskas, M.S., especialista mundial em alimentos crus, dotado de rara compreensão da dieta e do jejum como caminho espiritual, que teve a gentileza de escrever o prefácio. Viktoras e o seu trabalho têm-me servido de verdadeira inspiração.

Gostaria ainda de agradecer carinhosamente a: Lisa Lissant, em cuja cozinha o conceito de organização de campos de energia sutil tomou forma; Adam Trombley, astrofísico que me ajudou a compreender alguns conceitos de física de ponto zero; Norm Mikesell, M.S., especialista em água estruturada, que nos deu a conhecer seu trabalho e revisou os parágrafos a esse respeito; Stephen Levine, autor de *Antioxidant Adaptation: Its Role in Free Radical Pathology*, Ph.D. de vanguarda em bioquímica, que forneceu suas hipóteses de anoxia e revisou o livro, garantindo sua precisão bioquímica; Dr. Lee Sannella, autor de *A experiência da Kundalini: psicose ou transcendência?*, que revisou os capítulos sobre a energia Kundalini; dom Dunstan Morissey, monge beneditino há 40 anos, com quem discuti assuntos bíblicos; Bruce Lipton, Ph.D. e professor de anatomia na St. George's University School of Medicine, que revisou os capítulos 10 e 11; Dio Neff, escritor metafísico, cujos comentários nos capítulos iniciais ajudaram em muito meu estilo literário; e Dick Stehr, um plácido iogue que me ajudou com três exercícios simples de respiração.

Agradeço a paciência e o apoio carinhoso de minha esposa Nora, que participou, apoiou e fez comentários valiosos a cada estágio da elaboração deste livro. Agradeço também a ela e aos nossos dois filhos adolescentes, Raf e Heather, por criarem um ambiente positivo para o meu trabalho.

Agradeço carinhosamente a todos que me ajudaram. Também sou grato a Deus pela graça que me permitiu servi-Lo por intermédio deste livro. Para mim, tem sido estimulante participar desse processo coletivo.

A Serviço do Uno,
Dr. Gabriel Cousens

1

A necessidade de um novo paradigma nutricional

PARA INICIAR NOSSA DISCUSSÃO da relação entre nutrição e vida espiritual, é necessário desenvolver um conceito amplo do organismo humano como possuidor de qualidades espirituais e energia sutil. Precisamos desenvolver um novo paradigma, ou conceito, de nutrição capaz de responder a certas perguntas básicas e considerar observações não usuais a que o atual conceito de nutrição materialista-mecanicista é incapaz de responder adequadamente. Nos próximos quatro capítulos, vamos nos limitar a desenvolver um novo paradigma de nutrição que responda com mais profundidade às seguintes questões básicas:

1. Qual o propósito da nutrição?
2. O que é nutrição?
3. O que assimilamos?
4. Quem está assimilando?
5. Como a compreensão do campo de energia sutil que circunda o corpo e corre por ele se enquadra na compreensão da nutrição para a vida espiritual?
6. Qual a relação entre o nutriente e o sistema vivo que o absorve?
7. Qual a importância do nutriente absorvido para o desenvolvimento espiritual da pessoa que o absorve?
8. Qual o sentido da assimilação?
9. Como explicar a existência de pessoas que vivem exclusivamente de ar, ou ar e água?
10. Qual a explicação para a transmutação biológica (processo em que um elemento no interior de um sistema vivo é transformado em outro elemento)?

11. Qual a explicação para casos documentados de corpos físicos que não se decompõem após a morte?

Para responder a estas questões devemos desenvolver um paradigma holístico de nutrição que inclua os aspectos materiais, mentais, energéticos e espirituais do organismo humano. Esse paradigma holístico não descarta o atual paradigma materialista-mecanicista, ele o inclui como parte do todo.

A confusão do paradigma convencional

O paradigma convencional parte de uma visão materialista-mecanicista da vida na qual os organismos vivos são considerados máquinas fisioquímicas. Todos os fenômenos da vida, inclusive a nutrição, são explicados unicamente em termos fisioquímicos. Embora o paradigma materialista tenha alcançado algum sucesso na compreensão da estrutura molecular de nossa comida e de nossos corpos, a tremenda diversidade de opiniões no atual mundo da nutrição indica que não desenvolvemos uma compreensão objetiva dos fundamentos da nutrição. Ramana Maharshi, o grande místico do século XX, disse certa vez que o fator mais importante da vida espiritual, além da meditação, é comer corretamente. Parece simples, mas quando visitamos uma livraria verificamos que há tantos livros diferentes sobre nutrição que o simples ato de comer parece, às vezes, inteiramente desconcertante. Em minha prática médica, tive pacientes que vieram a mim bastante confusos quanto ao que era correto comer, influenciados por tantas e tão diferentes teorias, que se viam acometidos de crises de ansiedade às refeições.

Há apenas três substâncias que absorvemos conscientemente para manter nosso processo vital: alimentos, ar e água. No passado, respirar e beber água não exigiam muita reflexão. Antes da poluição do ar e das águas, era um ato automático. Os alimentos, porém, consomem boa parte de nosso tempo. Esquadrinhamos supermercados ou casas especializadas em busca de comida, para depois transportá-la, prepará-la, abençoá-la, comê-la e digeri-la. Alternativamente, devemos cultivá-la ou ganhar dinheiro para comprá-la. Ao fim desse processo, seria de esperar que tivéssemos melhor compreensão do que comemos, mantendo uma relação especial com os alimentos. No entanto, nos últimos 200 anos, essa relação tornou-se um mistério para quase todos nós, especialmente se concebermos a nutrição como meio de aperfeiçoar nossa vida espiritual. O que é isso com o qual perdemos contato?

Por que será que estamos tropeçando na floresta da nutrição, chocando-nos contra as árvores de uma nova dieta ou de um novo supernutriente que resolverá todos os nossos problemas de saúde? Na verdade, estamos preocupados com a falta de contato de nossas ligações básicas e instintivas com a qualidade de nossos alimentos e com a mãe Terra. Com o excesso de novas descobertas no campo da "ciência da nutrição", há tantos detalhes factuais que não mais sabemos o que e como comer. Nossas estruturas básicas, nossa percepção do sentido de nutrição e nossos próprios instintos naturais ficaram embotados. Não podemos ver a floresta por causa das árvores.

As bases do paradigma materialista-mecanicista convencional

Quando começamos a limitar nossa compreensão? Uma das principais causas da confusão quanto ao propósito e à função da nutrição é o atual e exclusivo ponto de vista materialista-mecanicista que, em essência, se desenvolveu em fins da década de 1780, quando o químico Lavoisier estabeleceu a doutrina de que a vida é uma função química, sendo o alimento seu combustível. Os alimentos são o veículo da ingestão de calorias. A visão materialista, que ainda hoje predomina, era muito simples naquela época. O processo de nutrição era tido como um processo de combustão no qual o alimento atuava como portador de energia calórica; esta, ao combinar-se com o oxigênio, liberava energia no processo digestivo. Bastava simplesmente contar as calorias necessárias e selecionar os nutrientes que tivessem aquele determinado número de calorias.

De 1780 para cá, descobrimos que a nutrição é mais que uma simples questão de calorias. Os alimentos possuem fatores adicionais, como proteínas, glicídios, gorduras, vitaminas, minerais, micronutrientes, enzimas, fatores hormonais sutis, alcalóides, auxinas, pacifarinas (substâncias antibióticas naturais) e toda a gama de novos fatores que tenham sido ou estejam por ser descobertos. Mas essas novas descobertas apenas reforçaram os nossos conceitos materialistas-mecanicistas de comida e organismo. Muitos ainda estão apegados à abordagem calórica de Lavoisier. Contadores calóricos continuam em voga atualmente.

Lavoisier, que muitos consideram o pai da química moderna, também nos legou outro importante princípio do paradigma nutricional aceito atualmente. Trata-se da lei da conservação da matéria e da energia. Essa lei afirma que nada se cria, nada se perde; tudo se transforma. O átomo era visto como a menor das partículas e uma constante da natureza. A partir dessa lei, convencionou-se que nenhum elemento poderia ser criado e nenhum átomo poderia desaparecer da natureza. Atualmente, com exceção da última observação — que não se aplica a materiais radioativos —, ainda tentamos compreender a nutrição exclusivamente do ponto de vista materialista-mecanicista. O resultado dessa abordagem conceitual é uma ênfase excessiva e desequilibrada em nutrientes individuais e suas interações. Essa ênfase em nutrientes-supernutrientes serviu para nos prender a um conceito materialista a respeito dos alimentos, do organismo humano e da inter-relação deles.

Outro passo importante no desenvolvimento do materialismo nutricional ocorreu em 1847, quando quatro grandes cientistas — Helmholz, Dubois-Reymond, Brucke e Ludwig — se reuniram em Berlim para enquadrar a fisiologia em bases fisioquímicas, propondo que as leis da química eram capazes de descrever completamente o processo da função fisiológica humana. Desde esse marco histórico, a lei da conservação da matéria e da energia tornou-se a base da fisiologia, do metabolismo e da nutrição, levando ao estabelecimento de métodos de pesquisa quantitativos e à aceitação implícita das leis da termodinâmica como descrição do funcionamento de organismos vivos. Desse tipo de pensamento veio a afirmação de Ludwig Feuerbach, aceita popularmente: "O homem é aquilo que come." Daí derivou também a base para o atual consumismo na área da nutrição. As pessoas tendem a consumir vitaminas, minerais e aminoácidos em excesso na esperança de fazer com que o corpo viva mais tempo, funcione melhor, dure mais e seja mais saudável. Implícita nesse comportamento está a crença de que "mais é melhor" — o pressuposto que há por trás da contagem de calorias, tabelas de alimentação feitas por computador e dietas da moda.

A ênfase no acúmulo de capital nutricional é baseada na crença incorreta de que a nutrição é cumulativa: por segurança, devemos consumir quantidades suplementares de tudo. Isto não quer dizer que, no início de um programa de saúde, algum cliente meu não necessite de nutrientes extras para sanar deficiências e restaurar o equilíbrio do organismo. Após alguns meses, porém, à medida que sua saúde for melhorando, ele necessitará de menos nutrientes para manter a boa saúde. Não sou contra o uso moderado de vitaminas e minerais nos níveis apropriados à saúde humana.

É importante notar que nem todo mundo segue essa limitada abordagem materialista. Paavo Airola, Ph.D., meu mentor nutricional, um homem que muitos consideram um nutricionista genial, enfatizou uma abordagem pessoal e histórica em sua prática médica, em detrimento da visão materialista e computadorizada. Grupos de nutricionistas, como os adeptos do movimento de alimentos crus, os comedores de brotos, os partidários do movimento de higiene natural e, agora, do movimento de saúde holística, refutaram, pelo menos de modo indireto, a conceitualização estreita e materialista da nutrição. Implícito nesses movimentos está o pressuposto de que precisamos dar atenção às qualidades de energia sutil da comida e do corpo humano. Essa preocupação é reconhecida por muitos sistemas de cura em todo o mundo. Na ancestral ciência do ioga e da medicina ayurvédica, por exemplo, a energia sutil do corpo e do alimento é chamada de prana. Na medicina chinesa, tem o nome de *chi*. No Japão é conhecida como *ki*; no Havaí, *mana*; no Tibete, *tumo*. Reichenbach a chama de *força ódica*; e Reich, de *orgônio*.

Este livro trata do novo paradigma. A comida não pode mais ser vista como calorias, proteínas, gorduras e carboidratos, ou como mera forma material. *A comida é uma força dinâmica que interage com os seres humanos nos níveis do corpo físico, mental-emocional e também energético e espiritual. O estudo da nutrição é o estudo da interação e assimilação das forças dinâmicas da comida pelas forças dinâmicas do nosso ser total.* Antes do desenvolvimento desse novo paradigma, é importante entendermos claramente os fundamentos do velho paradigma materialista.

Abalando os pilares do paradigma convencional

O paradigma materialista baseia-se em três princípios. O primeiro é o princípio de Lavoisier, de que nada se perde, nada se cria, tudo se transforma, que, adicionado à "lei" da conservação de energia postulada por Mayer e Helmholz, foi redefinido como a lei da conservação da matéria e da energia. O segundo princípio é chamado de segunda lei da termodinâmica, postulando que, na natureza, todas as coisas tendem a voltar às suas formas básicas e estáveis, e que a energia total de um sistema tende a passar de formas e estados mais organizados para outros menos organizados. Esse processo chama-se entropia. Existe uma terceira crença implícita de que não há diferença essencial entre as interações de substâncias dentro ou fora do corpo humano.

No Ocidente, essas três idéias têm sido questionadas nos últimos cem anos. Um dos grupos contestatórios é o movimento antroposófico, sob a liderança de Rudolph Steiner, célebre filósofo, educador e cientista europeu da virada do século que afirmou que o grande obstáculo à compreensão do efeito dos alimentos no organismo humano é aquilo que as pessoas aceitam como "lei" da preservação da matéria e da energia. Ele percebeu que essa lei contradizia o processo de funcionamento e desenvolvimento do organismo humano. Em palestras realizadas no início da década de 1920, ele insistia que a segunda lei da termodinâmica (a lei da entropia) e a lei da conservação da matéria e da energia não se aplicavam ao que ocorria no interior do organismo humano. Essa posição tem o respaldo de cientistas como o físico Louis de Broglie, considerado o pai da mecânica de ondas, que afirmou que "é prematuro supor que podemos reduzir os processos vitais aos conceitos inadequados dos fisioquímicos do século XIX e mesmo do século XX".[1]

Recentemente, um importante trabalho desafiou o conceito de que a lei da conservação da matéria e da energia é aplicável ao que se passa no interior de organismos *in vivo* ou "dentro da pele". Esse trabalho se deve a um brilhante francês, Louis Kervan, diretor do Serviço de Higiene Industrial, Doenças do Trabalho e Serviços de Higiene, em Paris, a partir de 1946. Kervan foi membro da Academia de Ciência de Nova York a partir de 1963 e fez parte do conselho de pesquisa científica da UNESCO. De 1935 para cá, documentou inteiramente o fenômeno de transmutação biológica. *A transmutação biológica é o processo "alquímico" natural que ocorre, em maior ou menor grau, quando um elemento é transmutado, no corpo, em outro elemento. Isso contradiz frontalmente a lei da conservação da matéria e energia.*

Para melhor compreender esse processo tão importante e avaliar sua perspectiva histórica e prática, creio que seja melhor consultar algumas das pesquisas que levaram à prova da existência da transmutação biológica. Pesquisas modernas a esse respeito datam de 1799, quando o químico francês Vanquelin, medindo o teor de cal da aveia com que alimentava suas galinhas, descobriu que elas excretavam cinco vezes mais cal do que a quantidade consumida. Vanquelin só pôde concluir que tinha havido produção de cal, sem conseguir determinar a causa. Curiosamente, isso ocorreu apenas 20 anos depois do trabalho de Lavoisier ter sido publicado. Em 1831, outro francês, Choubard, ao medir os minerais contidos em sementes de agrião, antes e depois de germinadas, em um meio onde não poderiam absorver minerais de outra fonte, descobriu que as sementes germinadas continham minerais que inicialmente não possuíam. Em 1875, von Herzeele levou a mesma experiência um passo adiante, usando sementes germinadas em um meio nutriente controlado, e concluiu que tinha ocorrido uma transmutação de elementos. Esse trabalho foi atualizado por Baranger, diretor do laboratório de química orgânica da Escola Politécnica de Paris, que publicou resultados a respeito da variação de fósforo e cálcio em sementes germinadas, concluindo também ter havido uma transmutação de elementos, embora não soubesse como isso havia ocorrido.

Transmutação biológica

Em 1962, Kervan publicou *Biological Transmutations*, livro que explicava a transmutação como um fenômeno completamente diferente da fissão ou da fusão atômica na física. Kervan vê a transmutação biológica como fenômeno não revelado na era da ciência moderna, propriedade que não tinha lugar na química ou na física, afirmando categoricamente que muitos processos bioquímicos e fisiológicos da vida são produzidos por reações químicas. Entretanto, refuta a crença de que as reações químicas são o único processo a ocorrer no interior do corpo humano e que toda observação deve ser explicada em termos de reações químicas.[2] Kervan não rejeitou as leis da química e sim a idéia de que elas devem ser aplicadas a todos os domínios.[3]

Para compreender inteiramente o sentido do seu trabalho e adaptar a mente a esses novos conceitos, gostaria de apresentar algumas de suas pesquisas, que tiveram início ainda na infância, na fazenda de seus pais na Bretanha, França. Kervan percebeu que as galinhas que não tinham calcário em sua dieta comiam grande quantidade de mica, um componente do silício. Quando as galinhas eram mortas, não se encontrava a mica, e sim montes de areia. De alguma forma, elas produziam cascas de ovo de cálcio com a mica. Experimentos posteriores demonstraram que quando a mica era retirada de sua dieta, a casca dos ovos ficava carente de cálcio, e as galinhas paravam de botar ovos. Quando a mica voltava à sua dieta, elas voltavam a botar ovos. A conclusão a que chegou foi de que a mica contém algum silicato de potássio que é convertido em cálcio pela transmutação biológica.

Em suas pesquisas no deserto do Saara, Kervan descobriu que os trabalhadores comiam sal em excesso e excretavam muito mais potássio do que consumiam. Isso, segundo observou, era resultado de uma reação endotérmica (que usa o calor do corpo e, portanto, é arrefecedora) de sódio mais oxigênio, transformando-se em potássio (Na23 + O16 :=: K39). (O símbolo :=: quer dizer "transmuta-se em".) Tem-se aqui, portanto, outro exemplo da transmutação de sódio em potássio.

Em outra observação de transmutação biológica, Kervan percebeu a produção contínua de salitre nas paredes de calcário de sua casa. Pesquisando o fenômeno mais detidamente, descobriu que o cálcio do calcário estava sendo convertido em potássio (salitre) pela subtração do hidrogênio através de processos enzimáticos produzidos por bactérias na parede. No caso das galinhas, ele deduziu que o potássio da mica era convertido em cálcio pela adição de hidrogênio K39 + H1 :=: Ca40. Com o calcário (Ca) transformando-se em salitre (K), observava a reação inversa.

Kervan também pesquisou formações negras em paredes de cavernas e templos de Banteay Srei, no Camboja, descobrindo que a camada negra continha 5% de manganês, e as pedras do templo, 15% de ferro, o que o levou à conclusão — posteriormente comprovada — de que ferro menos hidrogênio se converte em manganês. Dessa forma, Kervan descobriu diversos modos de criação de cálcio pela transmutação, pela combinação de átomos diferentes para formar um átomo de cálcio maior. Segue um resumo dessas reações:

1. potássio e hidrogênio — K39 + H1 + enzima específica :=: cálcio Ca40
2. magnésio e oxigênio — Mg24 + O16 + enzima específica :=: Ca40
3. silício e carbono — Si28 + C12 + enzima específica :=: Ca40
4. sódio e hidrogênio — 2Na11 + 2H1 + enzima específica :=: Mg24 magnésio e, repetindo a reação 2, cálcio
5. sódio e oxigênio — Na11 + O16 + enzima específica :=: K39 potássio e, repetindo a reação 1, cálcio

Isso levou a algumas das aplicações clínicas potenciais do seu trabalho. Kervan pesquisou também o uso da cavalinha, que tem alto teor de silício (reação 3), para acelerar a calcificação de ossos quebrados. Suas experiências com ratos e seres humanos sugerem que a recalcificação de ossos parece ser mais eficiente com silício do que com um suplemento direto de cálcio. Em certas pessoas, a descalcificação pode ser provocada pela deficiência da enzima que transmuta o sódio em magnésio (reação 4). Se houver uma deficiência das enzimas que convertem magnésio em cálcio, é recomendável fortalecer os ossos com potássio (reação 1) e silício orgânico. Devemos também considerar que a descalcificação pode ocorrer em pessoas que seguem dietas sem sal (reação 5), uma vez que o sódio pode ser necessário para ser transmutado em cálcio. Outra implicação do trabalho de transmutação é que mães que não absorvem cálcio devem tentar suplementar sua dieta com o silício da cavalinha, mais facilmente transmutado em cálcio.

Pessoas que têm dificuldade em aumentar o teor de ferro no sangue devem tomar manganês — como se tem feito na França —, que se transmuta em ferro por um caminho metabólico à parte. Kervan pode estar estabelecendo a existência de uma variedade de caminhos secundários que o corpo pode utilizar através da transmutação de elementos, quando faltarem as enzimas ou nutrientes necessários ao caminho principal.

A explicação básica de Kervan sobre a transmutação biológica é que, pela ação da conversão de enzimas no interior de sistemas vivos, partículas de um núcleo combinam-se com as de outro núcleo para formar um novo elemento, ou um núcleo de um elemento se divide em dois novos elementos.[4]

A comprovação científica da transmutação biológica é um fenômeno inteiramente contrário à lei da conservação da matéria e energia. Envolve um processo inteiramente diferente do processo químico, que lida com o deslocamento de elétrons ao redor do invólucro do núcleo atômico. Também é diferente do processo físico, que lida com fissão ou fusão, e segue a lei da conservação da matéria e energia. A transmutação biológica é a ciência que lida com a troca ocorrida entre os núcleos de átomos diferentes em organismos vivos e resulta na criação de novos elementos.[5] Kervan afirma também que, por meio da atividade dos sistemas de enzima biológica, o processo de transmutação biológica consome apenas um milionésimo da energia utilizada na mesma reação quando reproduzida pelos físicos nucleares *in vitro* (fora de um sistema vivo).[6]

O ganhador do prêmio Nobel Szent-Gyorgyi disse certa vez que a biologia é a ciência do improvável, e a física, a ciência das probabilidades.[7] Também somos forçados a considerar a posição científica de Claude Bernard: quando se é confrontado com um fato que está em oposição a uma teoria corrente, deve-se aceitar esse fato e abandonar a teoria.[8]

Mencionei a transmutação porque uma teoria abrangente da nutrição e do seu papel na espiritualidade deve incluir e ser capaz de explicar todas as observações aberrantes. A atual visão materialista-mecanicista não pode explicar a transmutação biológica. A possível existência de transmutação biológica desafia diretamente a lei da conservação da matéria e energia na qual se baseia o paradigma materialista.

As implicações da existência da transmutação biológica são enormes. Kervan percebeu que a transmutação biológica pode constituir um novo guia para geólogos, biólogos, filósofos e metafísicos, ajudando-os a compreender a criação e a evolução de nosso planeta.

Para os fins que temos em mente, não precisamos considerar a completa evolução de nosso planeta. Basta aplicar esses conceitos ao desenvolvimento de nosso novo paradigma nutricional. É bastante significativo saber que o conceito de transmutação biológica acrescenta uma compreensão mais profunda ao trabalho de Roger Williams sobre nutrição, *Biochemical Individuality*, publicado em 1963, no qual o autor afirma que cada indivíduo tem diferentes necessidades bioquímicas e, portanto, necessidades nutricionais próprias.[9] Podemos associar a transmutação biológica ao trabalho de Williams quando observamos que essas necessidades nutricionais são determinadas pela quantidade de enzimas disponíveis para a transmutação biológica. O trabalho de Williams sugere que o funcionamento das células de cada indivíduo segue um perfil muito particular. Em minha prática médica, verifiquei que quanto mais saudável a pessoa se torna, de menos suplementos necessita. Isso quer dizer que quanto mais forte é sua energia vital (energia de saúde), mais energia e habilidade de transmutação o seu organismo possui, sugerindo ainda que o perfil individual de transmutação e necessidades nutricionais pode mudar.

Levando ao extremo esse princípio de individualidade bioquímica, podemos admitir que haja algumas pessoas no mundo que não mais necessitem ingerir alimentos. Mais adiante apresento algumas provas sugerindo que isso realmente pode ser verdade. A observação da transmutação biológica constitui uma explicação para o fenômeno observado da inédia. Antes de entrarmos em detalhes sobre a inédia, porém, devemos examinar a segunda lei da termodinâmica, a entropia, em termos de sua aplicação ao organismo humano.

Desafiando o papel da entropia em organismos vivos

O conceito de entropia aplicado ao organismo humano sugere que a velhice ou o colapso do corpo segue a lei natural das coisas. Por causa do estilo de vida degenerado adotado por muitas pessoas, isto não deixa de ser verdade.

Entretanto, não é a ordem natural das coisas. Na verdade, aquilo que parece natural não o é, e o que parece miraculoso, é natural. Kervan conceitualizou a questão da entropia em sistemas biológicos como sendo essencialmente a luta das forças vitais contra a degradação da matéria.[10] Rudolph Steiner afirma que uma das principais finalidades dos nutrientes é ativar as forças dinâmicas de nosso organismo que contrariam diretamente a entropia. Isto significa que, se mantivermos alta nossa força vital ou energia corporal, a entropia será de fato vencida, e não envelheceremos. Em nossa sociedade, com toda a poluição, criamos um estilo de vida que nos permite, com poucas exceções, reverter apenas parcialmente esse processo entrópico ou de envelhecimento. Em um nível mais rudimentar, entretanto, podemos ver que indivíduos que esgotam sua energia corporal com estilos de vida degenerados tendem a envelhecer mais rapidamente. Com meus clientes, percebi que aqueles que escolhem estilos de vida e dietas que aumentam a força vital tendem a rejuvenescer e parecer mais ativos dos pontos de vista físico e funcional.

Outra prova da capacidade do organismo de reverter a entropia vem da pesquisa de Richard Brewer e Erwin Hahn, publicada em *Scientific American.*[11] Brewer e Hahn demonstram que sistemas atômicos degenerados ou que sofreram entropia de alguma espécie podem ser induzidos a recuperar sua ordem inicial, o que significa uma reversão da entropia. Isso se dá com a reversão do movimento de algumas partículas do sistema desordenado, de tal forma que possam se lembrar de sua condição original ou padrão. Esse fenômeno é chamado de memória atômica. A pesquisa de Brewer e Hahn fortalece a crença de que a entropia pode ser revertida em certas circunstâncias, dentro ou fora de organismos vivos.

Contudo, a principal falácia da aplicação da segunda lei da termodinâmica a organismos vivos é aquela que prega que tal princípio só se aplica aos sistemas fechados (sistemas onde energia e matéria não podem entrar ou sair) ou a um sistema formado de elementos independentes entre si. De modo geral, não apenas podemos dizer que o organismo humano não é fechado, mas ainda que, através da compreensão da moderna física quântica (teorema de Bell), não há nada no universo que não afete tudo mais. Com essa percepção, devemos concluir que tudo é um sistema aberto. Também pode ser dito que a segunda lei da termodinâmica, ou do processo de entropia, não se aplica inteiramente ao organismo humano. Kervan diz que não é difícil constatar que a própria vida trabalha em completa oposição à lei da entropia.[12] E faz perguntas cruciais que nos levam a desenvolver a compreensão de como a nutrição contribui para a evolução espiritual: Por que a vida está em completa oposição à força entrópica? Qual o segredo? Como o sistema humano pode reverter a entropia naturalmente e, assim, não ser escravo desse processo?

Resumo do Capítulo 1

1. O paradigma convencional materialista-mecanicista da nutrição se atém aos efeitos interativos, componentes e aditivos de coisas materiais, como calorias, vitaminas, proteínas e minerais. Baseia-se em três pilares instáveis: (1) a aplicabilidade da lei da conservação da matéria e energia aos organismos vivos; (2) a aplicabilidade da segunda lei da termodinâmica a organismos vivos; e (3) a crença de que não há diferença essencial na interação de substâncias dentro ou fora do corpo humano.
2. Descobertas científicas, como a transmutação biológica, a incapacidade do paradigma convencional de explicar "fenômenos aberrantes" e nossa própria compreensão intuitiva, desafiam diretamente o conceito materialista-mecanicista de nutrição como o único meio de compreender a nutrição.
3. O novo paradigma nutricional não descarta o paradigma fisioquímico, complementando-o ao nível do corpo material. A visão materialista volta a ser válida como parte de um sistema dinâmico emergente.
4. Um novo paradigma sobrepõe-se ao convencional e descreve os nutrientes como força dinâmica que interage com os seres humanos nos planos dos corpos físico, mental-emocional, energético e espiritual.
5. O estudo da nutrição é o estudo da interação das forças dinâmicas de um nutriente e sua assimilação pelas forças dinâmicas de nosso ser total.
6. O novo paradigma é de importância crucial para a compreensão da relação entre nutrição e vida espiritual.

2

A criação de um novo paradigma de nutrição

Campos de Organização de Energia Sutil: um novo conceito

A chave para a compreensão do paradigma holístico da nutrição reside no que chamo de *Campos de Organização de Energia Sutil* (COES), cujo conceito é uma síntese derivada por intuição, apesar de fundamentada em evidências históricas, culturais, espirituais e científicas. Essa chave incorpora uma integração da nutrição com a vida espiritual e diz respeito a todas as observações aberrantes que permanecem inexplicadas pelo paradigma materialista-mecanicista. É importante estar atento para o fato de que energia não é um objeto e sim um conceito útil à organização e explicação de fenômenos e experiências.

Histórica e culturalmente, aceitamos há milhares de anos a idéia de que o sistema humano se organiza em torno de um padrão de energia que determina seu funcionamento. A acupuntura é baseada nos campos de energia sutil chamados meridianos, e a energia sutil é chamada de *chi*. Na Índia, tanto o ioga quanto a medicina ayurvédica usam o termo para descrever a energia sutil dos corpos e a força vital de outras formas de vida. O livro *A vida secreta das plantas* popularizou o conceito de que as plantas têm um padrão de energia específico.

A compreensão de que os organismos vivos estão cercados por campos de energia sutil avançou bastante com a descoberta e o uso da fotografia Kirlian, um tipo de fotografia que demonstra a forma desses COES. O que é muito importante para nossa compreensão dos COES é que eles já existiam antes da própria forma física. Eles não emanam da forma física como as linhas de um campo magnético ou de um ímã. Segundo essa hipótese, os *COES constituem um gabarito de estruturas e formas físicas e biológicas.* O laboratório de Marcel Vogel forneceu provas mais consistentes da existência dos COES. Em suas experiências com a cristalização dos ésteres de colesterol, Vogel, usando um microscópio de luz polarizante dotado de um compensador Ehringhaus,* pôde fotografar uma forma completa de energia azul que se revelou uma fração de segundo antes que o colesterol líquido desestruturado entrasse na fase de estrutura cristalina.[1]

Ao aceitar o conceito da preexistência dos COES, seja em sistemas vegetais ou humanos, é possível ter uma visão mais ampla dos alimentos como dotados de corpo, força vital e COES semelhantes aos do organismo humano. *A interação dinâmica desses COES vegetais e humanos é importante para a compreensão do novo paradigma de nutrição holística.* A próxima pergunta a ser feita é: Qual é a fonte desses COES?

Física de ponto zero e COES

Há uma teoria, criada por gênios como Einstein e o relativamente desconhecido físico Nikola Tesla, que dá conta de como a existência material é criada. Cada vez mais essa teoria vem sendo incluída na "nova" física e no campo do pensamento teórico da mecânica quântica, baseando-se na idéia de que nossos corpos existem como a precipitação de uma ordem invisível, totalmente ilimitada e perfeita. Essa teoria recebeu vários nomes: éter, energia virtual, anergia ou estado de vácuo. Pouco a pouco, alguns cientistas estão começando a acreditar que a matéria é simplesmente a condensação de um substrato de energia vibrante universal, ou seja, um estado virtual ou um vácuo em uma matriz de tempo e espaço, feita de determinadas formas e densidades de energia. Em outras palavras, a matéria é a estrutura manifesta de toda a natureza e das leis que governam todos os fenômenos físicos. Em terminologia espiritual, consciência pura, energia cósmica e prana universal são termos análogos a esse estado não manifesto e perfeitamente ordenado. Os COES são uma tentativa de descrever como acontece e como é ordenada essa precipitação de energia sutil em matéria.

---

* Dispositivo utilizado para eliminar o brilho de um objeto de modo a permitir a medição da retardação de fase. (*N. do E.*)

O que é o éter em termos físicos? Beardon diz que, no nível etéreo, há a separação de carga e massa, a que denomina anergia, insistindo que não se trata de energia e sim de um componente mais fundamental de energia que existe como vácuo, estado virtual ou éter. Entretanto, o éter, ou estado virtual, não tem massa e não é preenchido por essa carga sem massa, sendo ele próprio a carga,[2] que parece ser quase ilimitada.

A energia potencial que preenche o cosmo chama-se energia de ponto zero — a energia que precede a materialização de um objeto. Adam Trombley, astrofísico e especialista em tecnologia de ponto zero, disse-me em entrevista que a materialização de um objeto representa um quatrilhonésimo da energia disponível naquele volume de espaço.[3] É desse estado de ponto zero, ou de energia virtual, que nós, como precipitação dessa energia, começamos a existir em uma forma física. A energia de ponto zero contida no espaço de um centímetro cúbico é tida como igual à energia disponível em um bilhão de toneladas de urânio. Ou seja, energia virtualmente ilimitada. O Departamento de Defesa dos Estados Unidos reconheceu a existência e a importância potencial da tecnologia de ponto zero quando, em 1986, pleiteou verbas para um programa que incluía pesquisa de fontes de energia esotérica para propulsão, incluindo a energia dinâmica quântica de ponto zero do espaço cósmico.[4]

Os pesquisadores supõem que a primeira redução dessa energia ocorre em um campo espacial de táquions. Os campos de táquions foram teorizados pela primeira vez pelo ilustre pesquisador alemão Hans Niebhor. Um táquion pode ser concebido como uma forma de anergia ligeiramente contraída, ou uma tentativa do estado virtual de se tornar uma partícula. Supõe-se que um campo de táquions, que são um tipo de quase-matéria, é feito de quase-partículas, existindo na interface de energia e matéria. Philip Callahan, entomologista que desenvolveu as primeiras evidências experimentais da existência de táquions ao conectar uma figueira-chorona a um aparelho especial de detecção eletromagnética, define o táquion como uma partícula que viaja mais rapidamente que a luz.[5] Ele acredita que o campo de energia de táquions é posteriormente reduzido a formas vorticosas de energia, que se precipitam, a uma velocidade próxima da velocidade da luz, sob a forma de uma partícula de matéria chamada fóton. O fóton continua a perder força e a assumir formas materiais, interagindo também energeticamente com outras formas de matéria.

Essa interação entre pesquisa e teoria é o cerne de minha *hipótese de Campos de Organização de Energia Sutil — campos que tanto criam quanto energizam a forma matricial dos organismos vivos.* Emergindo do estado virtual, os COES são capazes de se organizar em qualquer nível do corpo humano, desde estruturas de táquions até estruturas celulares e, daí, até sistemas orgânicos. Vibram com o ilimitado estado de energia virtual, transferindo-o através de diversos sistemas de desaceleração e, finalmente, convertendo-o aos campos de energia do corpo humano. Assim, os COES vibram com o complexo corpo-mente e o energizam. A energia virtual é onipresente e, portanto, estamos sempre vibrando até certo ponto com essa energia cósmica. Na maior parte do tempo temos somente experiências breves ou indiretas desse fato, mas, em certos estados de evolução espiritual, é possível experimentar essa vibração em harmonia direta de modo sistemático e consciente. Para muitos, esse tipo de experiência ocorre primeiro na meditação. À medida que nos tornamos mais conscientes desse estado de energia virtual e vibramos com ele, a mente se unifica e se identifica com essa consciência como sendo a verdade imutável e a realidade de nossa existência. A ressonância se torna parte de nossa consciência na vida cotidiana. Finalmente, transforma-se em contínua consciência e harmonia com a energia cósmica — estado que é conhecido como consciência cósmica.

Outra importante ramificação da física da energia de ponto zero aplicável ao nosso novo paradigma nutricional, desenvolvida por Beardon, é a chamada lei da conservação da anergia, ou seja: a equivalência total de massa, de energia e de carga sem massa é conservada.[6] Se essa lei vier a ser comprovada, certamente explicará como a entropia pode ser revertida e como a transmutação biológica pode ocorrer no sistema humano sem violar qualquer lei fundamental. Em última instância, trata-se da conversão da energia virtual essencialmente ilimitada nos COES, e a transdução dessa energia no corpo humano, que reverte a entropia e, por conseguinte, o envelhecimento. Isso explica como o corpo pode, de fato, tornar-se uma máquina que funciona "sem energia", uma vez que estamos ligados à ilimitada energia virtual como nossa suprema fonte. Se essa energia fluir livremente, teremos uma fonte de energia inesgotável com a qual restaurar os nossos COES e reverter a entropia continuamente. Como resultado, o complexo corpo-mente se torna mais claro e equilibrado com a evolução espiritual, transduzindo com crescente eficiência a anergia em energia. À medida que isso acontece, o corpo se torna capaz de armazenar e transmitir quantidades cada vez maiores dessa energia mais elevada. A esse processo são atribuídos alguns dos milagres ocorridos na presença de mestres espirituais. Por exemplo: curas espontâneas ocorriam quando as pessoas simplesmente tocavam o manto de Jesus. Agora compreendemos que houve um fluxo, para as pessoas, dessa energia cósmica pura, ou energia divina, que reorganizou e reenergizou os seus COES, permitindo que o processo da doença fosse revertido. A fé dessas pessoas permitiu que atraíssem e se tornassem receptivas à energia curativa.

Características dos COES: forma e energia

Os COES têm forma. Podem reter energia, recebê-la, liberá-la, vibrar com ela, transduzi-la e transmiti-la. Por isso, diferem da hipótese de campos morfogênicos de Rupert Sheldrake, descrito em *A New Science of Life*. Seus campos morfogênicos se preocupam apenas com a forma; não são um tipo de matéria nem um tipo de energia.[7] A descrição de campos morfogênicos dada por Sheldrake e sua brilhante hipótese de causação formativa expõem elegantemente a forma dos COES. De acordo com Sheldrake, os campos morfogênicos exercem papel causal em todos os níveis do desenvolvimento e manutenção das formas dos sistemas. Sheldrake usa a expressão unidade mórfica para descrever as subunidades de um sistema — ou seja, uma unidade mórfica para os prótons, outra para os átomos, outra para as moléculas de água, outra para as células dos tecidos musculares e outra para órgãos como os rins. Os campos mórficos mais elevados coordenam a relação, organização e padrão das unidades mórficas menores. Assim como os COES, esses campos morfogênicos correspondem ao estado potencial de um sistema em desenvolvimento e estão presentes antes de se materializarem em sua forma final.

Uma vez presente, o corpo se torna um ponto focal para os COES no tempo e no espaço, à medida que emergem de sua forma mais pura no estado virtual. Esses COES altamente purificados vibram com os COES menos refinados que estão imersos nos campos biogravitacionais do corpo humano e, dessa forma, reenergizam e aumentam seu grau de organização. Isso contraria o paradigma materialista no qual a forma de vida física é vista como criadora dos campos de energia ao seu redor. Bob Toben, em *Space, Time, and Beyond*, diz que Einstein enfatizou repetidamente em sua teoria de campo unificado que o *campo de energia cria a forma*. A partícula emergente é simplesmente uma concentração de espaço-tempo do campo principal não-linear (análogo aos COES).[8] Trocando em miúdos, esses campos geram a matéria. O corpo, nesse paradigma holístico, é uma forma estabilizada pelos COES.

Se a energia de um COES se dispersa, o campo de organização é quebrado e o organismo vivo opera menos organizadamente. Isso é um aspecto importante do modo como a forma dos COES difere especificamente da teoria de Sheldrake sobre campos morfogênicos. A dissipação, que leva o sistema à desorganização, pode ser chamada de entropia. Em termos concretos, a dissipação dos COES leva à reprodução de células imperfeitas, funções enzimáticas mais pobres, capacidade reduzida de transmutação bioquímica e maior tendência a doenças crônicas — o que se traduz em envelhecimento. Quando os COES dos alimentos estão significativamente esgotados, é preciso doar energia da nossa reserva vital para que o alimento seja assimilado completamente, exaurindo assim a energia de nossos COES. Um exemplo é comer pão branco altamente refinado. O cromo necessário para ajudar sua assimilação pelo organismo foi consumido no processo de refino e deve ser fornecido pelo organismo. Mais cedo ou mais tarde, o corpo perde sua reserva de cromo. Da mesma forma, os alimentos cujos COES foram alterados pelo processamento — especialmente quando recebem uma radiação superior a 100 mil rads (as chapas de raios X usam 1/4 a 1/2 rad) — perdem parte do seu valor energético, ou seja, sua capacidade de aumentar nossa energia COES total. Quando ingerimos alimentos altamente energizados, ocorre justamente o oposto: a energia dos nossos COES é aumentada.

Quando energizados, os COES desenvolvem uma organização mais estruturada e definida, que mantém com maior eficiência a forma e a função do organismo humano. Essa energização reverte a entropia. É essa propriedade dos COES que reverte o envelhecimento. Um belo exemplo físico disso é mostrado na Figura 1. Açúcar mascavo é acrescentado à água. A princípio, não tem forma definida. Mantém-se em uma pilha desorganizada no fundo do copo. Quando acrescentamos energia vorticosa ao sistema, revolvendo-o com uma colher, a pilha de açúcar mascavo se eleva, assumindo uma forma mais definida. Quando detida e mantida na água, a colher interrompe o padrão vorticoso, a energia no sistema diminui, as partículas de açúcar mascavo começam a perder sua forma bem definida e ocorre a entropia. Da mesma

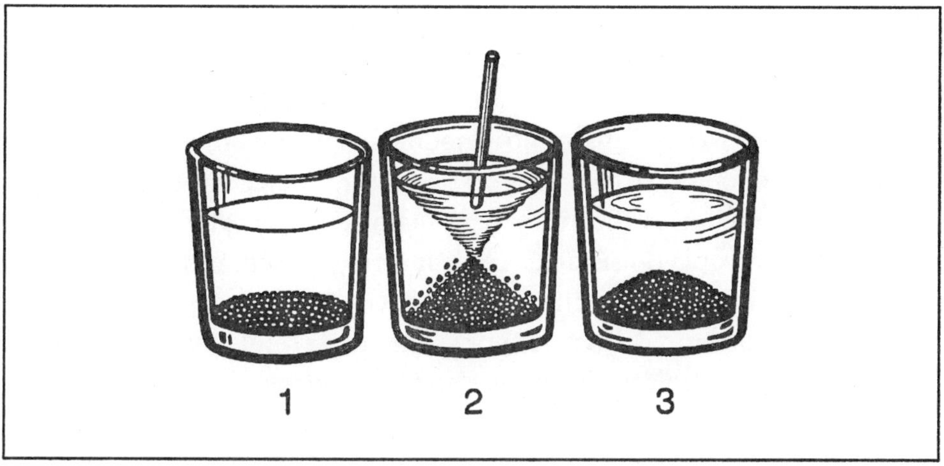

Figura 1

forma, os padrões de energia vorticosa dos diferentes COES criam diferentes padrões de matéria. À medida que entra nos domínios do tempo-espaço, a energia vorticosa dos COES começa a se organizar em padrões físicos. Quanto mais energia tiverem os COES, mais definidas e organizadas serão as estruturas físicas que organizam. As estruturas vorticosas entrelaçadas do RNA e do DNA são manifestações físicas arquetípicas de formas vorticosas. E, é claro, representam a chave da organização celular. Dessa analogia entre o vórtice e conceito de COES é possível perceber uma conexão entre viver um modo de vida harmonioso e revigorante e comer alimentos naturais, orgânicos e vivos. Esses estilos de vida e alimentos energizados, cuja alta energia natural não foi dissipada pelo processamento, podem ajudar a retardar e até reverter o processo de envelhecimento. Grande parte deste livro trata de como um corpo humano energizado e organizado contribui para a evolução da saúde e do espírito.

Água estruturada em sistemas biológicos

A água estruturada é um excelente exemplo de como o aumento de energia em um sistema biológico torna-o mais organizado e mais saudável, e nos será muito útil analisá-la detalhadamente. Na água estruturada, mudam tanto o ângulo da juntura molecular quanto a superfície de tensão da água.

Moléculas estruturadas formam conchas de hidratação mais estáveis e, de fato, dão maior ordem e estrutura à água.[9]

Quando a água é exposta à luz do sol, à energia de um cristal ou a uma pirâmide (todas essas coisas são geradores, transmissores e/ou magnificadores de energia sutil), sua própria estrutura molecular é alterada. Essa mudança de menor estruturação para maior estruturação representa uma reversão da entropia do sistema. Clegg informa que em uma célula normal a água estruturada tende a circundar a superfície das membranas celulares interiores e exteriores e a matriz citoplasmática da célula.[10] Foi comprovado que as qualidades polares (campos eletromagnéticos) das macromoléculas em geral e das enzimas em particular — que são um tipo de macromoléculas — atraem conchas de água estruturada. Cada macromolécula tem um padrão único de água estruturada em sua concha. Os biólogos estão mudando seu ponto de vista sobre a célula: antes era vista como uma membrana fechada contendo água líquida com enzimas, outras macromoléculas e íons em uma solução livre; agora a célula é possuidora de uma matriz de água estruturada que contém sistemas de enzimas e outras macromoléculas, complementadas com íons de sódio e potássio, em uma estrutura de água polarizada.[11]

De fato, a água parece ser estruturada em três níveis de intensidade.[12] O aumento de água estruturada nessas membranas intracelulares supostamente aumenta as concentrações de enzimas intracelulares à medida que a água estruturada das enzimas ganha mais afinidade com a água estruturada das membranas intracelulares.[13] Essa rede de água estruturada gerada pelas membranas intracelulares e superfícies macromoleculares cria uma matriz onde ocorre a maior parte do metabolismo intracelular.[14] Um aumento de água estruturada intracelular, resultante de um aumento da ordem e da concentração de enzimas, supostamente aperfeiçoa a qualidade das reações enzimáticas.[15] Num nível de nutrição prático, há uma estruturação da água em torno das co-enzimas (vitaminas), permitindo que estas penetrem mais facilmente as barreiras da água estruturada, dos fluidos extracelulares e do sistema intracelular e cheguem com maior eficiência ao lugar correto da reação enzimática. Além disso, a água estruturada em torno das enzimas estabiliza o estado de energia destas últimas, aperfeiçoando as reações enzimáticas.[16] Uma conclusão importante dessa pesquisa é que, quanto mais água estruturada houver em um sistema, melhor os sistemas de enzimas funcionarão, mais facilmente as vitaminas serão assimiladas pelas células e as enzimas serão mais bem metabolizadas.

Essa pesquisa é de especial importância porque está relacionada com a teoria dos COES, na qual quanto mais energia existir em um sistema, mais estruturado ele será, funcionando melhor e de forma mais saudável. Estudos de ressonância magnética nuclear demonstraram que a água intracelular das células cancerígenas é menos estruturada que a das células normais.[17] Mikesell demonstra que quando há uma diminuição de água estruturada ocorre uma mudança intracelular da taxa saudável de sódio/potássio.[18] Geralmente, essa mudança parece estar associada a uma baixa qualidade da saúde geral.[19]

Outra propriedade geralmente aceita da água estruturada é que ela possui maior solubilidade para minerais do que a água não-estruturada. Assim como as vitaminas, os minerais também são cercados por uma célula de água estruturada em virtude de sua polaridade, sendo absorvidos mais rapidamente por motivos idênticos. Isto nos leva a crer que pessoas com mais energia COES têm mais água estruturada em seus organismos e, por isso, são mais capazes de absorver os minerais necessários.

Resumo da noção de água estruturada

A pesquisa da água estruturada é importante em virtude de sua relação com a teoria dos COES, que sustenta que quanto mais energia existir em um sistema, mais estruturado ele será, menos entropia experimentará e melhor funcionará. Como exemplo, quanto mais água estruturada intracelular houver em um sistema, maior será o número de íons intracelulares equilibrados e concentrados, tais como cálcio, potássio e sódio. A partir dessa nova perspectiva, podemos observar também uma relação positiva entre o aumento de energia dos nossos COES e da água estruturada intracelular, beneficiando nossa saúde em geral.

Em geral, há mais água estruturada nos sistemas biológicos do que na água comum. As frutas, como sistemas biológicos, têm o mais alto percentual de água, de 80% a 90%. Sua posição de crescimento acima do solo as expõe à luz solar, comprovadamente uma estruturante de água. As frutas são, assim, as fontes mais importantes de água estruturada para nossos sistemas. Pode-se dizer que a água estruturada das frutas limpa o organismo e introduz mais facilmente nas células, enzimas, minerais e outros nutrientes.

Contudo, como o assunto deste livro não é a fisiologia intracelular, eu gostaria de voltar à simples afirmação de que o aumento de energia sutil em um organismo vivo resulta em mais água estruturada nesse sistema e, portanto, mais saúde. Constatações interessantes foram feitas em um estudo de oito anos, realizado por Orie Bachechi, usando luzes Kiva, uma forma equilibrada do espectro integral da luz. Bachechi afirma que a exposição de água e comida às luzes Kiva aumenta a quantidade de água estruturada que elas contêm.[20] De acordo com seu relato, muitas doenças são sanadas, inclusive as ateroscleroses cardiovasculares, pressão alta, pele seca, cálculos nos rins, úlceras, infecções de *Candida albicanis*, alergias e artrite.[21] Bachechi descobriu ainda que o pão feito com nutrientes expostos à luz Kiva contém 15% a mais de proteínas — resultado que, segundo ele, provém do melhor funcionamento dos nutrientes e enzimas do pão. Não pretendo fazer a apologia da luz Kiva. Da mesma forma, seria conveniente que os oito anos de pesquisa clínica de Bachechi fossem confirmados por pesquisadores idôneos. Mas seus resultados confirmam que, aumentando a energia sutil e, dessa forma, a quantidade de água estruturada em um sistema, aumentamos a saúde e as funções do corpo.

Resumo do Capítulo 2

1. Os Campos de Organização de Energia Sutil (COES) são a base dos múltiplos níveis de organização de organismos vivos.
2. Os COES têm propriedades de forma e de energia.
3. Os COES vibram com a ilimitada energia virtual ou cósmica e, por meio dessa vibração, nos transferem sua energia mediante uma série de sistemas de redução de energia. À medida que nosso conjunto corpo-mente se transforma espiritualmente, mais fácil se torna a transferência dessa energia diretamente para nós e mais facilmente nos tornamos capazes de experimentar uma ressonância direta com a energia cósmica.
4. Todos os elementos nutrientes têm seus próprios COES.
5. Quando os COES são energizados, mantêm e fortalecem sua organização e a do corpo físico. Essa propriedade nos permite conter e inverter o processo de envelhecimento a que chamamos entropia.

6. Quando o nível de energia dos COES está exaurido pela ingestão de alimentos de baixo teor energético e estilos de vida que esgotam nossa energia, eles se tornam menos organizados, resultando em aumento da entropia e, conseqüentemente, envelhecimento.

3

Fenômenos aberrantes e o novo paradigma

PARA QUE TENHA VALIDADE, qualquer teoria da nutrição e do funcionamento do nosso sistema biopsíquico-espiritual deve explicar possíveis fenômenos "aberrantes", como, por exemplo, o fato de certas pessoas viverem centenas de anos, a transmutação biológica e a inédia.

Longevidade: no limiar da imortalidade física

Comecemos com provas de longevidade que se aproximam da imortalidade física. Existem atualmente na Índia iogues que alegam haver controlado o segredo de como viver centenas de anos. O grande visionário Sri Nisargatta Maharaj conheceu um homem que se dispôs a ensinar-lhe o segredo de como viver até 1.000 anos. Sri Nisargatta rejeitou a oferta porque viver 1.000 anos não era seu objetivo neste planeta.[1] Existem informações de que um certo Trailanga Swami, à época em que Swami Yogananda escreveu a seu respeito, em 1946, já completara 300 anos de idade. Hotema informa que o indiano Numas De Cugna morreu em 1565 com a idade de 370 anos.[2] Há também notícia de um mestre que não envelhecia, chamado simplesmente Babaji, que alegava haver iniciado o grande santo Shankaracharya, nascido em 788 d.C., e Kabir, o extraordinário santo sufi nascido por volta de 1440. Em *Autobiografia de um iogue*, Swami Yogananda, um respeitável mestre espiritual que residiu nos Estados Unidos nos seus últimos trinta anos de vida, descreveu Babaji a partir de entrevistas com aqueles que de fato estiveram com ele. O corpo de Babaji parecia o de um rapaz de 25 anos. Diziam que ele não precisava comer. O extraordinário estado físico de Babaji e sua capacidade de manter o corpo físico durante séculos, tal como descreve Yogananda, são um exemplo e orientação para as nossas próprias e fantásticas possibilidades.[3] Não estou afirmando que esses casos sejam verdadeiros. Eu os menciono para estimular nossa imaginação. Como diz o ditado: "Onde há fumaça, há fogo."

Nos ensinamentos taoístas, a imortalidade é descrita como parte de estados mais elevados da união com o Tao.[4] Mantak Chia, mestre taoísta, afirma que certos livros taoístas mencionam indivíduos que atingiram esse estado. Ele acredita que os ensinamentos taoístas falam de imortalidade de uma forma muito mais concreta do que metafórica.[5] O caso de longevidade mais bem documentado na China é o do professor Li Chung Yun, que supostamente viveu 256 anos, de 1677 a 1933.[6] Como prova de sua idade, há documentos indicando que, aos 100 anos, ele ganhou menção honrosa por serviços extraordinários prestados ao seu país,[7] e pronunciou uma série de 28 palestras na Universidade de Sinkiang com a idade de 200 anos.

Outra evidência daquilo que pode ser considerado por alguns como prova anedótica ou simbólica (e por outros como prova incontestável de quase imortalidade) são as referências a uma pessoa em cada uma das dez gerações que se seguiram a Adão e que viveram muitas centenas de anos. O Antigo Testamento afirma que Adão viveu 930 anos; Set, 912 anos; Enoque, 905 anos; Matusalém, 969 anos; e Noé, 950 anos.

Alguns exemplos modernos de longevidade são citados por Hotema: Flora Thompson, da Carolina do Norte, que morreu em 1808 com a idade de 152 anos; Jose Calverto, mexicano que morreu em 1921 com 186 anos; Thomas Garn, da Inglaterra, morto em 1795 com a idade de 207 anos. Há também Dando, o ilírico, a quem se atribui uma vida de 500 anos.[8] No livro *Maharaj*, biografia do grande homem santo Shriman Tapasviji Maharaj, que viveu de 1770 a 1955 — ou seja, 185 anos —, Maharaj descreve seu encontro com duas pessoas, com idades entre 2.000 e 3.000 anos, que eram vivas no tempo de Krishna.[9] O nome de um deles era Ashvatthaman, um dos comandantes-em-chefe do exército Kauravas descrito no Mahabarata, um livro épico. Ashvatthaman recebera o dom da longevidade de Drona, seu pai. O outro era um homem de 2,50m de altura que no decorrer de sua vida solitária e ascética no Himalaia descobriu a touceira de uma erva que lhe garantia a longevidade. Talvez se tratasse da erva que produz o soma. Trata-se de casos fantásticos que nos perturbam com a possibilidade de incrível longevidade.

Não se pode dizer que esses exemplos bíblicos e históricos de longevidade constituam prova absoluta do nosso potencial, mas eles ocorrem em número suficiente para que admitamos sua possibilidade. Além do mais, um javali vive 300 anos em seu habitat natural, e uma águia vive 500. E quem é capaz de negar que, caso vivêssemos de acordo com as leis da natureza, poderíamos viver tanto quanto um javali? Cito esses exemplos não apenas para mostrar o que deve ser explicado por qualquer teoria completa da nutrição, mas para alertar nossa consciência para as incríveis possibilidades.

O fenômeno do corpo divino

Para que seja completa, a teoria deve também incluir o fenômeno do corpo divino — a descoberta de que o corpo de algumas pessoas sagradas não se decompõe depois que o espírito deixa seu invólucro físico. Seguem-se alguns exemplos:

A) Jnaneshwar Maharaj enterrou-se vivo em uma caverna com a idade de 21 anos. Trezentos anos depois, foi encontrado pelo grande homem santo do século XVI, Eknath Maharaj, com o corpo perfeitamente conservado. Eknath foi levado até aquele lugar ao receber, duante sua meditação, mensagens a respeito de um galho de árvore que estava se enroscando no pescoço de Jnaneshwar. Quando obteve permissão de entrar na caverna, havia de fato um galho de árvore em torno do pescoço do homem santo. Ele o retirou e, dessa forma, completou sua missão.

B) Quando os nazistas desenterraram o corpo do fundador espiritual do hassidismo, Bal Shem Tov, ele não só estava inteiramente intacto depois de 200 anos como também uma luz muito forte emanava de seus olhos, o que fez os nazistas baterem em retirada.

C) No livro *A Treasury of Chassidic Tales,*[10] do rabino Shlomo Zevin, está escrito que quando os nazistas tentaram profanar a tumba do grande rabino Elimelech, em Lisanski, encontraram um corpo perfeitamente conservado e luminescente, o que os fez entrar em pânico. O rabino Zevin relata que o mesmo sucedeu quando a comunidade judaica desenterrou o corpo do rabino Avraham de Chechanov, a fim de protegê-lo contra a profanação nazista. O corpo sagrado do *tzaddik* estava intacto e inteiro, como se acabasse de ter sido enterrado, embora ali estivesse há 68 anos.[11]

D) Quando Paramahansa Yogananda deixou seu corpo físico, este foi mantido insepulto durante 20 dias, para que discípulos de todo o mundo pudessem prestar-lhe a última homenagem. Embora seja normal um corpo começar a se decompor em um ou dois dias, o diretor da funerária escreveu: "A falta de qualquer sinal visível de decomposição no corpo de Paramahansa Yogananda é o caso mais extraordinário que já testemunhei. Nenhuma desintegração física era vista em seu corpo mesmo 20 dias depois da morte. Não havia vestígios de mofo em sua pele e nenhuma dessecação ocorreu nos tecidos corporais. Esse estado de perfeita conservação de um corpo é, ao que eu saiba, sem precedentes. Aparentemente, o corpo de Yogananda estava em fenomenal estado de imutabilidade."[12]

E) Consta que o corpo de São João da Cruz, exumado em 1859, 268 anos após a sua morte, estava perfeitamente preservado.[13]

Ressurreição

Uma teoria completa da nutrição deve prestar contas do possível fenômeno da ressurreição. O caso mais conhecido, obviamente, é o de Jesus Cristo. Como consta em I Coríntios 15:54-55: "A morte foi tragada pela vitória. Onde está, ó morte, o teu aguilhão? Onde está, ó inferno, a tua vitória?"

A) Outro exemplo de mestre ressurreto é a menção de Yogananda à ressurreição de seu mestre espiritual Sri Yukteswar, que em 1936, quatro meses depois de sua morte, passou duas horas com ele, no Hotel Bombaim.[14] Respondendo à pergunta espantada de Yogananda, Yukteswar disse: "Ah, sim, meu novo corpo é uma cópia perfeita do antigo. Eu materializo e desmaterializo esta forma a qualquer momento que desejar, com muito mais freqüência do que o fazia quando estava na Terra."[15]

B) Yogananda também dá notícia do fenômeno da ressurreição do guru de Yukteswar, um chefe de família chamado Lahiri Mahasaya. Pouco antes de morrer, ele disse aos seus discípulos: "Reconfortem-se. Voltarei."[16] Yogananda afirma que Lahiri Mahasaya ressuscitou após seu corpo ter sido cremado. E ele disse a um discípulo: "Sou eu. Dos átomos desintegrados de meu corpo cremado ressuscitei de forma remodelada."[17] Para confirmar a ressurreição, Yogananda cita o testemunho de três dos maiores discípulos de Lahiri Mahasaya, que disseram que o seu guru lhes aparecera no dia seguinte ao da sua cremação, para cada um em um lugar diferente. Um discípulo diz que foi convidado a tocar o seu corpo físico como prova de sua ressurreição física.

Inédia

Existem provas de inédia em muitas tradições. Infelizmente, há também fraudes ocasionais, mas os três exemplos que apresento parecem autênticos. Um deles é protagonizado por Therese Neuman, uma católica devota de Konnersreuth, Alemanha, que se absteve de comer e beber qualquer coisa, com exceção da ingestão ritual da hóstia, algumas vezes por semana, e uma colher de chá de água por dia.[18] Com permissão eclesiástica, Therese ficou sob investigação científica. A mais famosa investigação foi feita pelo Dr. Friz Gerlick, editor de um jornal protestante alemão, que ali estava supostamente para expor a "fraude católica". Em vez disso, escreveu a biografia de Therese.

Outro exemplo de inédia é o de um velho monge budista de 83 anos que viveu 47 anos em uma caverna nas montanhas do Himalaia. O Dr. Krishnan Lal, chefe de uma equipe médica de quatro especialistas que estudou o monge durante 43 meses, informou que, aparentemente, ele vivia apenas de goles de água.

Na tradição taoísta, segundo Mantak Chia, o sexto estado da evolução espiritual é marcado pela inédia. Ele afirma que seu próprio professor atingiu esse estado e viveu nas montanhas, subsistindo graças às energias sutis da mãe natureza.[19]

Paramahansa Yogananda relata o caso de uma mulher de nome Giri Bala que parou de comer e beber água aos 12 anos. Quando entrevistada por Yogananda, já não comia há 56 anos.[20] Disse que sua nutrição derivava das mais finas energias do ar, da luz do sol e do poder cósmico que recarregava seu corpo por centros de energia mais elevados. Esses centros, chamados chacras, serão discutidos em capítulos posteriores.

Longevidade e o novo paradigma da nutrição

Esses fenômenos aberrantes e a existência de transmutação biológica simplesmente não se encaixam na teoria materialista-mecanicista da nutrição. Mas quando os explicamos com o nosso novo paradigma nutricional, eles apóiam o conceito holístico de nutrição, que afirma que o caminho natural das coisas é ter corpo e espírito quase imortais. O aumento da força vital e do grau de organização de nosso sistema humano é mais natural do que incomum. A razão, não experimentalmente óbvia, é que o mundo e o estilo de vida que vivemos tendem a perturbar a organização e a energia de nossos sistemas. Envelhecer equivale a uma diminuição de energia e organização dos COES que organizam nossas funções corporais. Se comemos comida irradiada na qual os COES foram destruídos, se comemos alimentos repletos de antibióticos e pesticidas, se fumamos, bebemos, consumimos drogas e, principalmente, vivemos vidas pessoais, familiares e de trabalho desarmoniosas, aumentamos nossa entropia e enfraquecemos nossos COES. Não seguindo as leis universais da natureza, diminuímos nosso tempo de vida.

Para o racionalista, que não tem outra maneira de ver as coisas além da lei da entropia, essas histórias da tradição iogue, da Torá e da Bíblia podem parecer fantasias. Mas para aqueles que compreendem que a entropia não se aplica completamente aos sistemas vivos como a única força governante, esses exemplos devem ser examinados mais detidamente. Por exemplo, o rabino Moshe Maimonides, físico do século XII e um dos grandes sábios judeus da história, explicou que uma das razões de os grandes líderes das primeiras três gerações depois de Adão terem vivido tanto tempo é que eram muito cuidadosos com o que ingeriam.[21] Diz-se que não comiam carne ou qualquer subproduto animal, e nunca beberam vinho nem qualquer outra bebida intoxicante. A dieta que adotavam consistia de alimentos naturais e vegetarianos cuidadosamente medidos; sua única bebida era água pura. Também lhes é atribuída uma atividade sexual extremamente moderada.[22] Essas fontes citadas em *Torah Anthology* também ressaltam que a longevidade diminuiu, depois do tempo de Noé, em virtude de uma mudança na vitalidade atmosférica e porque a carne foi acrescentada à nossa dieta.[23] Não conheço as fontes originais dessas informações; algumas parecem provir de textos antigos da tradição oral ou de revelações. Entretanto, corroboram a idéia de se viver uma vida de harmonia com os COES e, portanto, com as leis universais da natureza.

A vida pode aproximar-se da imortalidade; uma vida de saudável longevidade é uma realidade prática. Os essênios estudaram e viveram em harmonia com as leis da natureza, e sabe-se que eles também viviam mais de 120 anos.[24] A ciência ayurvédica ensina que podemos atingir um estado de imortalidade se estivermos completamente harmonizados com as leis universais da natureza.

Um livro intitulado *Maharaj* descreve como Mahatma Shriman Tapaviji Marahaj viveu de 1770 a 1955 usando um processo chamado *kaya-kalpa*.[25] Em essência, esse processo consta de uma intensa adesão às leis naturais, inclusive a reenergização e a reorganização dos COES. Maharaj realizou esse processo de rejuvenescimento três vezes: primeiramente, durante 90 dias; depois, durante 365 dias (com a idade de 150 anos); e, finalmente, durante 40 dias.[26] Testemunha pessoal, o biógrafo confirma o renascimento de dentes, cabelos e de um corpo jovem e saudável no último tratamento de rejuvenescimento *kaya-kalpa.* Com a idade de 185 anos, em vez de repetir o processo, ele sentiu que o seu trabalho na Terra estava terminado e que era tempo de abandonar o corpo. Os potenciais que nós humanos possuímos são realmente muito interessantes. A essência desse tratamento será discutida em capítulos posteriores.

Hoje, experimentamos condições de vida desequilibradas em nosso planeta. Vivemos em meio à radiação, pesticidas, fumaça, competição e outras formas de poluição, ódio, violência e guerra entre nações, o que torna muito difícil ao corpo físico atingir tais idades. Entretanto, estudos de culturas que desfrutaram de saúde e longevidade demonstram um padrão de conservação e aumento dos COES. Em estudos de culturas como a dos *hunzakuts*, no Paquistão, e do povo de Vilcabamba, no Equador, os pesquisadores descobriram que é normal por lá uma pessoa ter uma vida ativa por mais de 100 anos. Paavo Airola resume os fatores básicos: uma dieta com baixo teor de calorias, gordura e proteínas, consistindo basicamente de comida vegetariana, acompanhada de jejuns sistemáticos; exercício e ar fresco no contexto de uma atmosfera alegre, relaxante e amorosa, e um estado mental positivo.[27] Li Chung Yun, o chinês que viveu 256 anos, chamava isso de "calma interior".[28] Esse fator de calma interior é um ponto importante que será discutido em detalhe no Capítulo 21. A calma interior aumenta os COES, ao passo que o estresse rompe os COES e exaure a força vital. Durante a reunião anual da American Geriatrics Society, em 1979, os pesquisadores de meditação transcendental apresentaram um estudo que demonstrava que meditadores transcendentais veteranos eram cerca de 12 anos mais jovens fisiologicamente do que cronologicamente.[29]

Embora não seja o objetivo da nutrição para a vida espiritual, a longevidade é resultado comum em um sistema humano com COES altamente energizados e bem organizados. A longevidade não é necessariamente um sinal de espiritualidade. Uma idéia comum entre os membros do movimento holístico de saúde e potencial humano é o fato de que somos absolutamente livres e independentes para criar nossa própria realidade. A experiência de meditação direta de união contínua com a consciência universal e as descobertas da física da mecânica quântica na segunda metade do século

XX oferecem-nos uma visão diferente: não estamos separados e independentes da totalidade do universo. Como parte do todo, somos afetados por ele. Acredito que temos opção e, por isso, alguma responsabilidade, mas a totalidade do nosso destino resulta do nosso universo total. Traduzindo isso em termos cotidianos: nosso tempo de vida não depende inteiramente de nós e de nossa capacidade de seguir as leis da natureza. *A harmonia com as leis universais da natureza maximiza a qualidade, mas não a duração de nossa existência.*

Corpo divino, imortalidade física, supercondutividade e o novo paradigma da nutrição

Para que se compreenda a relação entre a saúde do corpo físico e os COES, o mais importante é saber que a energia do sistema ajuda os COES — que são a matriz do corpo físico — a se fortalecerem. Quanto mais perfeitamente sintonizados com o estado de energia virtual, melhor os COES funcionam. Se danificamos o funcionamento de nosso sistema de acumulação e supercondução de energia cósmica com uma dieta e estilo de vida destrutivos, impossibilitamos o fluxo livre de energia cósmica. O sistema se desorganiza, e tanto a duplicação das células como suas funções enzimáticas são interrompidas. Os resultados são envelhecimento e doença. O outro extremo do espectro — nossa função evolutiva natural mais elevada — é o estabelecimento de nossos COES a um tal grau de força, condutividade e perfeição que, mesmo no nível molecular do corpo físico, continuem a agir como um supercondutor COES estabilizado após a alma deixar o corpo. Em essência, um corpo divino ou imortal se torna um supercondutor estabilizado de energia cósmica.

O uso tradicional do termo supercondutor diz respeito a certos metais quc, abaixo de uma temperatura de transição próxima do zero absoluto, entram em tal estado que um feixe de elétrons pode fluir através deles sem encontrar qualquer resistência em termos de atrito. Uma vez que o atrito é a causa da impossibilidade de todo moto-contínuo mecânico, segue-se que, não havendo atrito que impeça o fluxo de energia elétrica, a corrente inicial pode manter-se indefinidamente sem qualquer posterior entrada de energia. Esta é uma importante exceção à doutrina tradicional, que prega a impossibilidade do movimento perpétuo ou, em nosso caso, de um corpo imortal divino ou vivo.

A questão da estabilidade é importante. Um supercondutor é também tido como imperturbável. O fluxo de elétrons em um material supercondutor rejeita espontaneamente qualquer influência magnética externa e, assim, mantém seu imperturbável estado de supercondutividade. Chama-se a isso efeito Meissner. Little, em seu artigo "Superconductivity in Room Temperature", publicado em *Scientific American,* especula que, se a natureza quisesse proteger a informação contida no código genético de uma espécie contra qualquer influência do meio ambiente, teria apenas de estabelecer sistemas biológicos supercondutores.[30] Little afirma também que um supercondutor requer alto grau de organização interna, acreditando que uma molécula supercondutora poderia existir em temperatura ambiente. O Dr. Frank Barr, em seu trabalho sobre a hipótese da melanina, sugere que ela poderia ser esse supercondutor em temperatura ambiente.[31] A melanina, estrutura biomolecular encontrada no cérebro e em todo o corpo, pode conter a memória necessária para direcionar o fluxo de moléculas químicas do cérebro.

Outra discussão teórica é aventada por McClare, que em seu artigo "Resonance in Bioenergetics" afirma que a clássica segunda lei da termodinâmica não se aplica perfeitamente aos sistemas biológicos. McClare acredita que a energia liberada por ressonância é trocada tão rapidamente que não se torna termalmente disponível, permanecendo em forma de energia armazenada.[32] A conseqüência disso é que, por ressonância, os COES perfeitamente organizados podem transferir energia, sem perda, do nível puramente cósmico ao biológico. Ele também ressalta que a segunda lei da termodinâmica não estabelece que a entropia deva ocorrer em todo processo concebível; portanto, a supercondutividade não contradiz necessariamente a segunda lei da termodinâmica.

Assim, a existência do corpo físico é mantida e observamos o que chamamos de corpo divino — esse potencial humano a que se referem as histórias de São João da Cruz, Bal Shem Tov, o rabino Elimelech, Reb Avraham, Jnaneswar Maharaj e Paramahansa Yogananda. Seus corpos eram tão perfeitos que seus COES e corpos físicos continuaram como acumuladores estáveis após a partida da alma.

Ressurreição e o novo paradigma nutricional

O processo de ressurreição como evidenciado por Cristo, Sri Yukteswar e Lahiri Mahasaya também se encaixa no paradigma holístico. Esses homens atingiram tal nível de perfeição espiritual, e tão grande era sua energia cósmica, dada a profunda consciência de sua unidade com a fonte da criação, que podiam verdadeiramente usar a mente harmonizada com o divino para materializar formas físicas tangíveis de seus COES perfeitos. Isso será discutido detalhadamente no último capítulo.

Transmutação biológica e o novo paradigma nutricional

O conhecimento das propriedades dos COES permite ainda uma compreensão intuitiva do fenômeno da transmutação biológica. No processo de transmutação, o padrão para o novo átomo que se deseja está contido no padrão COES, que organiza os átomos componentes na relação correta. Lembremos como ocorre a transdução de energia virtual para os COES mais sutis e daí para o campo de táquions (partículas que se movem mais rápido que a velocidade da luz e, finalmente, se condensam em uma partícula de massa). Há uma relação dinâmica contínua entre os vórtices dos COES e a estrutura física atômica. À medida que esses campos de vórtice energizam um átomo componente, o eixo do núcleo atômico começa a girar mais perto da velocidade da luz ou do ponto de transmutação alquímica. Ao girar mais rápido, o tamanho, mas não a massa do núcleo, parece se expandir. À medida que se expande, o núcleo interage com o núcleo de outro átomo componente no mesmo ponto alquímico energizado dentro do campo vorticoso. Esses dois núcleos e as respectivas enzimas são energizados pelos vórtices intensificados de energia, e ambos os núcleos se fundem em um novo átomo. As enzimas que Kervan cita nesse processo tornam-se transmissoras e portadoras de altos níveis de energia, transferindo-a ao nível alquímico crítico para permitir que a energia do núcleo resultante supere as energias opostas dos dois átomos individuais. As enzimas, assim como os átomos em união, são atraídas para a estrutura de tempo e espaço do padrão bioquímico pela interação do COES específico que a comanda. Uma maneira útil de pensar a esse respeito é imaginar uma limalha de ferro sendo sincronizada no padrão de um campo magnético. A limalha são os átomos e as enzimas, enquanto o ímã simboliza o COES que os organiza no padrão apropriado. A disponibilidade da enzima específica para o processo de transmutação é variável. Se uma pessoa está doente, a energia não é usada no processo enzimático, mas para combater a doença e fortalecer os COES enfraquecidos. À medida que recuperamos a saúde, os COES passam a ter mais energia disponível para ativar e transmutar enzimas.

Luz Divina: a nutrição espiritual definitiva

Quanto mais transmutamos biologicamente, menos alimento precisamos introduzir em nossos organismos. Esse processo explica o fenômeno da inédia, no qual os nutrientes de que necessitamos podem ser completamente transmutados a partir das moléculas do ar e da água. A inédia, assim como a longevidade, não é o objetivo da alimentação espiritual, mas demonstra o extraordinário potencial humano que pode ser explicado por nosso paradigma de nutrição.

Há outro nível para o significado da inédia, que é ilustrado pela história mais completa de Giri Bala. Aos 12 anos, Giri pediu que Deus lhe enviasse um guru para lhe ensinar como viver sem comer. Para sua surpresa, surgiu um guru que lhe ensinou uma técnica de ioga, dizendo: "De hoje em diante você deve viver da luz astral; os átomos de seu corpo serão recarregados pela corrente infinita."[33] Quando lhe perguntavam por que havia sido escolhida para viver sem comer, respondia: "Para provar que o homem é espírito. Para demonstrar que, com o progresso divino, ele pode aprender gradualmente a viver da Luz Eterna, e não de comida."[34]

Para mim, é isto o que quer dizer a Torá quando afirma que, no Monte Sinai, "Moisés permaneceu com Deus 40 dias e 40 noites. Não comeu pão nem bebeu vinho. Quando Moisés desceu da montanha, não percebeu que a pele do seu rosto resplandecia..." (Êxodo 34:30). A implicação é que ele retirou sua alimentação diretamente da radiação do Divino. Outro exemplo de gente que vive das irradiações do Divino é Enoque, que teria ascendido vivo a muitos paraísos. Lá, foi instruído por Deus a voltar à Terra por 30 dias a fim de transmitir os ensinamentos divinos a seus filhos, antes de ascender novamente. Quando os filhos lhe ofereceram comida, recusou-a, explicando que desde o momento que Deus o untara com o bálsamo de sua glória ele não mais comera.[35] Esses exemplos são uma expressão do sentido mais profundo da nutrição para a vida espiritual. A energia direta da luz de Deus é a nutrição espiritual definitiva. Não temos de nos tornar capazes de viver exclusivamente de ar e água, mas isso poderá ocorrer assim que nossa consciência se unir com o Divino.

Resumo do Capítulo 3

1. Citam-se exemplos de longevidade-imortalidade, corpo divino e ressurreição.

2. A teoria dos COES é usada para demonstrar a possibilidade desses fenômenos, bem como da transmutação biológica.
3. A luz divina de Deus é o alimento espiritual definitivo.

Conclusões gerais dos Capítulos 1, 2 e 3

Se desejamos compreender inteiramente a nutrição que leva à vida espiritual, é óbvio que devemos desenvolver um paradigma inteiramente novo de nutrição que inclua as qualidades materiais, mentais-emocionais, energéticas e espirituais do nosso ser. Nesses três capítulos, questionamos vigorosamente os pressupostos básicos do paradigma materialista da nutrição. Demonstramos que os três pressupostos que servem de base ao paradigma materialista-mecanicista — a segunda lei da termodinâmica, a lei da conservação de massa e energia e a idéia de que aquilo que acontece no interior do corpo é o mesmo que acontece fora dele — não são completamente válidos para a dinâmica da nutrição humana. Foram apresentadas descobertas como a transmutação biológica, a existência de fenômenos de corpo divino, longevidade incomum e inédia, que não podem ser explicadas adequadamente pelo paradigma materialista. Nos Capítulos 2 e 3 desenvolvemos o conceito dos COES dentro do paradigma holístico de corpo, mente, energia e espírito — conceito que inclui e explica esses fenômenos "aberrantes". O paradigma holístico não exclui o paradigma materialista — o inclui como parte de um todo. Muitos casos, evidências históricas e pesquisa científica, bem como minhas próprias descobertas empíricas e compreensão intuitiva, dão respaldo a esse novo paradigma nutricional.

Durante milhares de anos houve uma consciência subjetiva desses princípios de energia e qualidades da nutrição, como vemos nos ensinamentos védicos da Índia e de sociedades espiritualmente avançadas, como os essênios citados nos manuscritos do mar Morto. Há referências bíblicas a esse respeito, e houve grandes líderes espirituais, como Enoque, Moisés e Jesus, cujas vidas irradiavam esses princípios. Embora a união dos conhecimentos científicos e espirituais tenha avançado, ainda não se alcançou o nível de refinamento capaz de convencer os cientistas conservadores. Como assinalei, não pode haver "prova aceitável" desse material para a mente que supõe existir um único objetivo, reconhecível apenas através dos cinco sentidos. Sir Arthur Eddington, que ofereceu a primeira prova da teoria da relatividade de Einstein e fez importantes contribuições à física teórica do movimento, evolução e constituição interna de sistemas estelares, expressou eloqüentemente o impasse:

> De fato, é mais fácil fazer um camelo passar pelo buraco de uma agulha do que fazer um cientista passar por uma porta. E seja essa porta a de um celeiro ou de uma igreja, seria sensato de sua parte reconhecer que é um homem comum e entrar, em vez de esperar que todas as dificuldades envolvidas em um ingresso realmente científico tenham sido solucionadas.

As provas em favor dessas descobertas vêm aumentando. Devo, porém, lembrar aos leitores que o que lhes ofereço é uma compreensão e uma teoria dos COES. Essa teoria descreve completamente a dinâmica da nutrição, transmutação e certos fenômenos "aberrantes" não explicados por qualquer outra teoria da nutrição e da vida humana. Ao fazer uso da estrutura desse paradigma holístico, será possível chegar a uma profunda compreensão e aplicação prática de um sistema de nutrição para o desenvolvimento espiritual. Convido-os a considerar esses novos conceitos como instrumentos para a compreensão e não necessariamente como fatos dogmáticos. Quando aplicamos tal teoria a um conhecimento prático da nutrição e à relação entre nutrição e vida espiritual, e relacionamos com nossa própria experiência, ela ingressa nos domínios de fatos experimentalmente conhecidos.

4

A questão da assimilação

O Capítulo 1 contém perguntas que ainda não foram respondidas. Qual o propósito da nutrição? O que é nutrição? Qual a relação entre o nutriente ingerido e o organismo vivo que o ingere? O que assimilamos? Qual o sentido da assimilação? O que é o processo de assimilação? E uma nova pergunta: Como o nosso conhecimento acerca dos COES se encaixa na compreensão da nutrição?

Para responder a essas perguntas é importante que nossa teoria de assimilação incorpore o aspecto de energia sutil do alimento. Podemos observar que a relação do alimento com o organismo humano é algo mais do que acrescentar calorias, vitaminas e minerais que são materialisticamente empilhados como tijolos em nossos corpos. Assim como nós, a comida também tem uma essência energética e COES. O importante para a assimilação é a relação entre os campos de energia do organismo humano e os das substâncias ingeridas. Rudolf Steiner referiu-se a isso em 1924, quando disse que não devemos nos preocupar com a quantidade de comida em nosso metabolismo e sim com nossa capacidade de assimilar, com maior eficácia, a energia dos alimentos.[1] Em determinado nível, assimilar é superar a natureza externa ou os COES individualizados dos nossos alimentos. É pelo processo de assimilação que entramos em uma relação muito íntima com nossa comida. Assimilar comida é uma ligação importantíssima entre nós e nosso ambiente físico; é uma forma de extrair energia do ambiente.

Não somente somos afetados pelo ambiente em que a comida cresce, mas também pela consciência das pessoas que a preparam. Nos *ashrams* de Muktananda, a comida sempre foi feita com amor, de modo que as pessoas que a consumiam recebiam esse sentimento. Marcel Vogel demonstrou que a água oferecida com amor tem um sabor diferente e uma vibração sutil diferente.[2] Interagimos com a comida em níveis de energia sutil, bem como no nível material de assimilação. O Dr. Gerhard Schmidt, autor de *The Dynamics of Nutrition*, ressalta que a nutrição diz respeito à assimilação de diferentes níveis de energia, cuja qualidade aumenta com a proximidade da energia do sol ou da luz.[3]

Ao comer, permitimos que as forças da comida nos penetrem, e sem assimilação e digestão apropriadas essas forças externas podem nos causar doenças. Por exemplo, se injetarmos diretamente um alimento em nossa corrente sangüínea, provavelmente sofreremos uma inflamação; mas se o ingerirmos, isso não ocorrerá, uma vez que ele passará por um processo de assimilação normal. O provérbio árabe "Você come até adoecer e se cura digerindo" ilustra bem esse ponto. A digestão implica o controle e a assimilação das forças energéticas contidas nos alimentos, estimulando nossas próprias forças interiores e nos fortalecendo contra a entropia. Se isso lhe parece muito complicado, pense da seguinte forma: se não andarmos, fortalecendo-nos ao superar a lei da gravidade, nossos músculos e ossos se tornarão fracos e deteriorados, da mesma forma que os astronautas começam a perder massa óssea em um ambiente sem gravidade. Exemplo disso é um estudo realizado na Europa com o objetivo de encontrar maneiras mais fáceis de alimentar crianças deficientes mentais.[4] Essas crianças foram alimentadas com uma dieta sintética e líquida — mistura de vitaminas, minerais, calorias e proteínas equivalente, no nível material, às suas três refeições diárias. Após algum tempo, os pesquisadores descobriram que os órgãos do paladar e da digestão das crianças começavam a atrofiar. Isso se dá porque, sem a força estimulante da comida em estado natural, os órgãos de assimilação não estão energizados ou exercitados e, por isso, começam a se atrofiar, exatamente como a massa óssea em ambiente de gravidade zero. Essas experiências podem nos fazer pensar a respeito dos resultados a longo prazo do alto consumo de vitaminas, minerais aminoácidos e proteínas sintéticas de alta potência, como vem sendo feito. Isto não é uma declaração contra o uso de suplementos nutricionais. Sugiro que os suplementos sintéticos sejam usados com o conhecimento de que é a assimilação que acarreta a interação de forças dinâmicas entre nós e os alimentos e não a absorção mecânica de nutrientes, e que o uso indiscriminado de suplementos sintéticos é que deve ser evitado.

Portanto, a digestão holística envolve uma relação íntima com os nutrientes ingeridos. Envolve também a liberação de forças cósmicas que estão no cerne da comida material. Em um nível mais sutil, Sri Nirsargatta, o último visionário de Bombaim, observou que a consciência é a verdadeira essência da comida assimilada.[5] Nosso modelo de nutrição e assimilação deve levar em conta a verdade deste conceito.

Resumo do Capítulo 4

1. A compreensão da nutrição envolve o estudo da interação das forças dinâmicas dos alimentos com as forças dinâmicas de nosso ser total.
2. Essa interação dinâmica fortalece nosso organismo.
3. É pelo processo de assimilação que entramos em uma relação íntima com nossos alimentos e, portanto, com nosso meio ambiente.
4. A consciência é a essência da alimentação.

5

O sistema chacra

PARA COMPREENDER COMO A ENERGIA É ASSIMILADA, devemos atentar para o sistema de energia sutil que a assimila. Como primeiro passo para definir os significados de nutrição e assimilação exploraremos o primeiro dos três sistemas de energia sutil do organismo humano. Isso nos dará uma base para compreender a relação entre nutrição e desenvolvimento espiritual.

O sistema chacra é um sistema de energia sutil descrito ao longo de milhares de anos por diversas tradições espirituais. Em sânscrito, a palavra *chacra* significa roda. O conceito foi introduzido no Ocidente através do ioga. Os tibetanos referem-se a esses centros de energia como *khor-lo*, que também quer dizer roda. Na tradição sufi, alguns os chamam *latifas*, ou seja, "sutis". Na Bíblia, São João se refere a esses centros como "os sete selos do Livro da Vida". Nos primórdios do cristianismo, foram freqüentemente chamados de "as sete igrejas". Os cabalistas se referem a eles como "os sete centros da alma humana". Obviamente, existe uma relação cultural entre muitas das principais religiões que validam a existência desses centros de energia sutil. Neste livro emprego o termo chacra para esses sistemas de centros de energia sutil.

Durante séculos o sistema chacra foi descrito por clarividentes ocidentais e iogues orientais, depois, médicos e outros pesquisadores começaram a explorar sua existência e função. Na década de 1960 e início da década de 1970, o Dr. Hiroshi Motoyama, diretor do Institute for Religion and Psychology, especialista em ioga e cientista, considerado um dos principais pesquisadores na área dos chacras, fez importantes pesquisas que documentaram a realidade física dos chacras.[1] Depois de construir um quarto à prova de luz, protegido contra emissões elétricas exteriores, ele colocou ali o que chamou de Instrumento Chacra, projetado para detectar minúsculas emissões de energia física ou energia eletromagnética. Em seus experimentos, colocava o detector a uma distância de 12 a 20 centímetros diante da área chacra que o voluntário estava tentando ativar. O Instrumento Chacra detectava considerável diferença quando o voluntário se concentrava diretamente em determinado chacra, mas somente quando este já havia sido previamente exercitado. Quando se testava um chacra não trabalhado, nenhuma mudança era detectada antes ou durante o teste. Esses resultados sugerem a existência de uma localização chacra cientificamente mensurável.

Em 1973, o físico W. Brugh Joy descobriu por acaso esses centros de energia. Quando tocava o corpo de seus pacientes, percebia que havia áreas mais quentes que outras. Mapeando essas áreas, descobriu que eram aproximadamente as mesmas descritas pelos iogues como as de localização dos chacras.[2] Em 1984, outro médico, o Dr. Lawrence Bagley, descreveu no *American Journal of Acupuncture*[3] como era capaz de determinar a localização, tamanho, forma e rotação direcional do sistema chacra, utilizando o pulso Nogier, sistema de pulso auricular de acupuntura desenvolvido pelo Dr. Paul Nogier. Minha própria experiência com a detecção da existência física do sistema chacra começou em 1976, quando eu explorava a possível relação entre o estado mental de uma pessoa e o seu sistema chacra. Descobri que, quando deixava um pêndulo de cristal oscilar sobre uma área chacra, o cristal girava tanto no sentido dos ponteiros do relógio quanto na direção oposta. Certo dia, quando girava o cristal no sentido oposto ao dos ponteiros do relógio sobre a cabeça de um paciente, sua dor de cabeça piorou e ele sentiu-se exaurido energeticamente. Quando propositalmente girei o cristal na direção oposta, a dor de cabeça desapareceu e ele sentiu-se mais energizado. Em experiências posteriores ficou claro que as energias sutis, como as geradas por um cristal, podem ser usadas para curar e energizar pessoas.

Localização dos chacras

Como apontou Dio Neff em seu artigo sobre chacras no *Yoga Journal*,[4] não há concordância quanto ao número de chacras principais, sua localização e função. Parece ser consenso, entretanto, que existem sete chacras principais no corpo humano e um oitavo chacra transpessoal sobre a cabeça. Muitos concordam que esses chacras começam na base da coluna vertebral e ascendem para o topo da cabeça em uma linha localizada aproximadamente na metade do corpo. O primeiro chacra está na base da espinha, na área perineal. O segundo localiza-se entre o osso púbico e o umbigo. O terceiro, entre o umbigo e a região do plexo solar. O quarto, à altura do coração. O quinto, à altura da tireóide. O sexto, entre os olhos. O sétimo, como um solidéu, no vértice do crânio.

Certos grupos ocidentais localizam o segundo chacra sobre o baço, e não na linha central. Em minha opinião, algumas das variações de localização se devem a diferenças culturais quanto ao ponto em que as tradições espirituais focalizam a energia. Por exemplo: os chineses e japoneses tendem a se concentrar no *hara*, localizado no umbigo ou um pouco abaixo dele — entre o segundo e o terceiro chacras. Os teosofistas tendem a menosprezar o segundo chacra, o chamado chacra sexual, e se atêm à região do baço para a localização do segundo chacra, o que difere da tradição iogue. Além das muitas diferenças culturais, a localização e o tamanho dos diferentes chacras podem também variar com a evolução espiritual individual. Motoyama, por exemplo, descobriu que a energia mensurável do chacra e os respectivos meridianos variam, dependendo do chacra que a pessoa tende a usar mais. Talvez seja isso o que a tradição iogue descreve como o sistema Chacra de aspirantes mais evoluídos espiritualmente, nos quais o centro do baço é menos importante do que entre os ocidentais. Em meu próprio trabalho com aspirantes espirituais ocidentais, descobri um segundo chacra de linha média mais predominante; o chacra do baço parece ser um centro secundário. O que importa, além desses detalhes, é que, sob muitos pontos de vista, os pesquisadores e os espiritualistas concordam que os chacras existem como importante sistema de energia sutil no corpo.

Também parece ser geralmente aceito o fato de que cada chacra tem sua natureza energética específica relacionada a cor, som e forma geométrica. Cada chacra tem a ver com certos estados mentais e com uma consciência espiritual específica, e parece associado à fisiologia de determinado sistema glandular, sistema de órgãos e plexo nervoso (ver Figura 2, na p. 78). O Dr. Motoyama comprovou a relação dos chacras com órgãos, glândulas e plexo nervoso desenvolvendo um instrumento que ele chama de AMI, ou Aparelho para Medir as Condições Funcionais dos Meridianos e seus Órgãos Internos Correspondentes.[5] Segundo ele, em pessoas que, conforme uma junta de especialistas, tinham ativado determinado chacra, havia uma mudança de energia de meridiano relacionada ao órgão específico associado com o chacra ativado.

Função essencial dos chacras

Apesar de haver consenso quanto à função essencial dos chacras, há diferenças quanto aos detalhes. O inglês David Tansley, técnico em eletrônica e autor de diversos livros sobre energia sutil, acredita que o sistema chacra capta energias oriundas de todos os níveis do cosmo — inclusive de nossos corpos físico, emocional e mental, e do inconsciente coletivo de nosso país e planeta. O Dr. Brugh Joy está absolutamente convencido da existência do sistema chacra, mas admite que ninguém compreende todas as suas funções. Em seu livro, ele aventa a hipótese de que o sistema chacra é um sistema de transdução interdimensional.[6] Segundo ele, o sistema chacra é afetado pelo pensamento e pode converter matéria em diversos níveis de energia mais sutil, transmitindo-a aos sistemas físicos. Seu funcionamento transcende as limitações de tempo e espaço.

Um dos primeiros ocidentais a descrever o sistema chacra foi o reverendo C. W. Leadbeater, líder teosófico e famoso clarividente que trabalhou como vice-reitor da Igreja da Inglaterra e era praticante de ioga. Em seu livro *Os chacras*, escrito em 1927, ele descreve os chacras como centros de condução nos quais a energia flui de um corpo sutil de um homem ou mulher para outro nível de corpo sutil. Esses corpos sutis serão descritos minuciosamente no próximo capítulo; são as camadas sutis de energia e consciência que cercam o corpo físico, formando sua aura. Leadbeater descreve esses chacras em perpétua rotação: a força primária do mundo superior está sempre fluindo em seu vórtice aberto. Para ele, essa força assume sete formas diferentes, todas elas atuando em cada um desses centros, mas uma predominando sobre as outras. Leadbeater acredita que o corpo físico não pode existir sem que essa alta energia seja absorvida pelos chacras. O Dr. Motoyama também está convencido de que os chacras funcionam como intermediários da transferência e conversão de energia entre dois corpos sutis vizinhos. No seu sistema, há dois corpos sutis: o astral e o causal. Ele acredita que os chacras convertem energia de um corpo para outro em ambas as direções; podem converter energia física em energia psicológica.

O consenso é que esses chacras giram em um vórtice que se estende a partir de um ponto situado na linha média do corpo — espécie de funil que leva a energia para dentro do corpo físico. Em seu livro *Chakra Chrome*, o Dr. Lawrence Bagley descreve como esses vórtices podem ser medidos usando-se a técnica do pulso Nogier. Não existe consenso universal quanto à direção em que giram os vórtices quando saudáveis e equilibrados, mas geralmente se acredita — e minha pesquisa concorda — que a rotação no sentido horário sugere um funcionamento saudável do chacra.

Fluxo de energia nos chacras

Em maior ou menor grau, os chacras estão sempre ativos. É comum descreverem-se os chacras como "abertos" ou "fechados", o que dá a impressão de que podem estar de certa forma bloqueados, impedindo o fluxo de energia. Mas eles não estão nem abertos nem fechados. A diferença, a meu ver, é que o fluxo de energia através de certos chacras é menor. Costumo chamá-los de menos ativos para indicar que a carga de energia que passa por eles está bloqueada em sua transdução através dos corpos sutis.

Há também a idéia de que ter um chacra "aberto", fluindo muita energia, é o mais conveniente. Mas isso nem sempre funciona assim. Em minhas experiências intuitivas, no trabalho com pessoas que sofriam de psicoses maníacas, descobri que os seus chacras da cabeça estavam bem "abertos" ou ativados. De fato, estavam tão ativados que desequilibraram a vida desses pacientes. A pessoa que experimenta uma psicose maníaca freqüentemente descreve um fluxo de energia pelo corpo, a partir do topo da cabeça, descrição que lembra aquilo que as pessoas experimentam com um chacra ativado. Em alguns pacientes que sofrem de uma forma branda de psicose maníaca, tem sido possível amenizar esse excesso de ativação trabalhando-se especificamente para reduzir o fluxo de energia através do chacra da coroa, reequilibrando os seus chacras e, desta forma, diminuindo a psicose.

Descartar os termos "aberto" ou "fechado" não implica negar uma diferença nos níveis de energia de diferentes chacras. O Dr. Brugh Joy diz ser capaz de sentir essa diferença de energia com as mãos — o que pode ser feito com relativa facilidade. Sugiro que o leitor experimente perceber a localização e a energia dos chacras. O Dr. Lawrence Bagley descreve o mapeamento das diferenças de campos de energia ao redor de vários chacras. Já o Dr. Motoyama, dispondo do seu Instrumento Chacra e do AMI, passou a quantificar essas diferenças e estabeleceu que num chacra com bastante energia há um campo maior de equilíbrio dinâmico entre o sistema nervoso simpático e o parassimpático. Descobriu ainda que nesses chacras mais ativados o fluxo de energia nos órgãos associados também é maior. Algumas de suas pesquisas preliminares sugerem que pessoas dotadas de chacras mais ativados são mais suscetíveis a doenças nos órgãos relacionados a eles.[7] Minha impressão clínica, com base em observações de várias centenas de pessoas com chacras ativados, é que essa suscetibilidade a doenças pode ser apenas um fenômeno temporário, associado ao tempo necessário para incorporar harmoniosamente o aumento de entrada de energia no sistema. A suscetibilidade a doenças pode também ser atribuída à superestimulação mental de um chacra, de modo que ele perca sua harmonia com o restante do sistema chacra. Outra explicação: quando um chacra é superestimulado pela mente, torna-se muito grande o fluxo de energia nos órgãos a ele associados. Talvez se possa, até certo ponto, comparar esse fenômeno à queima de um fio elétrico que conduz uma forte corrente sem a proteção de um fusível, como demandaria o bom senso. Esse exemplo indica o perigo de se ativar determinados chacras pelo poder da mente, em vez de se permitir que despertem espontânea e naturalmente por meditação e desenvolvimento de uma consciência elevada.

Em um chacra altamente ativado, o fluxo de energia pelo sistema de transdução dos corpos sutis é maior. Assim, mais energia flui no corpo em geral e especificamente para os órgãos ligados ao chacra. A primeira pergunta que faço ao avaliar o sentido de um chacra ativado é se o indivíduo está capacitado a integrar esse aumento de energia ao seu funcionamento geral. Minha segunda consideração é se o sistema chacra total está equilibrado. Como já disse, os chacras de uma pessoa normal não estão ativados em níveis exatamente iguais. Dependendo do seu modo de vida e de como a pessoa usa esses chacras, consciente ou inconscientemente, a força e a atividade deles variam ao longo do tempo. Em minha experiência clínica, o fato de atentar para o equilíbrio energético do sistema chacra total, em vez de me ater a um único chacra fora de equilíbrio, deu-me pistas adicionais quanto ao seu funcionamento energético. Notei que quando um chacra se torna equilibrado no trabalho com cristais, e eu torno a testar os outros chacras não equilibrados, eles se tornam espontaneamente equilibrados. Percebi claramente que os chacras têm um sistema de produção de energia, o que se comprova pela união do primeiro, segundo e terceiro chacras em um só (também parece ser o caso com o quinto, sexto e sétimo chacras). Aparentemente, essas duas unidades formam um vínculo com o quarto chacra, ou seja, o do coração. É como um símbolo do infinito, com o coração no centro.

Outro ponto que ajuda a compreender os chacras como sistema total inter-religado é que parece haver certa polaridade dentro de cada área chacra. Para o chacra base, a polaridade parece existir entre o pé ou o chão e a base da espinha. O segundo chacra se polariza entre os dois testículos ou ovários; o terceiro, entre o plexo solar e o baço; o quarto, entre o coração e o timo (coração primitivo); o quinto, entre a tireóide e a paratireóide; o sexto e o sétimo chacras se polarizam entre a glândula pineal (associada ao sétimo) e a glândula pituitária (associada ao chacra do meio dos olhos ou das sobrancelhas). Parece ainda haver certo grau de polaridade entre os diferentes chacras situados em uma base vertical, como o primeiro, o sexto e o sétimo, o segundo e o quinto, e o terceiro e o quarto. Por isso, sempre que estou trabalhando no sistema chacra com um paciente, termino o tratamento com um equilíbrio geral espiral dos chacras principais. Uma das situações mais comuns de chacras desorganizados entre si é um trauma emocional muito forte. A oscilação espiral com um cristal é uma prática muito útil para alguém que atravesse esse tipo de crise.

Chacras despertos

Os chacras estão despertos ou adormecidos. Isso, porém, nada tem a ver com o nível de atividade de um chacra, essencialmente associado à manutenção de energia vital no corpo físico para seu funcionamento geral. O aspecto do despertar de um chacra está basicamente associado ao desenvolvimento de uma consciência espiritual mais evoluída. O Dr. Brugh Joy percebeu que um chacra desperto funciona em um nível diferente e que é sentido e visto de modo diferente por clarividentes.[8] O despertar de um chacra faz parte de um processo de evolução espiritual no qual a mente se funde com a consciência mais elevada armazenada nesse chacra. Em alguns casos, certas habilidades físicas associadas ao chacra também são ativadas. Contudo, a habilidade física não é necessariamente indício de desenvolvimento espiritual ou do despertar de um chacra, como também não é sinônimo de consciência espiritual. Constitui erro associá-la à consciência espiritual armazenada em cada chacra e liberada para a consciência de uma mente desperta.

Há um consenso de que a cada chacra corresponde uma consciência espiritual, mas ainda não se encontrou um sistema simplificado para a compreensão dessa consciência nem se chegou a um acordo sobre o chacra. Inúmeros ensinamentos esotéricos e descrições de poder podem estar associados ao despertar de diferentes chacras, mas isso não fará parte de nossa discussão. Com o despertar de cada chacra ocorre uma transição-chave da consciência mundana para uma consciência espiritual mais completa. Assim como as energias principais dos chacras estão conectadas, os chacras despertos funcionam como unidades combinadas de consciência. Os três primeiros chacras formam uma unidade, com o chacra do coração agindo como pivô integrador. Do quinto ao sétimo, há a segunda unidade, cuja relação com o coração também é importante.

Os três primeiros chacras são energias de força vital primariamente voltadas para a sobrevivência nos planos físico e emocional. A consciência espiritual associada ao despertar se manifesta no domínio de todos os aspectos da vida mundana. Seu despertar é essencial para integrar o conhecimento de como viver no mundo com uma consciência transformada espiritualmente. Sem isso, as energias mais intensas liberadas pelo despertar espiritual dos chacras superiores podem desequilibrar nossa vida cotidiana. É difícil atingirmos um estado de consciência elevada sem integrarmos os três primeiros chacras despertos à nossa vida cotidiana.

Os demais chacras — quatro, cinco, seis e sete — estão essencialmente ocupados com a vida espiritual. Seu despertar ativa energias espirituais e a transmutação da consciência mundana em consciência mais elevada. É importante compreender que o desenvolvimento de uma consciência mais elevada nos chacras não é necessariamente linear; parece ser simultâneo e espiralado, embora não seja uma coisa nem outra — é simplesmente holístico. As consciências de chacras diferentes parecem se fundir em pontos nodais e depender de outros chacras para um despertar espiralado, integrado, individualizado e simultâneo em diferentes níveis de intensidade. Quando a energia Kundalini é despertada (ver Capítulo 7), dá-se o despertar de todos os chacras, mas em diferentes níveis de intensidade e momentos. Por exemplo, um indivíduo pode estar no processo primário de despertar os dois primeiros chacras e estar ao mesmo tempo se deleitando com a bem-aventurança da divina comunhão do sétimo chacra. Não raro, percebemos uma nova consciência ou despertar quando essa consciência atinge um ponto de estabilização e de integração ao nosso despertar consciente. Isso ocorre quando a mente se fundiu integralmente com a total consciência daquele chacra.

Não é necessário ter um despertar Kundalini para experimentar a comunhão divina. Esta pode ocorrer com o pôr-do-sol, quando a mente se aquieta completamente, o tempo pára e compreendemos a unidade. Uma de minhas primeiras experiências divinas ocorreu em meio a um jogo de futebol na universidade. Era o último jogo da temporada, e, faltando dois minutos para terminar, a partida estava empatada. Subitamente, entrei em um estado de bem-aventurança no qual tive a sensação de que tudo naquele campo era uma coisa só. Joguei um futebol perfeito durante esses dois minutos e acabamos ganhando o jogo nos últimos dez segundos. Em um livro chamado *Psychic Side of Sports*,[9] experiências desse tipo são citadas como rotineiras. A mente está tão concentrada que entramos em um estado meditativo.

A verdade total está permanentemente dentro de nós. As práticas espirituais e o despertar da energia Kundalini ajudam-nos a manter contato com a consciência do nosso eu interior, evitando que fiquemos esperando as experiências perfeitas surgirem espontaneamente de nossa relação com o meio ambiente.

O primeiro chacra é conhecido como chacra da sobrevivência. Quando adormecido, é governado pela falsa noção de que estamos separados da natureza e que precisamos conquistá-la em prol de nossa segurança e sobrevivência. Sua motivação é a de subjugar as forças da matéria. O resultado é que essa percepção limitada e a falta de discernimento nos imergem no plano material, deixando-nos temerosos, duvidosos e sem confiança no meio ambiente. Nesse estado, é difícil acreditar que exista um Deus. O ego de uma pessoa é seu próprio Deus. O despertar da energia Kundalini, armazenada em seu estado potencial no primeiro chacra, contribui para nos livrar dessa percepção limitada, dando-nos o sabor da comunhão com Deus. Aprendemos que somos mais que corpos físicos e que a vida nos impõe um propósito mais elevado do que simplesmente ganhar dinheiro e sobreviver no plano material. Este é o elo entre o primeiro e o sexto e o sétimo chacras, no qual entramos em completa sintonia com uma visão mais elevada de nós mesmos e de nosso propósito. Do medo, da dúvida e da descrença passamos à fé, à confiança e à crença em uma força superior, ou Deus. Da desarmonia com a natureza, passamos a um desejo de união. Começamos a entender os elementos da natureza. Nossa sensação de afastamento começa a diminuir e procuramos viver em comunhão com suas leis naturais, em vez de tentar subjugá-la. A crença no poder do próprio ego transforma-se na confiança em Deus. O medo e a luta pela sobrevivência são substituídos pela consciência de que existe uma unidade com uma força superior.

O segundo chacra é caracterizado pelo impulso de procriar. Quando despertado, uma mudança de consciência permite que evitemos que nossas vidas sejam controladas por desejos sexuais obsessivos. Isso não significa que negamos o sexo, e sim que o experimentamos em um nível mais elevado de comunhão, amor, harmonia e criatividade. A atividade sexual se torna uma opção, e a vida, uma comunhão criativa. As energias primordiais da procriação transformam-se em energias mais refinadas, criativas, estéticas e artísticas. No estado desperto, as energias procriativas primárias do segundo chacra transformam-se em energias espirituais mais refinadas. Sem compreensão, a criatividade pode gerar devastação, uma vez que tende a decair para um desejo luxurioso de possuir a criatividade pessoal à custa de outros. A compreensão no primeiro chacra é necessária para dar uma energia básica à criatividade do segundo chacra.

O terceiro chacra se caracteriza por uma consciência inata daquilo que está ocorrendo em todos os planos de consciência, tanto em relação ao meio ambiente quanto no nível pessoal dos corpos físico, emocional, mental e espiritual. É um ouvido perceptivo e sensível a todas as forças. Com o seu despertar, saímos de reações instintivas para o estado emocional-físico de outras pessoas. Conscientizamo-nos do nosso uso reativo do poder físico-emocional primário para atrair, repelir, projetar, magnificar e controlar os outros. Começamos a operar em um estado equilibrado de reflexão, discriminação e sensibilidade; a desenvolver uma qualidade perceptiva de nossas vidas interior e exterior, de modo a equilibrar as forças primárias do primeiro e segundo chacras, que se tornam mais interativas do que reativas.

No processo de um completo despertar, o chacra do plexo solar liga-se harmonicamente ao chacra do coração. A união permite que o ingresso de informações através do chacra do plexo solar seja interpretado à luz do amor do chacra do coração. O despertar leva à fusão da emoção e do poder equilibrados do terceiro chacra com o amor universal do chacra do coração, o quarto chacra. A fusão das emoções com o amor-harmonia do quarto chacra nos dá alegria interior, e fundimo-nos uns aos outros na unidade de um momento de sensibilidade mútua. Isso leva a uma ação cooperativa entre as pessoas. Ann Ree Colton descreve metaforicamente essa fusão afirmando que ela ocorre quando o leão, que é o mestre iniciado do chacra do plexo solar, deita-se com o cordeiro, que é o mestre iniciado do coração.[10] Essa fusão marca um completo despertar. Talvez seja isso o que Jeremias descreve em 31:33: "Porei a minha lei no seu interior, e a escreverei no seu coração; e eu serei o seu Deus e eles serão o meu povo." Essas palavras expressam uma certa sintonia com uma consciência ou moralidade interior que é liberada na consciência quando o terceiro chacra é despertado. À medida que essa consciência se integra à mente, o julgamento de si mesmo e dos outros unese em uma conscientização do espírito da lei universal. Quando o terceiro chacra está em harmonia com o do coração, a consciência do chacra superior se manifesta mais facilmente como espiritualidade no dia-a-dia. Outro aspecto dessa conscientização é a transmutação do desejo-força de vontade primordial do terceiro chacra em harmonia com a vontade de Deus. Isso se manifesta com a consciência de que o que Deus fizer será para melhor, permitindo-nos transformar a função egoísta do primeiro chacra em uma função altruísta. Trata-se de outra etapa do desenvolvimento da confiança em Deus. O despertar dessa consciência ajuda-nos a passar do desejo e da fixação para uma atitude mais sensível e menos apegada aos nossos desejos. O terceiro chacra despertado permite que a força vital dos três primeiros chacras seja usada como forte poder curativo, o mesmo poder que os xamãs e bruxos usam em seu trabalho mágico ou curativo. Acredito que um *hara* — o centro de energia central e básico das artes marciais e de algumas religiões chinesas e japonesas — reflete, quando desenvolvido, a energia combinada e integrada dos três primeiros chacras.

O quarto chacra, ou chacra do coração, desperta-nos para a experiência de qualquer forma de amor em nossas vidas. Mais cedo ou mais tarde, ele nos desperta para a experiência do amor universal. Seu despertar ajuda-nos a transmutar formas de amor egoísta — associadas a emoções como luxúria, cobiça, orgulho, inveja, obsessão e até mesmo ódio — em amor mais pacífico e universal. Os instintos primários de autoconservação e sobrevivência são transmutados em harmonia total do coração com a humanidade, o que nos motiva a trabalhar pela paz sem opressão no mundo. É o amor que se estende além do amor por nossos parentes mais próximos para tornar-se amor pela família mundial. Um coração desperto atua como ponto de equilíbrio e integração para todos os chacras. A consciência e a virtude que desenvolvemos com o despertar dos outros chacras precisam da energia do amor para atingir sua máxima qualidade e poder. É com o despertar desse quarto chacra que começamos a experimentar a nós mesmos e a Deus como Amor. Muitas pessoas sentem que o Ser Divino de toda a criação está centrado no coração. À medida que a consciência do meu chacra do coração se intensificava, passei a ver e a experimentar regularmente uma chama azul de consciência dentro de meu coração, tanto durante a meditação quanto durante a minha vida diária. A abertura do coração é algo muito especial.

O despertar do quinto chacra, ou chacra da garganta, tem a ver com a expressão e comunicação dos sentidos mais sublimes da existência, com a capacidade de traduzir todos os pensamentos da mente em aspecto e forma. Envolve todas as formas de comunicação, como estética, arte, linguagem, música e dança. Vendedores, advogados, publicitários e artistas freqüentemente possuem um chacra da garganta bem desenvolvido. O seu despertar reflete uma transição do uso egoísta desse chacra visando nossos próprios fins para a comunicação de reais sentimentos interiores, ensinamentos espirituais e verdades. Por nossas próprias formas de expressão, tornamo-nos mediadores e manifestantes da Verdade. Nosso ser espalha paz e bem-aventurança.

O despertar do sexto chacra, ou chacra frontal, nos leva a um estado superior de visão da Verdade. A mente se espiritualiza. A intuição e a harmonia alcançam um estado de desenvolvimento espiritualizado e integrado. Algumas vezes, esse chacra é chamado de entrada para a mente de Cristo. É o "buraco da agulha"; quando inteiramente desperto, abre o chacra da coroa. No despertar do sexto e do sétimo chacras, tornamo-nos inteiramente ligados ao guru ou mestre interior. Aparentemente, o completo despertar do sexto chacra está associado a um estado de realização pessoal no qual experimentamos dentro de nós mesmos a Verdade do Ser Universal. É nesse estado que percebemos a nós mesmos diretamente como essa impressionante Verdade. É a estabilização da consciência do "Eu Sou" que se torna nossa identidade básica. Não somos mais iludidos pelos múltiplos deuses materiais do ego, do poder, do sexo ou da forma. Entramos em um estado de "ser", em vez do "fazer" de nossa identidade primária. Sentimo-nos unificados com a vontade de Deus. Todos os conceitos e partes do ego foram suficientemente eliminados de nosso sistema, e agora podemos seguir livremente a vontade de Deus.

O despertar do chacra da coroa está muito ligado à consciência do sexto chacra. À medida que esse despertar amadurece, vamos além da auto-realização para unirmo-nos com a divindade. É um sentimento de total unidade com toda a criação. O pensamento dualista desaparece, e repousamos no ser de uma consciência não-dual. Tornamo-nos mais e mais estabilizados, adquirindo a consciência de que tudo é Deus. Não há separação. Tornamo-nos o propósito da vida que vagamente pressentimos com o despertar do primeiro chacra. É com essa consciência que se torna mais clara a união do coração com o complexo formado pelo sexto e pelo sétimo chacras. A discussão sobre estar a consciência universal centrada no coração ou no sexto e no sétimo chacras deixa de ter sentido, uma vez que os chacras estão unidos nos planos da consciência espiritual. Sentimos espontaneamente um grande e incansável amor por tudo. É a realização espontânea da mensagem de Cristo de "oferecer a outra face". Nunca paramos de amar porque não existe a quem não amar. Termina a separação, apenas o amor existe. Não é como a abertura do chacra do coração como experiência do Ser como Amor, do Mundo como Deus. É uma outra espiral do sentido e experiência do amor, existindo como a totalidade de nossa experiência.

O despertar do chacra da coroa também intensifica a ligação com níveis mais altos de energia cósmica. Começamos a experimentar o fluxo ou pulsar cósmico de energia em nosso organismo. Parecemos repletos dessa energia cósmica mais refinada, como se uma barreira entre nós e o cosmo tivesse se dissipado. O despertar do sexto e do sétimo chacras vai além de nossas limitações lineares de tempo-espaço e de nossas palavras. É simplesmente, embora de modo total, outra consciência.

Resumo do Capítulo 5

1. Existe um sistema de energia sutil, conhecido como chacra, cuja função é transduzir energia sutil para o corpo.
2. Cada um dos sete chacras principais tem uma natureza energética específica que corresponde a uma cor, a um som e a uma consciência mental e espiritual específica.
3. Cada chacra está associado energeticamente com a fisiologia de um único ou pequeno grupo de plexos nervosos, glândulas endócrinas ou órgãos.
4. Os chacras nunca estão fechados; oscilam entre mais ou menos ativos.
5. A saúde do chacra está relacionada com o equilíbrio sincrônico dos chacras principais, assim como com a função de um chacra em particular.
6. Um chacra desperto significa um chacra no qual a consciência individual se funde com a consciência superior armazenada naquele chacra em particular.

6

Anatomias sutis

O sistema sutil do corpo

As anatomias sutis são outro sistema de energia que devemos explorar para melhor compreender a nutrição espiritual. Como no caso dos chacras, há, entre as autoridades espirituais, um consenso acerca da existência das anatomias sutis. As tradições essênias, os ensinamentos iogues, as escrituras védicas e os pesquisadores ocidentais concordam com a existência de diversos corpos de energia sutil. Em certos sistemas ocidentais, fala-se de duas a sete anatomias sutis. A maioria desses sistemas de anatomia sutil inclui geralmente as mesmas funções e níveis de consciência. As tradições védica e iogue descrevem quatro corpos: físico, sutil, causal e supercausal. A cada nível de anatomia sutil está associada uma "mente" de funcionamento e consciência.

As sete anatomias sutis são: corpo etéreo, corpo emocional, corpo mental, corpo astral, corpo espiritual, corpo causal e alma. À medida que se condensa a partir do seu estado cósmico ou virtual, a energia refinada é rebaixada, através das sete anatomias sutis que a personalizam e a tornam mais densa, a um nível no qual nossos corpos possam incorporá-las. Penso que essas anatomias sutis trabalham em conjunto com o sistema chacra nesse processo de transdução. Cada anatomia sutil tem um sistema chacra sutil que regula seu fluxo de energia. O sistema chacra também regula o fluxo de energia entre as diferentes anatomias sutis. Minha experiência clínica diz que a energia não flui apenas do cosmo para dentro do corpo: pode também fluir na direção oposta. Por exemplo, quando a energia física de alguém au-

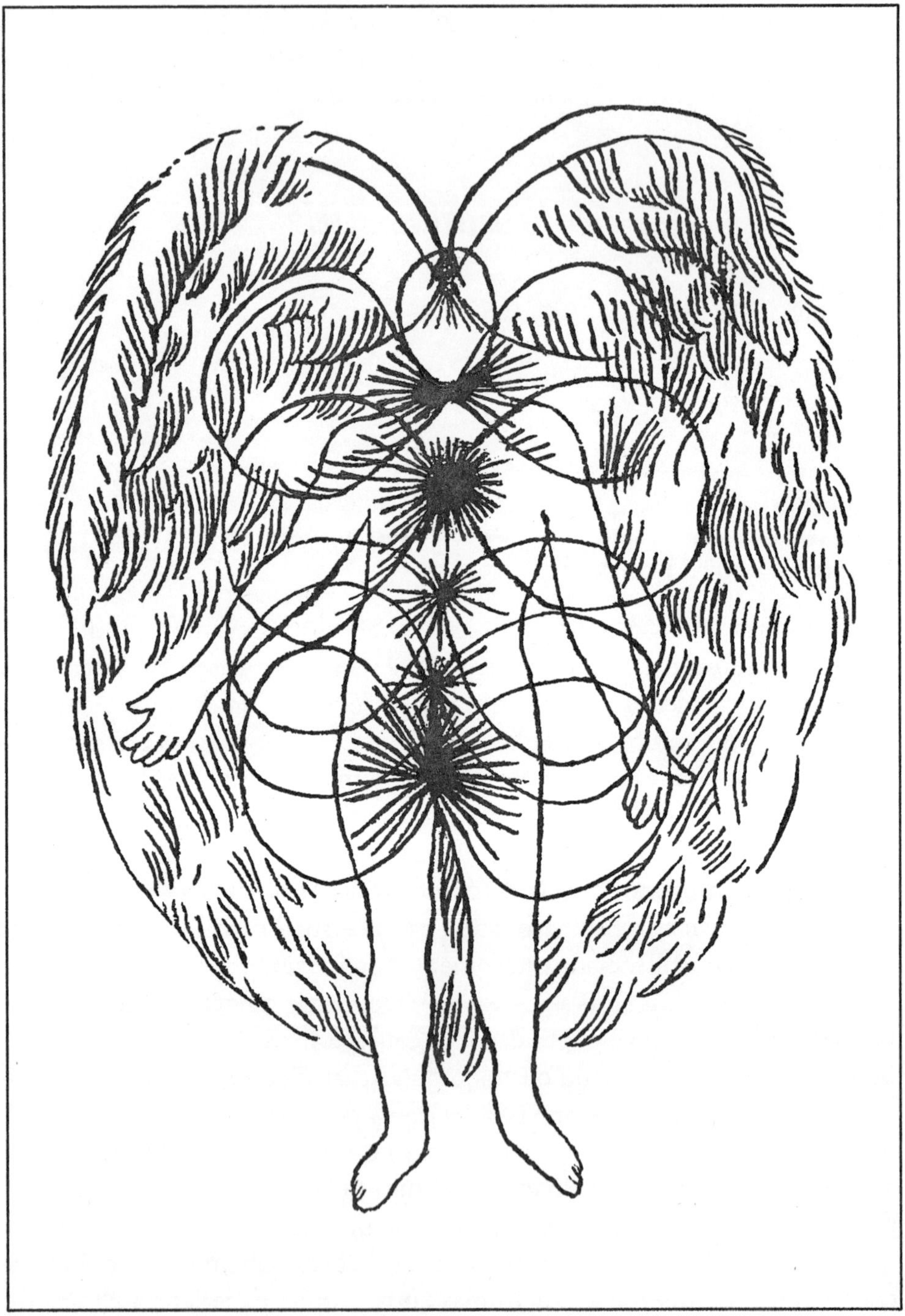

Figura 2

menta, vejo freqüentemente um aumento correspondente em sua energia psicológica. Por conseguinte, um pouco dessa maior energia física foi convertida em energia psicológica. Entretanto, o fluxo ocorre geralmente do estado de energia virtual para uma forma mais condensada que finalmente percebemos como campos eletromagnéticos (CEM). Essa energia rebaixada é absorvida através dos vórtices do sistema chacra mensurável e, em seguida, transduzida em CEM para nosso cérebro, sistema nervoso central e autônomo, órgãos, sistemas endócrinos e estruturas ósseas. Os chacras mensuráveis através do uso de nossos limitados instrumentos científicos atuais são aqueles que fazem a ligação entre o sistema corporal sutil e o corpo físico. É esse nível o mais comumente tido como sistema chacra.

Os CEM constituem o vínculo final entre os corpos físico e etéreo. O trabalho de Jose Delgado, neurocientista espanhol de renome internacional, dá provas indiretas dos efeitos que os CEM podem exercer em nosso sistema biológico. Delgado usa os CEM equivalentes a 1/50 da força do próprio campo magnético da Terra. Esses campos, que acredito serem da mesma natureza dos que são transduzidos pelo sistema chacra para o corpo, alteram o funcionamento mental, o sistema nervoso e outras atividades do sistema corporal de diversos vertebrados. Por exemplo, ao expor macacos a diferentes tipos de CEM, Delgado fez alguns adormecerem e outros se tornarem irritados. Os pesquisadores também detectaram CEM no cérebro e ao redor de áreas mais densas do sistema nervoso.

Funcionamento das sete anatomias sutis

Essas sete anatomias sutis compreendem aquilo que também é conhecido como aura humana. Elas atuam de modo análogo ao de um prisma, dividindo a energia cósmica em sete raios. Cada raio tende a ser o raio energizante de um dos sete chacras. Em diferentes sistemas de ioga, e na experiência direta dos clarividentes, os chacras são tidos como possuidores de raios, como uma roda. Esses raios, chamados *nadis*, partem do chacra e constituem essencialmente o sistema nervoso sutil do corpo físico. Diz-se que o corpo possui 72 mil *nadis*. Acredito que esses *nadis* interceptam as chamadas linhas de meridianos do sistema de acupuntura chinesa; na interseção dos *nadis* e dos meridianos estão os pontos de acupuntura. Embora não haja pesquisas suficientes para esclarecer esse assunto, creio que meridianos e *nadis* não são a mesma coisa. Entretanto, é suficiente dizer que os *nadis* levam a energia dos chacras ao cérebro, ao sistema nervoso, ao sistema endócrino e de órgãos, à estrutura óssea e, finalmente, ao nível celular.

O sistema chacra interpenetra os sete corpos sutis e faz a ligação entre seus diferentes níveis como parte do sistema de transdução de energia. Dependendo do alinhamento dos corpos sutis, a energia flui com maior ou menor resistência para o nível chacra mensurável. Esses chacras interdimensionais podem ser descritos, metaforicamente, como tubos entre os corpos sutis. Quando os corpos sutis estão alinhados, todos os sete "tubos" chacra interdimensionais entram em sincronia, e a energia cósmica flui para o corpo com menor resistência. Na Figura 2 o autor visualiza os corpos sutis como uma extensão do vórtice de energia dos chacras. À medida que o vórtice de energia dos chacras aumenta, o giro centrífugo faz expandir o corpo sutil. À medida que a energia cósmica aumenta, nossas asas angélicas se abrem. Talvez esses corpos sutis sejam as asas angélicas vistas por certas pessoas; talvez sejamos nós mesmos esses anjos.

Quando os hemisférios direito e esquerdo do cérebro estão em equilíbrio, como costuma acontecer durante a meditação, as anatomias sutis e os "tubos" chacra estão alinhados, e a energia cósmica flui com facilidade. Por outro lado, em tempos de agitação mental ou ansiedade, o sistema chacra de anatomia sutil se torna desalinhado, resultando em maior resistência e menor fluxo de energia. É em tais ocasiões que as pessoas descrevem os chacras como "fechados". Esse fluxo menor de energia no sistema parece estar associado a um estado de consciência retraída e a um sentimento de desarmonia.

Uma pesquisa realizada pelo Irmão Charles, do MHS Associates, de Virgínia, parece apoiar a tese de que o aumento de sincronia entre os lados esquerdo e direito do cérebro tem a ver com um fluxo maior de energia espiritual na direção do sistema. O MHS produziu um programa, gravado em fita de áudio, intitulado *Synchronicity, the Recognitions Experience*,™ cujo objetivo é auxiliar o desenvolvimento espiritual. Nesse programa, os hemisférios do cérebro são sincronizados progressivamente através do som. Observando os depoimentos de quase mil participantes, as descobertas preliminares são que, fazendo-se aumentar a sincronia entre os hemisférios esquerdo e direito do cérebro, os participantes experimentam uma meditação mais profunda e mais sistemática.[1] Em relatos feitos após a meditação, os participantes dão conta de um aumento da harmonia entre eles e o mundo que os rodeia.

Os corpos etéreo, emocional e mental compreendem aquilo que normalmente associamos à mente consciente. Os sete corpos sutis compreendem, como um todo, aquilo que podemos chamar de mente superior. Essa mente superior é a ligação entre o corpo físico, ou nível involuntário de consciência, e o nível de energia virtual, ou consciência cósmica. Situa-se entre os níveis corporal e de energia cósmica. Podemos conceber os sete corpos sutis como a mente maior. Esses níveis atuam como um sistema de transdução que personaliza o fluxo de energia, trazendo-o do nível cósmico de energia virtual para uma forma de energia mais densa, capaz de ser incorporada ao nível físico.

Resumo do Capítulo 6

1. O sistema de anatomia sutil consiste de sete níveis de energia sutil, compreendendo o que é conhecido como aura, ou mente maior.
2. Esse sistema de sete camadas de corpo sutil atua como transdutor que conduz o fluxo de energia de um estado de energia virtual — ou cósmica — altamente purificado para um estado condensado, personalizado, no qual nossos corpos podem usá-la como força vital.
3. Quando os sete corpos sutis estão alinhados, a energia cósmica flui com maior intensidade e com menor resistência para energizar e espiritualizar o complexo corpo-mente-espírito.

7

Kundalini

A FORÇA INTERIOR QUE NOS ABRE PARA A CONSCIÊNCIA do êxtase, do amor e de Deus, inerente ao despertar transpessoal, é freqüentemente chamada de energia Kundalini. Para a espécie humana, esse é o sistema de energia sutil mais importante em termos da evolução espiritual. Em *Psychological Commentary on Kundalini*, Carl Jung disse: "Quando conseguimos despertar a energia Kundalini, de modo que ela deixe de ser mera potencialidade, necessariamente ingressamos em um mundo totalmente diferente do nosso. É o mundo da eternidade."[1] Gopi Krishna, inspirado por sua própria experiência do despertar da energia Kundalini, escreveu bastante acerca do seu significado. Diz ele: "Para que a consciência humana transcenda seus limites, temos de ativar um novo centro, atualmente adormecido no homem e na mulher comuns, e uma corrente de energia física mais poderosa deve levantar-se no interior da cabeça a partir da base da espinha dorsal. Esta é a fase final do impulso evolucionista atual do homem. (...) Aqui a razão leva à intuição, e a revelação surge para guiar os passos da humanidade. (...) Esse mecanismo, conhecido como Kundalini, é a causa real de todos os fenômenos espirituais e físicos autênticos, a base biológica da evolução e do desenvolvimento da personalidade, a origem secreta de todas as doutrinas esotéricas e ocultas, a chave para o mistério da criação não desvendado."[2] Ramakrishna, considerado por muitos como um dos maiores santos do século XIX, ensinou que uma consciência espiritual individual só desperta com a estimulação da energia Kundalini. Swami Muktananda, mestre espiritual de Kundalini ioga, que despertou a energia Kundalini em milhares de aspirantes ao espiritualismo, disse: "Só quando a energia Kundalini está desperta é que nos tornamos conscientes de nossa natureza verdadeira, de nossa grandeza."[3] Muktananda ressalta que, "enquanto a energia Kundalini interior estiver adormecida, não importa quantas doutrinas austeras seguirmos, quanto ioga pratiquemos, (...) nunca iremos nos dar conta de nossa identidade com o ser interior. (...) O despertar da energia Kundalini é o verdadeiro início da jornada espiritual".[4]

Embora as várias tradições iogues tenham sido a fonte principal do conhecimento detalhado da energia Kundalini no Ocidente, uma energia espiritual que parece idêntica à Kundalini é reconhecida em muitas culturas. Katz, no *Journal of Transpersonal Psychology*, descreve como o povo *kung* do deserto de Kalahari, a nordeste de Botsuana, na África, dança por horas a fio para despertar o *n/um* (Kundalini) de modo a alcançar o estado *!kia*. Ele acredita que o *n/um* é análogo à energia Kundalini e que o *!kia* é um estado de transcendência.[5] Katz afirma que cerca da metade do povo *kung* é capaz de alcançar o *n/um*. Na tradição taoísta chinesa, Luk, em seu livro *Secrets of Chinese Meditation*, descreve um processo de despertar que é diretamente paralelo ao despertar Kundalini.[6] Na tradição cristã, há notícia de que quando Santa Teresa de Lisieux entrou para um convento carmelita com a idade de 10 anos, passou por "estranha mistura de alucinações, comas e convulsões" durante vários meses.[7] Às vezes, registrava movimentos espontâneos, como pular sobre os joelhos ou ficar de cabeça para baixo sem usar as mãos. Sua história é compatível com descrições clássicas do despertar Kundalini e também com aquelas registradas pelo Dr. Lee Sannella em *A experiência da Kundalini: psicose ou transcendência?*.[8]

Kundalini, força reconhecida cientificamente

No livro do Dr. Sannella e na clínica de pacientes que experimentavam crises resultantes do despertar Kundalini, da qual eu era co-diretor ao lado do Dr. Sannella, percebemos o número crescente de casos de despertar Kundalini que estava acontecendo em nossa sociedade ocidental. Um modelo chamado ciclo físio-Kundalini, inicialmente criado por Izak Bentov, físico e meditador, começou a evoluir a partir da observação e registro desse processo cada vez mais freqüente nos Estados Unidos. Esse ciclo é o começo de um esforço científico para descrever o processo inicial do despertar

Kundalini a partir de uma base clínica e fisiológica. Os detalhes desse processo são descritos no livro do Dr. Sannella,[9] que apresenta uma explicação fisiológica plausível para o processo do despertar inicial. Esse modelo parece basicamente compatível com os estágios iniciais da descrição iogue clássica, exceto quanto a alguma variação da trajetória exata do fluxo de energia após alcançar o chacra da coroa. A exatidão dessa trajetória é menos importante que a mudança de consciência geral que resulta do completo despertar. Como no caso de outros sistemas sutis, dificilmente há consenso entre os pesquisadores quanto a esses detalhes. Na verdade, o que importa mesmo é que esse ciclo físio-Kundalini obtenha validade científica e se torne um guia para ajudar os clínicos a compreender que esse processo deve continuar.

Em seu livro, o Dr. Sannella descreve o processo físio-Kundalini como um processo "dinâmico, auto-orientado e autolimitado de purificação mental e fisiológica que leva a um estado mais saudável do que aquele que costumamos considerar normal".[10] Trata-se, porém, de um modelo limitado, por não oferecer uma descrição da transformação sutil e do despertar da consciência humana ocorrido ao longo do tempo. O Dr. Sannella alude a essa questão quando diz que "todos os elementos característicos do complexo físio-Kundalini estão incluídos na descrição clássica. E embora encontremos pessoas bastante 'comuns' que completam o ciclo físio-Kundalini em questão de meses, as escrituras iogues atribuem um mínimo de três anos para a culminação do completo despertar Kundalini, mesmo nos iniciados mais avançados. Isso sugere que um completo despertar Kundalini inclui um complexo mais amplo, do qual o processo físio-Kundalini é apenas uma parte".[11] Em minha experiência pessoal e clínica, o processo físio-Kundalini é, antes de mais nada, uma descrição do estágio inicial do despertar Kundalini, que deve ocorrer quase imediatamente ou após um intervalo de vários meses ou dois ou mais anos. Muitas pessoas experimentam o despertar Kundalini, mas por falta de esforço, disciplina, interesse ou consciência do grande potencial, ou mesmo por temer as conseqüências, não chegam a se transformar permanentemente. Experimentam momentos de consciência profunda no início do ciclo físio-Kundalini, mas, sem o esforço espiritual contínuo e disciplinado para nutrir o poder de expansão dessa energia espiritualizante, os momentos de consciência profunda se tornam memórias. O processo parece desvanecer-se.

Poesia e poder de Kundalini

O despertar Kundalini é o processo mais importante em nossa evolução espiritual. Descrevê-lo dentro dos limites da terminologia científica priva o leitor de sua poesia e significado. O leitor certamente já deve ter percebido que este livro representa a fusão do pensamento científico tradicional, que utiliza o lado esquerdo do cérebro, com informações intuitivas diretas e experimentais oriundas do lado direito do cérebro. A esta altura acredito que seja apropriado deixar de lado o linguajar técnico e lançar mão de um estilo poético, capaz de comunicar de forma mais multidimensional.

A energia Kundalini é o poder da consciência. Como descreve poeticamente Muktananda: "Trata-se do poder criativo supremo do Ser Absoluto. (...) Habitando o centro do universo, ela o sustenta e mantém. Da mesma forma, habita o centro do corpo humano, no chacra *muladhara* (o primeiro chacra) (...) controla e mantém todo o nosso sistema fisiológico através de sua rede de 72 mil *nadis* (...) faz com que tudo funcione em nosso corpo (...) a mente, os sentidos, o poder de locomoção."[12]

Outro termo para a energia Kundalini é prana. No ioga, o termo descreve três diferentes manifestações da mesma energia universal básica. Uma é o prana inteligente, consciente de si mesmo, e que permeia toda a criação sob a forma do poder criativo supremo do Ser Absoluto, conhecido como prana cósmico, completamente impregnado, ou prana universal. As escrituras iogues ensinam que a consciência universal, em sua evolução, se transforma em prana, do qual emerge todo o universo. Uma expressão científica que temos utilizado, análoga ao prana universal, é "estado de energia virtual". Como expliquei no Capítulo 1, trata-se do estado de energia completamente impregnada a partir do qual essa energia se condensa — a uma velocidade superior à da luz — em partículas de campo de táquions e, finalmente, em partículas de matéria que se movem à velocidade da luz. Outro uso do termo prana é como força vital no interior do corpo, chamada de energia Kundalini terrena. É a forma a que Muktananda se refere como mantenedora e controladora de todo o nosso sistema fisiológico. É a esse nível, como energizadora do corpo humano, que a energia Kundalini é considerada desperta. Existem cinco formas ativas da força vital do prana atuando no corpo, embora ela seja apenas uma: apana, que expele dejetos; samana, que distribui o alimento pelo corpo; uyana, que impregna o poder do movimento; udana, que traz a energia para o corpo; e prana, que é respiração. Prana como respiração é a associação mais comum que as pessoas fazem dessa palavra, embora seja sua terceira acepção.

O aspecto da energia Kundalini a que nos referimos quando usamos o termo despertar Kundalini é a energia Kundalini Shakti. Essa energia espiritual potencial é tida como armazenada no corpo etéreo no chacra base. Quando ela se torna suficientemente energizada, emerge de seu estado potencial e passa a se mover pelo sistema nervoso sutil que consiste de 72 mil *nadis*. Move-se para cima através do *chitrini nadi*, localizado dentro do *nadi* central ou *sushumna*. Uma vez ativada, tem início o processo de purificação.

A experiência do despertar Kundalini

A partir de minha experiência direta como testemunha do despertar Kundalini, comecei a pensar apaixonadamente nessa energia como o poder de Deus que nos conduz a Ele. Trata-se de um acontecimento incrível, um estado de nascimento espiritual, tão profundamente extático que o melhor que posso fazer é relatar a alegria e o mistério do meu próprio despertar, ocorrido por ocasião do meu segundo encontro com Swami Muktananda em um retiro de meditação de dois dias. Muktananda provocou o meu despertar Kundalini por uma transmissão espiritual chamada *shaktipat*, processo no qual alguém, cuja energia Kundalini já despertou, envia energia ao iniciante. Essa poderosa energia ativa a energia Kundalini "adormecida", armazenada no primeiro chacra. Embora não seja a única maneira de se despertar a energia Kundalini, ela é poderosa, eficaz, sendo considerada por muitos como o método mais direto. É também um meio historicamente tradicional. O Antigo Testamento menciona a energia Kundalini no Deuteronômio 34:9: "E Josué, filho de Num, foi cheio de espírito de sabedoria, porquanto Moisés tinha posto sobre ele as suas mãos." No Novo Testamento, a energia Kundalini é mencionada em João 20:22, que diz que Jesus "assoprou sobre eles e disse-lhes: Recebei o Espírito Santo". Nas tradições iogues, *shaktipat* é um método bastante conhecido do despertar Kundalini.

O meu despertar teve início na primeira meditação no retiro a que me referi. Muktananda procedeu ao *shaktipat*, atingindo-me com sua varinha de pena de pavão. Em seguida, pôs a mão, em forma de funil, sobre minha boca e soprou diretamente dentro dela. Depois disso, esfregou-me o cavalete do nariz e empurrou-me a cabeça para trás. Em poucos minutos entrei em meditação profunda, durante a qual minha boca se abriu espontaneamente e a língua saiu o máximo possível. Esses movimentos físicos incomuns são conhecidos como *kriyas*, podendo ocorrer nos níveis emocional, mental, físico e espiritual, e consistem em uma leve pulsação ou um sentimento de redemoinhar sobre a área chacra, movimentos físicos muito vigorosos, mudança súbita de estados emocionais, choro espontâneo, pensamento rápido ou visões espirituais. São provas do movimento purificador da energia Kundalini, à medida que ela passa espontaneamente pelos *nadis*, atravessando áreas bloqueadas. Não raro, a energia Kundalini põe o corpo em uma postura física particular para remover determinado bloqueio de energia. Posteriormente descobri que minha postura com a língua para fora é uma posição iogue chamada posição do leão. Enquanto ocorria a posição do leão, experimentei uma onda de pacífica bem-aventurança. Algum tempo depois, tive uma visão de Muktananda na qual ele me guiava para uma fusão e conscientização do meu Ser Divino interior. Subseqüentemente, houve um momento em que a experiência de unidade entre meu mundo interior e o universo começou a emergir em minha consciência.

Pouco depois, durante a meditação, tive a visão de meus terceiro, quarto e quinto chacras em sua localização anatômica, banhados em luz dourada. Quando a energia subiu por meu corpo, meus olhos se voltaram para cima, na direção do chacra frontal, a fim de ver Nityananda (o guru de Muktananda) sentado na posição de lótus e olhando para mim. À medida que minha visão interior continuava a se voltar para cima, senti e vi que o chacra da coroa brilhava com o fulgor de milhares de luzes. Em dado momento, passei a sentir intensa dor nas regiões lombar e do osso sacro. Em muitas pessoas, essa dor nas costas é associada ao despertar da energia Kundalini.

Após esse despertar, minha experiência de meditação, realizada em casa, tornou-se muito profunda. Certos temas emocionais pareciam surgir com intensidade, para depois desaparecer rapidamente. Continuei a ter mais *kriyas* físicos, incluindo formas espontâneas de respiração rápida e lenta, seqüências que depois vim a saber chamarem-se pranayama, exercício de respiração iogue freqüentemente usado para ativar a energia Kundalini. Cerca de dez dias depois desse despertar uma mancha vermelha apareceu em minhas costas, desde a parte inferior do dorso, cruzando duas vezes a espinha dorsal até atingir o ombro esquerdo. Uma semana depois, a mancha desapareceu. O Dr. Sannella e eu acreditamos que essa mancha pode ter sido um estigma que representava a trajetória espiritual ascendente da energia Kundalini ao longo da espinha. Passei ainda a ouvir sons estrídulos durante a meditação, que são chamados *nada* e representam a abertura dos centros superiores.

Algumas semanas depois da primeira sessão fiz outro retiro para meditação com Muktananda, sentindo que iria aperfeiçoar a energia do chacra recém-desperto. Durante o retiro, Muktananda novamente transmitiu-me sua energia de ativação de Kundalini. O resultado foi um movimento ainda mais intenso da energia Kundalini em meu corpo e ao longo da espinha dorsal. Senti dores fortes, que me davam a sensação de calor e frio nas costas e no pescoço, e houve ardência na área da tireóide e da garganta. A cabeça e o pescoço começaram a fazer movimentos espontâneos. Embora parecesse estranho, experimentei profunda paz e um sentimento de amor. À medida que o retiro continuava, comecei a ver cores e luzes ao redor das pessoas, especialmente Muktananda. O chacra frontal começou a girar e pulsar. Chegava a ser engraçado o número de coisas que parecia estar acontecendo. Ao fim do retiro de meditação, a energia passou a subir-me pela espinha com grande calor e culminou em uma explosão de luz branca na cabeça. Parecia que eu estava explodindo em energia. Com a visão interior, pude ver meu chacra da coroa como uma luz dourada, algumas vezes como um pires de ouro invertido e outras vezes como milhares de luzes douradas. Após essas explosões, tive a sensação de profunda paz interior e saber. Na região do chacra frontal, experimentei diretamente o brilho de uma flor de lótus de duas pétalas, da qual emanava uma luz pura e maravilhosa. Todo o meu ser se transformou em puro êxtase e amor. Enquanto isso ocorria, um profundo sentimento de liberdade total invadiu minha consciência. Fosse qual fosse a situação de minha vida, eu sabia que, de agora em diante, poderia mergulhar nessa consciência e ser feliz para sempre. Meu corpo pulsava em êxtase total. Estou livre! Foi nesse ponto que me dei conta de que a morte não existia... para o Ser. O corpo físico podia morrer, mas a Verdade, a existência do Eu Sou, era imortal.

Descrevi essa experiência a fim de relatar os sentimentos de poder e grandeza que me vieram com o despertar da energia Kundalini. Esse despertar mudou minha vida para sempre e foi citado como exemplo no livro do Dr. Sannella. A obra descreve grande parte daquilo que pode acontecer durante o despertar Kundalini e que eu e o Dr. Sannella acreditamos estar incluído no circuito físio-Kundalini e na idéia taoísta de órbita microcósmica. Para mim, representou apenas o primeiro passo do despertar. Pouco depois desse despertar inicial alguns dos fenômenos associados à energia Kundalini ativada pareciam se mover para o topo da cabeça e para a área do estômago, o que é coerente com o circuito descrito no modelo físio-Kundalini. Minha opinião, porém, é que isso provavelmente representa a ativação do circuito do meridiano central. Parece bastante secundário comparado com o foco de energia em direção ao chacra da coroa.

Alimentar a energia Kundalini, tema central da alimentação espiritual

Por ter sido tão profundo, esse despertar motivou-me fortemente a descobrir todos os meios possíveis de aumentar o fluxo de energia espiritualizante em meu corpo. O segundo retiro reforçou grandemente a idéia de que o poder transformador da energia Kundalini era intensificado pelo cultivo de situações mais favoráveis, a fim de aumentar a energia espiritualizante à disposição do complexo corpo-mente-espírito. Daí surgiu o tema básico da nutrição para a vida espiritual: *Como devemos comer de modo a estimular o despertar da energia Kundalini e nutrir e intensificar seu fluxo espiritualizante?*

Esse despertar da energia Kundalini literalmente transforma o corpo, tornando-o capaz de suportar e conduzir as energias sutis mais intensas que ocorrem durante a evolução espiritual. Muktananda afirma que somente após o corpo ter sido purificado a energia espiritualizante de Kundalini pode atuar com força total. E acrescenta que "a base de todas as doenças e dores são as impurezas que bloqueiam o fluxo de prana dos *nadis*. Esse bloqueio é causado por desequilíbrios e desordens nos três humores corporais (...) devido a hábitos incorretos de alimentação e vida desregrada".[13] A principal finalidade da citação de um sistema de linguagem médica iogue e ayurvédica não é descrever a causa de todas as doenças, e sim estabelecer uma conexão importante entre a nutrição para a vida espiritual e a ação purificadora e transformadora do despertar da energia Kundalini. Com uma dieta adequada, a ação purificadora e transformadora da energia Kundalini ocorre mais rápida e facilmente. Discutiremos esse ponto mais detalhadamente nos capítulos que se seguem.

Limpos os canais de energia sutil, a mente também se purifica em relação a padrões de pensamento negativo. Ocorre assim um súbito processo de transformação de consciência. O primeiro estágio de purificação parece estar mais relacionado com o processo físio-Kundalini do Dr. Sannella. Em minhas observações de centenas de pessoas esse processo físio-Kundalini geralmente só ocorre de um a dois anos após o despertar da força Kundalini. Isso se aplica ao aspirante que segue uma disciplina espiritual regular de meditação, devoção a Deus, boas companhias, vida equilibrada e harmoniosa e, é claro, uma dieta propícia à energia Kundalini. Aparentemente, o segundo estágio de transformação permanente da consciência e de ascensão ao ponto mais alto de conscientização exige não só a graça do despertar da energia Kundalini, mas também um esforço mais heróico e dedicado. É por isso que o Dr. Sannella afirma que tantas pessoas podem experimentar o ciclo físio-Kundalini, embora não se saiba de nenhuma que tenha completado todo o ciclo.

Durante o processo de completa transformação espiritual de consciência Kundalini, a energia Kundalini trabalha para purificar e despertar cada chacra, de modo que a mente se una à mais alta consciência. A energia Kundalini continua a trabalhar como força espiritualizante na anatomia física e em todas as anatomias sutis, até fundir-se com a consciência do aspirante na unificação e conscientização do Divino através do chacra da coroa. É nesse momento grandioso que se completa o processo espiritualizante da energia Kundalini. Um dos principais objetivos da nutrição para a vida espiritual é comer de modo a propiciar o despertar Kundalini.

Resumo do Capítulo 7

1. Chama-se Kundalini a força interior que nos conduz ao êxtase, ao amor e à consciência cósmica inerente ao despertar transpessoal. A mesma força é descrita em diferentes culturas e caminhos espirituais do mundo. É o sistema de energia sutil mais importante em termos de evolução espiritual da espécie humana.
2. O despertar da energia Kundalini é considerado por muitos como um passo necessário visando alcançar níveis de evolução espiritual mais elevados.
3. Uma vez desperta, a energia Kundalini percorre o sistema nervoso sutil, ou *nadis*, removendo todas as barreiras. Quando os *nadis* estão purificados, a energia espiritualizante Kundalini pode agir com força total.
4. Com nutrição adequada, o processo de transformação e purificação de Kundalini ocorre mais facilmente.

5. A nutrição apropriada para a vida espiritual aumenta a capacidade corporal de suportar e conduzir a força espiritualizante mais completa e intensa de Kundalini.
6. Quando não encontra obstáculos, a energia Kundalini atravessa os corpos físico e sutil, espiritualizando a consciência do aspirante até que ela e o aspirante se unam em uma unidade divina no chacra da coroa.
7. O principal objetivo da nutrição para a vida espiritual é comer de modo propício à força espiritualizante de Kundalini.

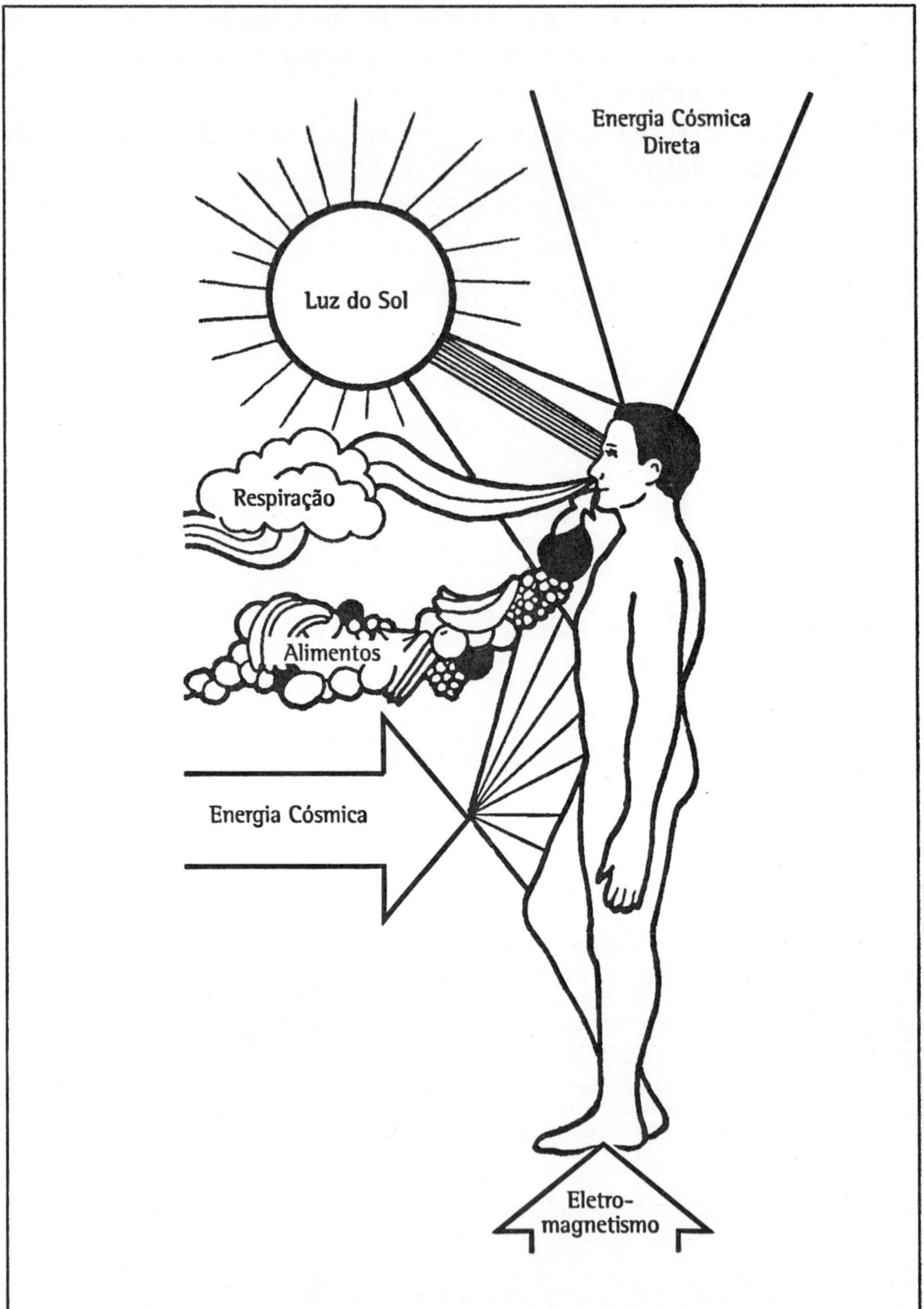

Figura 3 – *Espectro total de assimilação de energia.*

8

Nutrientes: os muitos e o único

Uma nova definição da palavra nutriente

"No princípio era o verbo, e o verbo estava com Deus, e o verbo era Deus" (João 1:1). Essa conhecida citação do Evangelho de São João nos ajuda a compreender a nutrição para a vida espiritual. Um dos seus significados é que tudo vem de Deus e é fornecido por Deus, ou força cósmica. Essa é a fonte definitiva de toda nutrição. Tal força cósmica ou prana, em vários níveis de densidade, é o nutriente básico do nosso corpo, e, nesse contexto, todos os níveis de energia disponíveis são considerados nutrientes, inclusive a luz do sol e todos os reinos da natureza — mineral, vegetal e animal. Quando compreendemos que várias densidades de prana são os nutrientes essenciais a todas as funções vitais, expandimos nossa definição de nutrição e assimilação. Isso permite que apreciemos um paradigma de nutrição que considera toda a comida material apenas como um nível de densidade de energia no contexto de um espectro de nutrientes mais amplo, importante para auxiliar nosso desenvolvimento espiritual. É esse conhecimento que nos permite compreender a lição de Sri Nisargatta, de que a consciência é a essência da comida digerida. Na herança judaico-cristã, há várias indicações de pessoas que foram capazes de viver de energias menos densas. No texto apócrifo "Os Segredos de Enoque" consta que Enoque, após retornar de sua visita ao céu, disse: "Ouçam, crianças, quando Deus me untou com o bálsamo de sua glória, e minha alma não se lembrava de nenhum prazer terreno, eu também não queria nada terreno."[1] Em Êxodo 35:27, diz-se a respeito de Moisés: "E ele esteve lá com Deus durante 40 dias e 40 noites: não comeu pão nem bebeu água." Em João 4:31, quando os discípulos de Jesus lhe disseram "Rabi, come", ele respondeu: "Uma comida tenho para comer que vós não conheceis. (...) Minha comida é fazer a vontade daquele que me enviou." Casos de inédia documentados incluem diversos exemplos de pessoas que, afora beber água, podiam manter os corpos apenas com energias menos densas e não materiais.

Um dos fundamentos do paradigma holístico é: *nutrição é aquilo que absorvemos em nosso complexo corpo-mente-espírito, em diferentes níveis de densidade, que tenha sido precipitado da força cósmica.* É esse princípio que permite que expliquemos como o sistema não está completamente sujeito à lei da conservação de massa e energia e à segunda lei da termodinâmica, ou entropia. Esses dois pilares do velho paradigma se aplicam primariamente a um sistema de absorção de energia baseado na assimilação de comida sólida como a única fonte de nutrição. No trabalho de Kervan sobre transmutação biológica, descobrimos que essas leis não se mantêm. Isso não quer dizer que devamos descartar o paradigma materialista-mecanicista por explicar muitas coisas estritamente a nível material. Ao contrário, ele deve ser incluído como uma parte limitada de nosso paradigma holístico.

O nutriente de pura energia cósmica

Existem várias vias importantes por onde diferentes níveis de energia são assimilados pelo sistema. No topo da cabeça está o chacra da coroa. É o único lugar em todo o sistema que pode absorver energia cósmica pura não precipitada. Inicialmente, esse ponto de assimilação exerce um pequeno papel no total energizante do corpo, mas em níveis mais desenvolvidos do processo de espiritualização se torna uma fonte cada vez mais importante de energia. Após a união de Kundalini ao chacra da coroa, ele atinge sua importância máxima. Muktananda se refere a isso como a respiração *sushumna*, querendo dizer que é ali que ele "realmente respira". Esse prana puro se move para baixo pelo chacra da coroa, inicialmente energizando o cérebro, o sistema nervoso central e as glândulas pineal e pituitária. É interessante notar que pesquisadores descobriram que a luz do sol penetra o crânio das galinhas e estimula diretamente suas glândulas pineais. Em um artigo para a *Scientific American* intitulado "The effects of light on the human body", o Dr. Richard Wurtman afirma que a luz pode penetrar o cérebro de um carneiro vivo.[2]

Se a luz do sol pode fazer isso, é plausível que o prana cósmico mais puro também possa penetrar e influenciar nossas estruturas cerebrais centrais. Dali, o prana se move ao longo da coluna e *sushumna*, produzindo um efeito espiritualmente direto no complexo corpo-mente-espírito e um efeito energizante nos chacras e seus respectivos plexos nervosos, glândulas endócrinas e órgãos. Essa energia espiritualizante de cima para baixo é chamada de Kundalini espiritual. Quando o sistema se torna um condutor desimpedido dessa energia, está mais capacitado para se energizar e ganhar o potencial para despertar a energia Kundalini armazenada em um estado inativo na base da espinha.

Energia desacelerada como nutriente

Os outros portais são vias para a entrada de energia desacelerada, ou seja, a energia da vida primária para a ativação e regulagem das funções vitais do corpo. Um meio importante de entrada para essa força vital são os sistemas chacra, após ter sido desacelerada através dos sete corpos sutis. Quanto mais sincronizados estiverem esses corpos sutis, mais facilmente a força cósmica pode passar por eles e energizar o sistema. A mente superior, ou ego total, é a soma das funções dos sete corpos sutis. Quando eles entram em harmonia, como durante a meditação, mais energia cósmica é assimilada pelo sistema. Dessa forma indireta, podemos dizer que a meditação é o principal processo digestivo através do qual a força vital é absorvida pelo sistema.

Nossa deliciosa luz do sol

Outra importante fonte de força vital é a luz do sol, a forma de prana menos densa do universo. A luz solar carrega o espectro total do arco-íris para o nosso sistema à medida que é filtrada através dos corpos sutis e absorvida pelos receptores do sistema nervoso nos olhos e na pele. Os receptores nervosos do olho traduzem essa informação de espectro total em impulsos do nervo ótico, que a conduzem a vários centros do cérebro: pineal, pituitário e o restante do sistema endócrino. Por meio desses sistemas o espectro indiretamente energiza e ativa todo o organismo e regula os ciclos e ritmos do corpo. Afirmava-se que os seres humanos estavam imunes aos efeitos luminosos do ciclo hormonal regulador como os percebidos em animais inferiores, nos quais o espectro visível regula o ciclo reprodutivo além de outros ritmos diários e temporários. Ao ser indagado pelo Dr. Alfred Lewy, um psiquiatra do National Institute of Mental Health (Instituto Nacional de Saúde Mental), refutou essa suposição. Ele mostrou que a exposição à luz brilhante pode desviar a produção de melanina no homem.[3] Ele e outros médicos fizeram pesquisas bem fundamentadas para mostrar que o tratamento com luz (cromoterapia) é um tratamento específico para pacientes com doenças temporárias.[4] Pessoas que sofrem de males passageiros ficam deprimidas conforme os dias vão chegando ao fim. Ficam irritadas, sonolentas, ansiosas, isolam-se socialmente e se desinteressam pelo trabalho e lazer. Expondo esses pacientes a luzes ultrabrilhantes durante três horas na parte da manhã e ao anoitecer, ou cinco horas ao anoitecer, seus sintomas são aliviados em dois ou quatro dias. Estudos prévios mostraram que quando trabalhadores não recebem luz suficiente ou pelo menos uma luz adequada, isso faz com que se desenvolvam certos problemas como aumento da fadiga, visão com má definição, carência do sistema de defesa e redução da aptidão física. Do ponto de vista da saúde, o Dr. Blackwell, da Universidade do Estado de Ohio, descobriu que a produtividade do trabalhador aumenta em 11,7% quando funcionários trabalham sob espectro completo (semelhante à luz natural) de luz brilhante.[5] O Dr. Hollwich, da Universidade Augklinik, de Munster, Alemanha, em pesquisa realizada com 50 pessoas cegas por catarata, notou uma redução no excesso de produção da glândula supra-renal e no ritmo das células sangüíneas e, ainda, no sistema regulador das atividades básicas envolvendo o hipotálamo, a pituitária e o córtex da glândula supra-renal.[6] Quando as pessoas foram curadas da catarata, essas anormalidades desapareceram. Outros pesquisadores, como por exemplo o Dr. Alain Reinberg, em Paris, descobriram indicativos fortes de que o ciclo menstrual na mulher sofre influência da luz.[7]

Clínicos e pesquisadores como o Dr. John Downing (mestre em psicologia da visão, Ph.D. em ciência da visão e Ph.D. em optometria) estão também descobrindo que a luz se quebra nos diferentes raios do espectro, cada um com um efeito de cura próprio. O Dr. Downing, num comunicado pessoal, participou que o espectro segue a cor básica do chacra na quebra espectral e cada uma dessas cores ativa partes distintas do corpo.[8] Ele acredita que a aplicação clínica mais eficaz disso é consumada pela emissão de um raio de luz através do olho, um raio específico no espectro vermelho, para ativar e curar diferentes sintomas do sistema nervoso simpático. Para o sistema parassimpático, o Dr. Downing pensa que os diferentes raios no espectro de cor azul significam cura. O raio específico em cada espectro varia de acordo com a pessoa, porque a luz solar-para-olho-nervo ótico-para-cérebro-para-sistema endócrino representa uma corrente de ativação luminosa de cores que emparelha a associação específica da cor com cada chacra e seu respectivo sistema. O artigo do Dr. Richard Wurtman,[9] pioneiro na pesquisa da luz, publicado em *Scientific American*, ilustra bem essa cor-para-cada-órgão e a associação dos chacras. Ele destaca o caminho específico da luz e como esta afeta o funcionamento dos ovários nas ratas. A transmissão da luz solar penetra no nervo ótico; parte dessa luz vai para o centro ótico no córtex e outra parte segue para o hipotálamo e para o núcleo superquiásmico, que é o relógio do organismo. De lá a luz vai para a medula espinhal e segue para os gânglios superior cervical e pineal, que envia mensagens hormonais para o hipotálamo, que libera mensagem hormonal para a pituitária. Por fim, a glândula pituitária libera um hormônio luteinizante para estimular os ovários (veja Figura 4, na p. 102). Descobriu-se que a onda luminosa próxima ao vermelho-alaranjado, especificamente, estimula o ciclo dos ovários nas ratas. É interessante notar que a função sexual é associada com o segundo chacra, cuja cor básica é o laranja.

A pele recebe a luz diretamente. A melanina contida na pele, assim como no bastonete e no cone do olho, está pronta para receber a luz solar radiante e convertê-la em energia vibrante ou sonora, e mandá-la de volta novamente.[10] Tal energia pode ser transmitida como energia ressonante ou transformada em energia calórica, quente o suficiente para afetar o processo de metabolismo e, como nós sabemos bem, bronzear a pele. A energia da luz solar é necessária para a produção de vitamina D e também regula a produção de melatonina, um hormônio neural fabricado na pineal. Pesquisas mostram que a melatonina induz ao sono, inibe a ovulação e modifica ainda a secreção de outros hormônios.[11] O médico Frank Barr sugeriu que a melanina pode estar bastante envolvida no controle de quase todas as atividades fisiológicas e psicológicas.[12] Dispensável dizer que a irradiação solar nos afeta diretamente de muitas maneiras energéticas importantes. É possível que quanto mais refinada se torne a dieta, mais a luz solar se torne sutilmente uma importante fonte de energia vital. Estima-se que o homem precisa de 30 a 60 minutos de exposição ao sol do meio-dia para manter uma boa saúde. Partindo do princípio de que a porta de entrada da energia solar para o nosso organismo são os olhos, é melhor não usar óculos escuros nesse período. Embora o olho seja a principal entrada, quanto mais banho de sol tomarmos na pele, mais a energia solar será absorvida. É ainda possível que as células vermelhas do sangue — a hemoglobina — nos capilares da superfície da pele absorvam a luz solar diretamente, como a clorofila faz nas plantas, e que essas estruturas de hemoglobina energizada possam levar diretamente a energia da luz solar para o restante do nosso organismo.

"A vitamina O"

Outra grande fonte de energia nutriente é o oxigênio. Em alguns ensinamentos modernos das técnicas do ioga, diz-se que aproximadamente 90% da energia utilizada pelo corpo vêm do oxigênio absorvido pelo sistema pulmonar e pela pele. Na ausência de oxigênio, nossos corpos físicos só podem sobreviver alguns minutos. Podemos viver sem água durante algumas semanas e sem comida durante alguns meses. A "Vitamina O" é nosso nutriente mais importante. Essa forma de ingestão de energia é o significado mais comum usado para a palavra prana. É a força vital que muitos experimentam quando andam em uma floresta e sorriem enquanto inalam o ar vibrante. Nas florestas e nas águas não poluídas o campo energético do ar é realçado. A molécula de oxigênio é excitada de maneira ressonante. Quando nós a inspiramos, sua energia é transferida para nossos corpos. Se o ar circula através de ar-condicionados ou de aerodutos sem contato com a luz do sol, poluído, ou irradiado, perde energia e tem sua força vital ressonante, que nos é disponível, diminuída. Essa energia do oxigênio entra nos pulmões, que circundam o chacra do coração, e age como um ponto de equilíbrio entre os chacras superiores e inferiores. No Ocidente, iogues e adeptos de um estilo de vida saudável observaram que quando a respiração está estável a mente fica calma. Essa observação sugere uma ligação importante entre a respiração e a mente Oitenta por cento do oxigênio que inspiramos vão para o cérebro. Esse nível elevado de oxigênio no cérebro contribui para a redução do fluxo de energia Kundalini e pode explicar em parte como diferentes exercícios pranayama são usados para estimular essa energia.

O oxigênio entra também diretamente nos nossos sistemas através da nossa alimentação. Steven Levin, Ph.D., desenvolveu uma hipótese relacionando a deficiência de oxigênio nos tecidos (anoxia) com doenças crônicas, e uma taxa elevada de ingestão de oxigênio, relativa à alimentação, à condição saudável.[13] Numa analogia simples com a bateria, ele assinala que o oxigênio é o terminal positivo, enquanto os alimentos que ingerimos são uma fonte vibrante de elétrons de carga negativa. Os elétrons saem do pólo negativo, ou dos alimentos, por uma corrente viva de energia, para o pólo positivo do oxigênio. Os minerais essenciais, ferro, magnésio, zinco, além de outros portadores de elétrons, são fundamentais para conduzir essa bioeletricidade através dos sistemas citocromo-oxidase e antioxidante. As vitaminas A, C, E, o selênio e várias enzimas antioxidantes, como superóxido dismutase e glutationa peroxidase, servem para impedir que este fluxo de energia de elétrons seja rompido por radicais livres que roubam elétrons do sistema. Esses radicais livres provêm da poluição externa e interna, resultado de uma dieta pobre, composta, por exemplo, de alimentos radiolíticos afetados pela irradiação. Durante esse processo de movimentação de elétrons e de transferência para o pólo do oxigênio, uma energia metabólica é liberada, ajudando a alimentar nosso processo metabólico normal. Para se abrir essa corrente viva, é necessário que haja a maior quantidade de oxigênio possível. Por outro lado, é importante que se coma alimentos naturais frescos vibrantes, com alta energia de elétrons. Esses elementos são os que ainda retêm a ligação energética carbono-hidrogênio, que incorporaram elétrons ativos em sua ligação como resultado da ativação de elétrons pela fotossíntese. É essa energia da luz solar armazenada como energia de elétrons ativos na ligação carbono-hidrogênio que encontramos nos alimentos orgânicos, integrais, vegetarianos. Esses alimentos formam a corrente mais forte com o pólo do oxigênio. Esta última afirmação implica a superioridade dos alimentos vegetais sobre os alimentos animais. É bem provável que a energia direta da fotossíntese da ligação carbono-hidrogênio seja alterada ou perdida para os humanos quando metabolizada primeiro pelo animal, e que esse seja o único beneficiado da energia vegetal da luz solar direta. Com a nossa capacidade atual de medir a liberação de calor da ligação carbono-hidrogênio dos tecidos animais e vegetais, talvez não encontremos nenhuma diferença perceptível na liberação de energia no plano material. Mas subjetivamente ela é mais fácil de se perceber.

Se houver uma queda de oxigênio no sistema, haverá menos força para atrair elétrons para o pólo do oxigênio de nossa corrente bioelétrica, e esta terá sua força diminuída. É nossa tarefa, portanto, manter um nível alto de oxigênio nos tecidos. Isso não é fácil em um meio ambiente poluído e estressante. Ficamos famintos de oxigênio em nossos escritórios, enquanto melhoramos o isolamento para economizar nos custos de energia. O rápido desflorestamento mundial está diminuindo a provisão local de oxigênio; a poluição atmosférica se mistura e se liga ao oxigênio no ar; e a combustão dos carros e indústrias retiram-no da atmosfera local. O estresse causa deficiência de oxigênio no organismo. Por exemplo, a carga causada por substâncias tóxicas ambientais no nosso ar, água e alimentos consome oxigênio para a desintoxicação. Os poluentes químicos, o cloro na água e os gases da combustão de produtos petroquímicos dos carros, tudo isso exige que usemos o suprimento de oxigênio do nosso corpo para nos protegermos. O estresse emocional produz adrenalina excessiva e hormônios relativos adrenais que exigem oxigênio para o seu metabolismo. Traumas físicos reduzem a circulação, o que leva à diminuição da quantidade de oxigênio nas células. Infecções bacterianas, fúngicas e viróticas requisitam nossas células de defesa imunológica, os fagócitos, para produzirem formas controladas de oxigênio de radicais livres para combatê-las. Essa atividade mediada pelas células é a principal defesa contra vários agentes patogênicos, incluindo a *Candida albicans.*[14] Nossas células imunológicas, ativadas, aumentam perto de 50 vezes a utilização de oxigênio quando estão destruindo corpos estranhos ao nosso sistema.[15] Isso, naturalmente, tira o oxigênio da sua função principal, que é a oxidação dos alimentos para a produção de energia metabólica.

Uma dieta pobre é outra forma de estresse de oxigênio. Alimentos excessivamente ácidos, como carne, café, refrigerantes, bebidas gaseificadas e álcool, provocam acidez no sistema. Essa acidez representa um excesso de íons de hidrogênio (H+) no sistema, que esgota o oxigênio ao se combinar com ele para formar a água. Com isso, provoca-se um curto-circuito no sistema, fazendo com que seja reduzido todo o movimento de produção de energia dos elétrons, que se deslocam para o pólo de oxigênio. Quando a quantidade de oxigênio disponível para o metabolismo é menor, há um crescimento do ácido láctico, e o nosso meio celular se torna cada vez mais ácido, resultando na destruição da função celular. Segundo o Dr. Levine, hipoxia, ou falta de oxigênio nos tecidos, é a causa fundamental de todas as doenças crônicas degenerativas.[16] Os tecidos com baixo nível de oxigênio têm sido associados a infecções de *Candida albicans* e à doença degenerativa do câncer.[17]

Sugerir alimentos que contêm grande quantidade de oxigênio parece estar associado à boa saúde. O oxigênio constitui 85% da água, daí nos beneficiarmos ao beber água e comer alimentos ricos em água, como frutas, que podem conter até 90% de água. Os alimentos mais ricos em oxigênio são os carboidratos, que contêm um pouco mais que 50% de oxigênio em relação ao seu peso. Isso é calculado usando-se a fórmula química de um carboidrato, que é CH2O. O peso molecular do carbono é 12; do hidrogênio, 1; e do oxigênio, 16. Esses alimentos são os vegetais, cereais, sementes e oleaginosas em geral. As sementes e oleaginosas possuem gorduras e proteínas que diminuem a quantidade de oxigênio, mas ainda assim possuem uma boa quantidade da estrutura do carboidrato. Por exemplo, as sementes de gergelim têm três vezes mais carboidrato do que o repolho roxo, o broto de feijão, o feijão-verde e muitas outras frutas e vegetais.[18] As proteínas contêm uma média de 25% de oxigênio. As gorduras têm a menor quantidade de oxigênio, uma média de 12%. Apesar de precisarmos de alguns ácidos gordurosos não-saturados para a formação da membrana celular, eles roubam oxigênio. Outro problema com gorduras, principalmente gorduras animais, é que a maioria dos pesticidas, herbicidas e outras toxinas ambientais são solúveis na gordura; assim, elas aumentam nossa carga de toxina ambiental e desviam o oxigênio do corpo destinado à desintoxicação. Por essas razões, é melhor consumir alimentos que contêm ácidos graxos essenciais em vez de gorduras dispensáveis. Abacates e sementes de gergelim são um exemplo desses alimentos. Nosso organismo necessita de 10% a 15% de alimentos com grandes quantidades de ácidos gordurosos não-saturados.

É importante obter a proporção certa entre oxigênio e a densidade do alimento. Alimentos densos são aqueles que têm um peso molecular grande, sendo, portanto, fisicamente pesados para o seu tamanho. Nesse contexto, alimentos densos referem-se também a alimentos, como as gorduras, que exigem muito oxigênio para serem dissolvidos por completo para a nossa energia metabólica oxidante. Por esses dois critérios os alimentos gordurosos são os mais densos. As proteínas concentradas, como carnes, peixes e aves, são as segundas mais densas. Seria como colocar um tronco em uma fogueira; exigem muita energia para pegar fogo e queimar. Se ingerimos uma grande quantidade de alimentos densos, esgotamos o oxigênio para oxidá-los de maneira eficiente e ficamos com mais subprodutos de radicais livres como parte do metabolismo.[19] Com uma razão desproporcional entre gordura e oxigênio no sistema, o fornecimento de oxigênio é afetado e desviado, ocorrendo a formação de compostos tóxicos de oxigênio chamados de "oxitoxinas", que incluem radicais livres e peróxidos lipídicos. Os peróxidos lipídicos são radicais livres incipientes. Esse parece ser o mecanismo que explica como uma dieta rica em gorduras resulta em problemas cardiovasculares. As proteínas em excesso representam "combustível sujo" e exigem uma carga extra de oxigênio para nos ajudar a eliminar seus subprodutos de

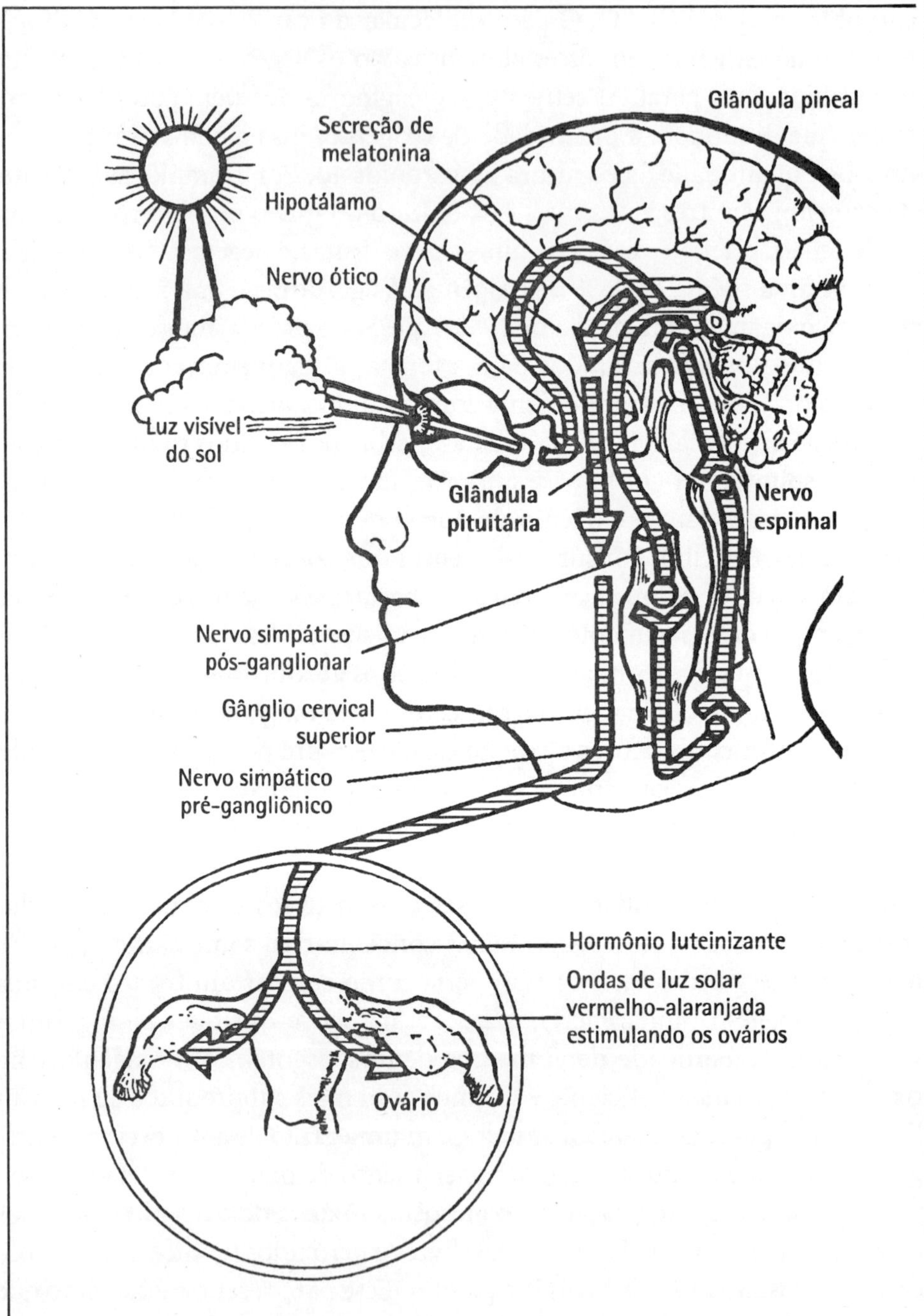
Glândula pineal
Secreção de melatonina
Hipotálamo
Nervo ótico
Luz visível do sol
Glândula pituitária
Nervo espinhal
Nervo simpático pós-ganglionar
Gânglio cervical superior
Nervo simpático pré-gangliônico
Hormônio luteinizante
Ondas de luz solar vermelho-alaranjada estimulando os ovários
Ovário

Figura 4

nitrogênio. Na verdade, as proteínas não são planejadas para a produção de energia, embora precisemos delas pelos seus aminoácidos essenciais. Mais uma vez, devemos encontrar um equilíbrio. Para a otimização da mistura proteína-oxigênio, de 10% a 15% de proteína na dieta podem ser o suficiente. Os carboidratos são os melhores alimentos a serem ingeridos para a produção de energia, porque são consumidos por igual e exigem menos oxigênio para que sua energia metabólica seja extraída; eles são os troncos pequenos na fogueira, que queimam fácil. Esse conhecimento já se propagou nos meios atléticos; os atletas praticam regularmente consumo pesado de carboidratos para maximizar a energia nas competições.

Um trabalho realizado no Japão por Kazuhiko Asai, Ph.D., mostrou que um óxido mineral incomum chamado "germânio orgânico" aumenta consideravelmente o fornecimento de oxigênio para o sistema e catalisa várias das funções desintoxicantes do oxigênio.[20] Asai descobriu que o germânio é de grande ajuda no tratamento do câncer, da hipertensão, insuficiência endocrinológica, asma e doença de Raynaud.[21] Um grupo de médicos está trabalhando com o Dr. Levine, que descobriu o trabalho do Dr. Asai e agora vem importando germânio orgânico para a utilização em uma estrutura chamada pró-oxigênio. Sabe-se que o pró-oxigênio ajuda em situações como o *jetlag* e em viagens aéreas, nas quais há uma quantidade limitada de oxigênio disponível nos aviões e nos aeroportos poluídos.

Outras maneiras de aumentar o oxigênio nos nossos sistemas incluem colocar mais plantas verdes nos locais de trabalho e casas e fazer exercício aeróbico moderado cinco vezes por semana. Os exercícios podem ser vários, desde caminhadas aceleradas até aulas de aeróbica de aproximadamente 20 minutos por sessão. Use complementos antioxidantes ou coma alimentos ricos, tanto em vitaminas antioxidantes como A, C e E, quanto em enzimas co-fatores antioxidantes, como zinco e selênio. Tais alimentos incluem algas azul-esverdeadas, trigo, sementes, oleaginosas em geral e carboidratos complexos.

Exercícios respiratórios

Uma das maneiras mais importantes de aumentar o oxigênio no sistema é a prática de exercícios respiratórios. Durante milhares de anos os iogues desenvolveram exercícios respiratórios (pranayama) para energizar o sistema, acalmar a mente para a meditação e ativar diretamente a energia Kundalini.

Este assunto é muito complexo para este livro, mas existem alguns exercícios respiratórios simples que vão melhorar bastante a ingestão de "Vitamina O". O objetivo desses exercícios é ajudar a nos tornarmos conscientes de como respirar profundamente e de como obter uma refeição completa de oxigênio. Respiramos durante o dia inteiro para continuarmos vivos, mas a maioria das pessoas está usando apenas 10% da sua capacidade respiratória. Já que provavelmente 90% da energia metabólica vêm da respiração, ela merece pelo menos parte da atenção que damos aos alimentos físicos que ingerimos.

Exercício 1 — A respiração de tigre

1. Posicione-se no chão, sobre as mãos e os joelhos.
2. Inspirando, incline as costas, movendo o tórax e o abdome em direção ao chão. Incline a cabeça para trás, levantando o rosto e formando um ângulo de pelo menos 30º em relação ao plano horizontal. Alongue-se o máximo que conseguir confortavelmente.
3. Na expiração, solte o ar devagar pelo nariz e curve as costas, trazendo o queixo para baixo, de maneira que toque ou chegue perto do formato em V da clavícula.
4. Volte para a posição inclinada para trás na próxima inspiração.
5. Não prenda a respiração depois de inspirar ou expirar. Mantenha o ciclo em andamento. Inspiração e expiração devem ter a mesma duração, lenta e confortável.
6. Três minutos é um bom tempo para a duração do exercício.

Exercício 2 — Respiração AUM: Respiração funda em todos os segmentos do pulmão

1. Coloque as mãos no tórax, com os dedos mínimos nas beiradas inferiores da caixa torácica. Inspire dentro da área coberta pelas mãos. Os lóbulos inferiores serão enchidos. Costuma-se pensar que a respiração abdominal, na qual movemos o diafragma para dentro e para fora, está enchendo a parte inferior dos pulmões. Não é o que ocorre. Os lóbulos inferiores se estendem até a base da cavidade torácica, e não pela cavidade abdominal adentro. Para encher os lóbulos inferiores, é melhor se concentrar na parte inferior da caixa torácica.
2. Inspire com o som AAH em mente e expire com o som AAH audível.

3. Repita três vezes.
4. Coloque as mãos sobre a área peitoral e inspire. Quando inspirar, sinta a ressonância nos pulmões à medida que os lóbulos médios se enchem.
5. Inspire com o som OOO em mente e expire com o som OOO audível.
6. Repita três vezes.
7. Posicione as mãos com os polegares sobre a clavícula e inspire dentro da área coberta pelas mãos, enchendo os lóbulos superiores.
8. Inspire com o som MMM em mente e expire com o som MMM audível.
9. Repita três vezes.
10. Em todas as inspirações, tente expandir os pulmões ao máximo.
11. Depois de ter praticado as respirações, três vezes cada, faça três ciclos de respiração em seqüência de maneira a completar o som AUM.
12. Enquanto trabalhamos a respiração, certos sentimentos podem surgir. Alguns dos ensinamentos médicos do Ayurveda nos informam que: a raiva, o ódio e a inveja são mantidos nos lóbulos inferiores; os sentimentos de união e voracidade estão armazenados nos lóbulos médios e o medo, a tristeza e o desgosto estão armazenados nos lóbulos superiores.

Exercício 3 — Ciclo rítmico de respiração plena

Esta é a utilização da respiração AUM para um ciclo respiratório que pode ser feito com a duração de seis a 20 minutos; uma boa média é de 15 minutos. Esse ciclo fornece uma refeição completa de oxigênio. Já que muitas pessoas ficam energizadas com este exercício, a melhor hora para praticá-lo é de manhã ou ao voltar do trabalho. Se a prática for antes de se deitar, é possível que você se energize demais e não durma imediatamente. O exercício é bom também para a reoxigenação depois de um tempo prolongado em atmosferas com baixo nível de oxigênio, como em viagens aéreas.

1. Sente-se confortavelmente, mantendo as costas retas e na linha vertical.
2. Comece a respiração AUM contando duas vezes na posição de cada lóbulo. No fim da inspiração, prenda a respiração, contando até três, e expire, contando até seis. Assim como na inspiração, deve-se contar duas vezes para cada seção do pulmão.

3. No fim da expiração, prenda a respiração contando até três e recomece.
4. No ciclo, portanto, inspira-se contando até três, prende-se a respiração também contando até três, depois expira-se contando até seis, prende-se a respiração contando até três e recomeça-se o ciclo. Quando a contagem for incorporada, tornando-se natural, não será mais preciso contar.
5. Não force a respiração neste exercício.
6. Se o ar não for muito poluído, é melhor fazer este exercício ao ar livre.
7. Na inspiração, pense em absorver energia positiva; na expiração, pense em descarregar energia ou pensamentos negativos do seu sistema.

Dois portais especiais de energia

O timo e o baço representam tipos especiais de sistemas receptores de energia. Eles absorvem um prana, que é desmembrado pelos corpos sutis, mas mantém todo o seu espectro, repartem-no em todas as suas cores específicas e as enviam individualmente para cada chacra. Este processo é descrito detalhadamente por Leadbeater em seu livro sobre chacras.[22] Esta é uma das razões de o chacra do baço, mais do que o chacra sexual, ser descrito como um dos principais chacras no seu sistema. Em um nível intuitivo, penso que, nessa função, o chacra do baço se torna secundário em relação ao timo à medida que a pessoa desenvolve sua espiritualidade. Talvez seja por isso que os iogues desenvolvidos até certo grau não reconheçam o baço como um chacra principal. O motivo que torna qualquer dos dois órgãos capaz de absorver todo o espectro da energia cósmica talvez se explique pelo fato de a interface entre os vórtices do coração e os chacras do plexo solar criar espaços vazios no sistema sutil do corpo, permitindo que a energia cósmica seja reduzida mas mantenha seu espectro completo.

Energia sexual

Uma das energias mais importantes a ser considerada é a sexual. Ela é, ao mesmo tempo, uma energia interna e externa. Como objeto de estudo, é um assunto muito vasto para ser ignorado ou explorado em profundidade neste livro. De qualquer modo, pontos explicativos são necessários para uma perspectiva equilibrada. Como energia interna, ela é armazenada, em sua forma física bruta, no espermatozóide e no óvulo. O Tao chama essa forma de energia de *ching*. A energia sexual é uma forma especial daquilo que o taoísta chama de *chi* ou prana. Ela é poderosa o suficiente para recriar um organismo humano completo. Durante o tempo de vida de um homem saudável estima-se que seja produzida uma quantidade suficiente de sêmen para se gerar um trilhão de vidas humanas.[23] Quando essa energia é ativada, todos os sentidos são intensificados, e homens e mulheres sentem a energia sexual como força ou paixão. Os espermatozóides e os óvulos começam a vibrar e criam um campo ampliado de energia sexual magnética. A maioria de nós já sentiu isso. Na primavera, quando a mãe natureza está exalando a energia da criação, as células e a energia sexual ressoam nela e aumentam seus campos de energia.

Quando estamos saudáveis, a energia sexual está sempre se regenerando para que a usemos. De acordo com ensinamentos taoístas, a energia sexual e a produção de células consomem de 25% a 40% da energia bruta absorvida dos alimentos, do sol, da terra, do ar e de outros sistemas mais sutis. Todo órgão e toda glândula contribuem com nutrientes e energia de seus COES para a produção da semente sexual. Nos homens, em particular, a perda excessiva de sêmen esgota os nutrientes mais preciosos do sistema corporal. Apesar de os homens serem normalmente o alvo dessa preocupação, no meu exercício clínico encontrei uma correlação estreita entre o estado de saúde da mulher e seus níveis de energia sexual. Com freqüência, uma mulher fisicamente esgotada reclama de baixa energia sexual.

As relações sexuais entre duas pessoas que estão apaixonadas, principalmente se não há perda excessiva de sêmen, são uma maneira eficaz de repor e equilibrar a energia sexual. Existe uma variedade de livros a esse respeito. *Segredos taoístas do amor*, de Mantak Chia, é particularmente elucidativo. É importante desenvolvermos nosso *ching* ou energia sexual, porque ele pode ser transformado em energia criativa e espiritual. Na nossa cultura freudiana-reichiana, a consciência da transformação de energia sexual em trabalho criativo ou até mesmo em energia espiritual também foi estabelecida. Os taoístas ensinam que a energia do esperma é misturada sutilmente com o prana ou *chi* dos órgãos vitais e refinada em energia espiritual. A energia sexual é considerada como um elo entre as energias biológicas brutas e a energia espiritual. Essa energia está sempre sendo transformada automática e voluntariamente em energia criativa e espiritual. Os iogues ensinam também que a continência sexual ajuda o poder evolutivo da energia Kundalini. Por experiência própria, pude perceber que, no despertar da energia Kundalini, alguns momentos são mais importantes que outros. O processo do despertar da energia Kundalini em geral indica automaticamente o momento certo para o celibato. A repressão sexual imposta a si próprio, praticada por diferentes grupos, como os monges cristãos e hindus, renunciantes do ioga e casais empenhados e excessivamente disciplinados em seu caminho espiritual, pode eventualmente bloquear o desenvolvimento espiritual, físico, emocional, psicológico e mental. Casais que se impõem essa disciplina como uma prática externa freqüentemente são vitimados por uma carga considerável de estresse e um desequilíbrio no relacionamento, o que consome mais energia do que produz. Nos monges, nos padres e nos renunciantes, a repressão sexual, com freqüência, leva a um desequilíbrio na personalidade e a uma atividade sexual hipócrita.

Existe uma maneira de manter o fluxo natural de energia amorosa nos níveis espiritual, mental, emocional e físico sem causar problemas de repressão e desequilíbrio sexuais. Tudo o que temos de fazer é livrar-nos de falsos conceitos sobre como as coisas devem ou não devem ser, incluindo o aspecto do celibato. Em um estudo feito por Jack Kornfield constatou-se que, de 54 professores de tradições diferentes, 39 viam as relações sexuais como parte de suas vidas.[24] Sri Ramana Maharshi, o homem santo da modernidade, mostrou a seus discípulos que, apesar de o celibato servir como ajuda, o verdadeiro problema é aquilo em que a mente está concentrada. Ele ensinou que o verdadeiro celibato é viver em Deus; é viver na consciência da bem-aventurança do Eu. O problema central é aquilo em que a mente está concentrada. Ele brincou dizendo que um monge que vive na floresta pensando em ser casado não é diferente de uma pessoa casada idealizando ser um monge.[25] Portanto, a questão sobre o celibato ser ou não correto não é o problema. O problema é a maneira, qualquer que seja ela, que melhor ajude a manter a mente no Eu transcendental. O celibato, para as pessoas que são indisciplinadas em sua vida sexual, pode ser uma prática que as ajudará a conseguir algum controle sobre sua vida espiritual e pessoal. Pode haver momentos durante o despertar da energia Kundalini em que seja melhor aderir ao celibato temporariamente. Isto não é tanto uma prática conceitual, mas uma atenuante para o fluxo de energia e as necessidades de uma pessoa.

O recurso para uma pessoa casada é a moderação. A entrega excessiva à vida sexual pode desequilibrar ou esgotar as energias do corpo. A outra palavra-chave é equilíbrio. Existem algumas pessoas que, pelas suas necessidades inerentes, são colocadas fora de equilíbrio devido a uma atividade sexual limitada. Para alguns casais, a troca freqüente de energia sexual pode trazer um equilíbrio tanto para cada indivíduo como para todos os níveis de seu relacionamento. Os alquimistas medievais e as tradições cabalísticas enfatizavam a importância do casamento porque a união sexual cria um ciclo cósmico completo que ajuda a manter o equilíbrio energético e espiritual dos pretendentes. A troca equilibrada de energia sexual entre dois parceiros espirituais igualmente desenvolvidos pode ser uma maneira poderosa de comungar com Deus. Tanto o homem quanto a mulher serão energizados por essa troca divina. Algumas propostas taoístas e tântricas que permitem a troca de energia sexual e amor entre duas pessoas, mas preservando o sêmen, talvez sejam o meio-termo necessário ao equilíbrio. No ensinamento taoísta, essas práticas são melhores quando feitas como uma expressão de amor entre duas pessoas que têm um relacionamento amoroso contínuo e não tanto como uma técnica sexual para aumentar a energia espiritual.

A principal diferença entre a energia sexual e a energia bruta, como a dos alimentos e da luz solar, consiste no fato de que a energia sexual é criada e armazenada dentro dos nossos próprios corpos. Podemos buscá-la a qualquer hora. Ela é mais refinada porque é produzida dentro do nosso sistema, sendo portanto mais fácil de absorver e utilizar do que as fontes de energia bruta, que precisam ser primeiro assimiladas pelos sistemas energéticos. Na transmutação e refinamento da energia sexual em energia espiritual, o caminho parece ser da energia do espermatozóide e do óvulo para a energia meridiana, que a leva para os chacras. Estes a refinam e a transferem para a energia Kundalini, indo para o *sushumna*.

A energia dos campos magnéticos da Terra

A energia do campo eletromagnético da Terra é outra fonte de insumo de energia para nosso sistema energético. Normalmente é absorvida pelos pés. Os taoístas descrevem um ponto na sola do pé, perto do centro, na parte superior, chamado *yung-chuany*, por onde a energia é captada. Deitar-se no chão é também uma maneira de se recarregar. Nas tradições essênias e taoístas, as forças terrenas são tidas como forças de contrabalanço em relação às forças celestes. Elas representam as raízes da árvore da vida penetrando nas forças da Terra, ou yang, com seus galhos estendidos para as forças celestiais, ou yin. A conexão com a Terra tem um efeito importante sobre nossas bases. Para pessoas que têm a força Kundalini muito forte, costumo recomendar que trabalhem em jardins. Quando estamos meditando, porém, é melhor termos um isolante como uma almofada de lã de meditação entre nós e a Terra, ou a energia gerada na meditação será atraída para dentro da Terra. Alguns cientistas observaram uma pulsação terrena eletromagnética chamada de ressonância de Schuman. Ela pulsa a 7,83 hertz por segundo. A NASA descobriu que, instalando dispositivos de pulsação eletromagnética que recriam essa ressonância de Schuman em naves espaciais, os astronautas ficam menos indispostos. Algumas pessoas acham que uma das causas do *jetlag* é o fato de voarmos muito rápido através do campo magnético da Terra. Pesquisas usando os dispositivos de pulsação de ressonância de Schuman para criar uma pulsação magnética constante em viagens aéreas mostraram que eles reduzem a incidência de *jetlag*. Diariamente tento me exercitar por algum tempo descalço na grama. Essa é uma força da natureza da qual nos beneficiaríamos se soubéssemos mais sobre ela. Por exemplo, um trabalho russo sobre energias geomagnéticas mostrou que o crescimento das crianças varia de acordo com a área eletromagnética onde elas vivem.[26] É possível que forças geomagnéticas tenham mais efeito em nossas energias do que podemos imaginar.

O nutriente mais denso e gostoso

Apesar de serem mais densos e possivelmente abastecerem apenas 10% das nossas necessidades energéticas, os alimentos físicos nos são de grande interesse. Antes de ler este livro, o leitor pode ter achado que eles eram o único nutriente. Temos jogado com os conceitos de alimentação por milhares de anos. Nos capítulos seguintes, nossa perspectiva será de como desenvolver nossas próprias dietas individualizadas para sustentar nossa vida espiritual.

Resumo do Capítulo 8

1. O nutriente definitivo é a força de Deus ou energia cósmica.
2. A fundação do paradigma holístico é que um nutriente é o que absorvemos num todo composto por corpo-mente-espírito dos diferentes níveis de densidade de energia que se precipitaram da energia cósmica pura.

3. A energia cósmica pura é um nutriente primário que todos absorvem através do chacra da coroa. À medida que nossos corpos se transformam espiritualmente, nós nos abrimos ainda mais para essa energia pura.
4. Nosso sistema desmembra regularmente essa energia cósmica pura em sete espectros de energia através dos sete corpos sutis. Dessa maneira, a freqüência apropriada de energia é direcionada para cada um dos sete chacras, que são os principais portais de ingestão, energizados pela energia cósmica condensada.
5. A luz solar é a forma menos densa de energia cósmica no nosso universo material. Ela é primariamente absorvida através dos olhos e da pele.
6. A "Vitamina O" é necessária para o sustento básico dos nossos corpos físicos.
7. O timo e o baço são dois portais especiais de energia.
8. A energia sexual é absorvida na troca amorosa entre duas pessoas.
9. As forças geomagnéticas compreendem uma fonte de energia muito pouco conhecida, que penetra primariamente por nossos pés ou por qualquer outro contato direto com a Terra. Elas ajudam a manter nossas bases fundamentadas. A variação de densidade dos campos geomagnéticos da Terra também provoca alguns efeitos desconhecidos sobre nós.
10. A forma de energia mais gostosa e densa que absorvemos é nossa alimentação. Comumente, era a isso que nos referíamos como nutrição antes de ler este livro.

9

A Dieta do Arco-íris

Os conceitos gerais da Dieta do Arco-íris

Agora falaremos da densidade de energia mais gostosa: os alimentos. A princípio, as vibrações dos alimentos são absorvidas visualmente. As cores e o arranjo dos alimentos criam certa disposição mental e psicológica. Por exemplo, o conteúdo e a concentração da nossa saliva mudará, dependendo dos alimentos que nos sejam mostrados. Esse argumento é sustentado ainda pelas nossas respostas conscientes ao aroma e ao sabor. Dependendo da categoria de alimentos de que precisamos, somos atraídos ao gosto, cheiro e cor dos diferentes alimentos, consciente e inconscientemente. A Dieta do Arco-íris é basicamente voltada para a conscientização do significado das cores dos alimentos.

A conscientização da Dieta do Arco-íris começa com a aceitação de que tudo vem de Deus e é nutrido pela Força de Deus. Essa força foi descrita como OM, prana universal, consciência universal, força cósmica e estado de energia virtual. É a vibração primordial a partir da qual tudo foi criado. Tudo, incluindo os alimentos, tem um sistema natural harmônico relacionado a essa vibração primordial. No sistema harmônico da Dieta do Arco-íris todos os alimentos têm um alinhamento vibracional em relação aos sete chacras principais e suas cores, e essas cores refletem o espectro do arco-íris.

Os quatro princípios mais importantes da Dieta do Arco-íris

1. Cada alimento, de acordo com sua cor exterior, que é a da superfície refletora, pode ser relacionado com a cor e a energia específica de um chacra em particular.
2. Os alimentos de diferentes cores são específicos para energizar, equilibrar e curar o chacra específico relacionado à sua cor.
3. Cada alimento colorido energiza, purifica, edifica, cura e reequilibra glândulas, órgãos e centros nervosos associados aos chacras pela cor.
4. O objetivo da Dieta do Arco-íris é ajudar a equilibrar, num ciclo regular diário, cada chacra individualmente, assim como os órgãos, as glândulas, o plexo nervoso a ele associado e o sistema chacra como um todo.

Se pensarmos na comida vegetariana como luz solar colorida condensada, começaremos a ter um entendimento melhor do conceito da Dieta do Arco-íris. Isto não se aplica a carnes, que basicamente estimulam o primeiro chacra. Também não se aplica a junk food, fast food e alimentos congelados e irradiados. Uma bala vermelha não é o mesmo que uma maçã vermelha. Os alimentos são a principal interface entre nós e a natureza no plano físico, e as cores dos alimentos são a mensagem ou as indicações que a natureza nos dá sobre a energia e o conteúdo biomolecular de cada alimento colorido. Esse novo paradigma nos leva ao conceito de que o alimento é tanto energia quanto uma forma material. A cor do alimento é a chave do seu modelo energético e da ligação de seus nutrientes biomoleculares a células e tecidos específicos do nosso corpo. A cor de um alimento é sua assinatura. À medida que nos sensibilizamos ante os esforços da natureza para se comunicar conosco por meio de suas lindas cores, desenvolvemos uma sensibilidade para as cores específicas dos alimentos que nos atraem determinado dia como sinal de quais energias e nutrientes precisamos para equilibrar nosso corpo. A Dieta do Arco-íris é um reconhecimento do esforço da natureza de se comunicar conosco. Também é uma maneira de usar a acepção dessa informação de forma organizada para nos beneficiarmos regularmente de nossa alimentação diária. Agora explicarei detalhadamente os princípios da Dieta do Arco-íris.

Ao fazer uso do Sinal Vascular Automático (SVA), uma técnica para medir o efeito de campos de energia sutis nos sistemas biológico e etéreo do corpo, pude confirmar minha idéia intuitiva de que as cores do arco-íris das comidas naturais se relacionam com o sistema harmônico das cores do arco-íris dos chacras. A pulsação SVA foi desenvolvida pelo Dr. Paul Nogier, pai da acupuntura auricular. O SVA é uma reação suave dos vasos sangüíneos, mediada pela região cerebral do hipotálamo. Sua função é relativamente independente dos centros de controle voluntário do cérebro e, portanto, menos afetada pela subjetividade do que pelos sistemas de testes corporais mais comuns, como o teste muscular cinesiológico. Quando o campo de energia de uma substância é bom para o corpo, o SVA é positivo, e o tônus da parede arterial aumenta. Esse aumento foi classificado pelo Dr. Nogier como "sinal vascular automático". Basicamente, há alteração na pulsação arterial SVA quando um campo de energia positivo entra no campo energético do corpo.

Cada alimento tem uma freqüência de energia e um campo de ressonância específicos, que descrevemos como a manifestação do vórtice de seus COES. Os campos energéticos do corpo e os campos energéticos de ressonância do vórtice específicos de cada chacra são sensíveis aos campos das substâncias vivas colocadas próximas a eles. As reações podem ser medidas instantaneamente pelo SVA. O Dr. Lawrence Bagley acredita que colocar uma substância como uma erva, um alimento, um remédio ou sais dentro do campo corporal e observar a reação do SVA é uma técnica simples.

Ao colocar alimentos de várias cores sobre cada chacra, pude determinar quais entre elas eram mais enriquecedoras para cada chacra. Encontrei uma correspondência direta entre as cores dos alimentos e os chacras — alimentos vermelhos para os chacras vermelhos ou inferiores; alimentos laranja para os chacras sexual ou alaranjados, etc. Também observei que cada alimento atingia o cume de intensidade de reação do SVA no seu chacra de cor ressonante correspondente. O alimento mostrou igualmente um SVA positivo, apesar de menos intenso, nos chacras acima ou abaixo do chacra de cor ressonante correspondente. Essa interessante descoberta apóia minha afirmação anterior de que os chacras estão ligados como um sistema total. Sugere também que os alimentos de diferentes tonalidades vão atuar no sistema de maneiras diferenciadas. Acrescente-se a isso o fato de que o fenômeno do espectro é mais geral do que limitado às freqüências exatas das cores fundamentais de cada chacra. Por já estar experimentando mentalmente os conceitos da Dieta do Arco-íris, e por inúmeras pesquisas sugerirem que até mesmo em estudos duplo-cegos tanto a mente do paciente quanto a do experimentador podem afetar o resultado, não posso dizer que o método

SVA prova o conceito da Dieta do Arco-íris. Mas ele nos dá algum apoio para a "direção certa" intuitiva do seu método. O leitor fica munido de outro grande instrumento para a compreensão da relação entre os alimentos e o corpo, podendo então desenvolver sua dieta individualizada.

Alimentos de cores diferentes agem sobre os chacras com códigos coloridos específicos, energizando-os e equilibrando-os. Ao fazer a Dieta do Arco-íris seguindo o modelo descrito adiante, veremos um equilíbrio harmônico contínuo de todos os chacras como um sistema único. A cura dos chacras e dos sistemas a eles relacionados pela cor não é um método novo. Foi utilizado na Idade de Ouro na Grécia, nos templos de cura de Luz e Cor em Heliópolis, no antigo Egito e na China e Índia antigas.[1] Nos Estados Unidos, o livro do Dr. Edwin Babbitt, *The Principles of Light and Color*, e o trabalho clássico do Dr. Ott, *Health and Light*, estabeleceram os fundamentos gerais para os princípios da cromoterapia no país. No Capítulo 8 chamei a atenção para a pesquisa do Dr. Wurtman, segundo a qual emitindo-se um raio laranja nos olhos das ratas estimulavam-se suas funções ovarianas, que são ligadas ao segundo chacra, laranja. Durante séculos o tratamento com cores tem sido feito com diferentes veículos de transporte de luz, incluindo água carregada com luz solar através de filtros coloridos, luz solar direta ou outra fonte de luz através de filtros coloridos no corpo ou nos olhos, metais coloridos ou pedras preciosas e, claro, alimentos coloridos. Os alimentos coloridos têm sido usados para curar pessoas com diversas doenças. Por exemplo, o vermelho é usado para pessoas com baixa vitalidade, que condiz com o baixo nível de energia no primeiro chacra. Alimentos vermelhos também são usados para tratar pessoas com anemia ou uma deficiência na vitalidade do sangue. Isso também está associado ao primeiro chacra. Na Dieta do Arco-íris, deve-se ver a cromoterapia não como um tratamento para doenças, mas como um modo natural de, pela alimentação, equilibrar e tonificar o corpo, os chacras individuais e o sistema de chacras como uma unidade. É para a manutenção da saúde em todos os níveis.

A relação de cada alimento com um chacra específico para energizar, curar, purificar, estruturar e reequilibrar as glândulas, os órgãos e os centros nervosos associados àquele chacra é diferente do tratamento com luzes coloridas, que têm como efeito básico energizar e equilibrar um chacra. Por exemplo, os frutos da roseira, que são vermelhos e portanto de especial importância para o primeiro chacra, são ricos em vitamina C. Esse nutriente é importante para a formação e manutenção do tecido conectivo que precisamos para a locomoção, o músculo do coração, a função dos ligamentos, a inteireza dos vasos sangüíneos e a função adrenal. As glândulas adrenais, que energizam nossa reação de enfrentar ou fugir de algo, têm a maior concentração de vitamina C no corpo. Nosso sistema de músculos trabalha para possibilitar a locomoção para a sobrevivência. O primeiro chacra, de cor vermelha, está ligado a esses sistemas de órgãos e glândulas de sobrevivência. Outro exemplo são as folhagens verdes, que estão codificadas para o chacra do coração. Elas são ricas em cálcio, magnésio e potássio, muito importantes para esse órgão.

As aplicações da Dieta do Arco-íris

Como foi dito no quarto princípio, o equilíbrio é a chave da Dieta do Arco-íris. A aplicação da dieta é baseada na idéia de que todos os chacras, apesar de terem níveis de vibração e formas de conscientização diferentes, são criados igualmente. Todos devem ser alimentados. *A Dieta do Arco-íris requer o espectro completo dos alimentos para o espectro completo dos chacras durante o espectro do dia.*

A manhã começa com os três primeiros chacras: o vermelho, o laranja e o amarelo-dourado. O meio-dia corresponde ao terceiro, quarto e quinto chacras: o amarelo-dourado, o verde e o azul. O anoitecer corresponde ao quinto, sexto e sétimo chacras: azul, índigo e roxo. Essa seqüência está alinhada com o modelo geral do despertar dos chacras. A estimulação e o equilíbrio diário dos chacras através dos alimentos adequadamente coloridos mantêm uma estabilização importante na vida espiritual. Se tentarmos estimular e carregar apenas os chacras "superiores", poderemos sentir, após um longo período, uma leve descentralização e desestabilização.

Existem exceções para esse modelo espectral. Uma delas é o uso de alimentos de uma única cor por períodos limitados, para energizar um chacra especialmente enfraquecido, assim como os órgãos, as glândulas e os centros nervosos a ele associados. Também existem ocasiões em que se deseja ativar ligeiramente um chacra específico durante um curto período de tempo, ingerindo os alimentos que vão estimulá-lo. Um momento benéfico para se fazer isso pode ser durante um jejum de frutas.

A Dieta do Arco-íris não é uma técnica para a iluminação. É simplesmente um sistema de apoio para ajudar um desenvolvimento espiritual harmonioso e centrado. Um método de nutrição de corpo inteiro, de chacras completos. Um princípio de organização e um nível de conscientização alimentar para nos ajudar a desenvolver nossas próprias dietas individualizadas para a vida espiritual. Os princípios da Dieta do Arco-íris são adequados a qualquer nível de ingestão de vegetais, frutas, oleaginosas em geral, sementes, grãos, ovos e produtos derivados do leite. Nessa dieta, alimentos brancos, que representam o espectro completo do arco-íris, podem ser usados em qualquer refeição. Estão aí incluídos produtos feitos com soja, como o *tofu*, e vegetais, como a couve-flor. Embora o código das cores não se aplique a carnes, os princípios da dieta são válidos para um vegetariano transicional, um lacto-ovo-vegetariano (a cor da casca do ovo é o código), um lacto-vegetariano, um vegetariano ou um frugívoro.

Veja os fundamentos da Dieta do Arco-íris e os horários das refeições.

Manhã

Os alimentos vermelhos, laranjas e amarelo-dourados são ingeridos para favorecer o primeiro, o segundo e o terceiro chacras. Estão aí incluídas principalmente as frutas, como maçãs, laranjas e bananas. As frutas são bons purificadores e representam um auxílio a qualquer má digestão decorrente da noite anterior. As cores douradas também incluem os grãos dourados e marrons, como o trigo, o arroz, o milho, o trigo sarraceno, a aveia e o centeio.

A cor amarelo-dourado também inclui a maioria das oleaginosas e sementes, como a de gergelim, de girassol, de abóbora e amêndoas. Quando germinam pela maceração, as oleaginosas e sementes se tornam alcalinas em relação ao seu efeito no corpo e fazem uma boa combinação com as frutas. As sementes e oleaginosas maceradas, inteiras ou moídas, combinam bem com as frutas. Em geral, as frutas constituem o alimento material básico. Pela manhã, essas oleaginosas e sementes maceradas são boas principalmente para pessoas com desequilíbrio da taxa de açúcar no sangue.

Tarde

Os alimentos amarelo-dourados, verdes e azuis são ingeridos para favorecer o terceiro, quarto e quinto chacras. A cor predominante da refeição da tarde é o verde. É a hora de se comer saladas e outros pratos vegetais — brotos, abacates, alface e vegetais verde-escuros. Também podemos fazer refeições de frutas com maçãs verdes, melão ou frutas de outras cores, do terceiro ao quinto chacras. Embora a cor predominante seja o verde, isto não significa que pequenas quantidades de alimentos de outras cores, como tomates, não possam ser incluídas. A cenoura, que faz parte do espectro laranja-dourado, também combina muito bem.

Noite

Os alimentos azuis, índigo, roxos, dourados e brancos favorecem o quinto, o sexto e o sétimo chacras. O dourado é incluído à noite porque roxo e dourado são complementares, e o chacra da coroa é associado à luz dourada e à roxa. As principais cores do jantar são roxo, branco e dourado. No caso de se levantar cedo para meditar, um jantar leve de frutas, antes do pôr-do-sol, é o mais apropriado. Um jantar de frutas pode, por exemplo, incluir papaia e manga, ambas de cores e formatos relacionados às glândulas pituitária e pineal. As duas estão diretamente associadas ao sexto e sétimo chacras. Na família dos vegetais, os alimentos roxos comuns incluem a berinjela, o repolho roxo, as algas e a beterraba. Rudolf Steiner disse que a beterraba estimula as funções mentais do cérebro e age como excelente purificador do sangue. Alguns vegetais verdes e brotos também podem ser incluídos. Os alimentos dourados incluem os grãos, como o trigo, o arroz, a alfafa e a aveia. Oleaginosas e sementes douradas, como a de girassol, de abóbora, castanhas, gergelim e amêndoas, também são adequadas.

Evitei fazer uma lista extensa de alimentos das cores para a manhã e a tarde porque essas cores são fáceis de encontrar. Também é importante não ficar limitado e fazer dos alimentos uma religião obsessiva, por isso, minimizei as listas. Como o espectro azul-índigo-roxo não nos vem à cabeça tão facilmente, incluí uma lista de alguns dos alimentos disponíveis.

Alimentos branco-dourados

Grãos: diferentes variedades de trigo, centeio, aveia, cevada, milho, arroz, sorgo, triticale, painço e quinoa.

Frutas: tâmara, xarope de bordo, maçã verde, pêra, damasco, toranja (grapefruit), *kumquat*, ameixa-amarela, óleo de palma, banana-nanica, fruta-pão, melão, manga, papaia e abacaxi.

Oleaginosas e sementes: girassol, gergelim, soja, avelã, amêndoas, oleaginosas, nogueira-preta, moranga, pistache, castanha-do-pará, macadâmia, noz-da-índia, sementes de abóbora.
Leguminosas: lentilha, ervilha, amendoim.
Vegetais: abóbora dourada, 40 variedades de cogumelos, couve-flor, *jicama* (vinha mexicana), aspargos, rabanete e nabo-japonês.
Ervas: canela, raiz-forte, cominho, coentro, aneto, cebola, cebolinha, alho e gengibre.

Alimentos roxos

Grãos: milho-roxo e amaranto.
Frutas: erva-do-monte, baga do abrunheiro, cereja, figo, maçã, pêra durondean, todas as variedades de ameixas, amora silvestre, amora-preta, uva-passa, todas as variedades de uvas roxas, maracujá, blueberry e sabugueiro.
Leguminosas: broto de feijão-escarlate, feijão-canadá, amora mexicana, sementes pretas de grão-de-bico, feijão-roxo, sementes de labiadas (feijão), feijão-trepador, favas de baunilha e feijão-bravo.
Vegetais: berinjela, cebola roxa, repolho roxo, beterraba, brócolis roxo, couve-rábano, nabo, aspargos, algas e muitos vegetais marinhos roxos, couve-marinha, broto de bambu arroxeado, folhas de alcachofra, rabanete, batata-roxa, azeitona, castanha-d'água, alcachofra, batata-doce, trufas e vários cogumelos roxos.
Ervas: malva, manjericão, urze, alecrim, sálvia, betônica, tomilho, flor de maracujá, manjerona, pimenta-do-reino e cardo-mariano.

Alimentos azuis

Grãos: milho-azul.
Frutas: ameixa-azul, blueberry, erva-do-monte, uva cabernet.
Ervas: chicória, borragem, hissopo, abrunheiro, verônica e amor-perfeito.

Esta não é uma lista completa, mas certamente ajuda a imaginação, trazendo algumas noções. É importante saber que algumas plantas mudam de cor ao crescerem. O abacaxi é um exemplo. Enquanto não está maduro, o teste do SVA é mais ativo em relação à vibração verde do chacra do coração. À medida que vai ficando mais dourado, o teste é mais ativo em relação à cor dourada do chacra da coroa. A cor externa da planta na hora em que é ingerida constitui a principal indicação a se considerar. Algumas cores não correspondem exatamente à cor primária de um chacra específico, mas são uma combinação de cores ou uma degradação mediadora de espectro entre duas cores de chacras. Essas descobertas indicam uma transição gradual de cores do espectro entre os chacras. O sistema SVA torna possível a seleção de nutrientes com base na posição das 32 vértebras da coluna e os órgãos, glândulas e chacras a elas associados. Entretanto, tal sistema não é tão fácil e claro quanto a Dieta do Arco-íris.

A Dieta do Arco-íris é um método natural e simples de nutrição que trabalha a partir de um ciclo de 24 horas. De manhã, considero fácil comer frutas e algumas sementes e oleaginosas moídas ou maceradas; no almoço, uma salada verde; e no jantar escolher: manga, papaia, figos ou blueberries, como uma refeição de frutas, ou uma salada à base de beterraba e algas. Para pessoas que só fazem uma ou duas refeições durante o dia, seria bom criar o ciclo do arco-íris com os lanches. Com o ciclo de uma refeição diária e nenhum lanche para suprir as outras cores da dieta, é válido confiar na intuição sobre qual grupo de chacras necessita mais equilíbrio. Em alguns dias, certas cores vão despertar nossa vontade, e em outros talvez não nos interessem nem um pouco.

Isso vale igualmente para a pessoa que come duas vezes por dia. Se ela não lanchar para suprir o espectro colorido, pode-se então desenvolver um espectro cíclico a partir de um ciclo de dois dias. Comer alimentos pelas cores é como comer uma cor específica do sol. Ficamos mais perto das forças da natureza.

Resumo do Capítulo 9

1. Tudo tem um sistema natural harmônico em relação à vibração primordial da energia cósmica. Isso inclui nossos alimentos.
2. Todos os alimentos têm uma harmonia vibracional com os sete chacras principais e com as glândulas, os órgãos e os centros nervosos associados pela cor aos seus chacras.
3. Cada alimento, de acordo com sua cor exterior, pode ser relacionado com a cor específica e a energia do chacra da mesma cor.
4. Cada alimento se relaciona com um chacra específico no que se refere à energização, cura, purificação, edificação e reequilíbrio das glândulas, órgãos e centros nervosos associados àquele chacra específico.

5. A Dieta do Arco-íris utiliza os alimentos de espectros coloridos completos para os espectros completos dos chacras durante o espectro do dia.
6. A Dieta do Arco-íris é um princípio organizado para ajudar a desenvolver uma dieta individualizada para a vida espiritual. Ela pode ser adotada de maneira proveitosa, qualquer que seja o nível de ingestão de frutas, vegetais, oleaginosas, sementes, grãos e produtos derivados do leite.

10

O cristal humano

As propriedades cristalinas do corpo

Para compreender a assimilação de energia em nossa estrutura física é preciso ter a consciência de que nossos corpos são como uma série de estruturas cristalinas sincrônicas que interagem. Nesse contexto, o corpo humano é um encadeamento oscilante de cristais sólidos e líquidos que formam um modelo de energia abrangente para todo o corpo. Cada órgão, glândula, sistema nervoso, célula e estrutura protéica — até os sais dos tecidos do corpo — apresenta um nível de organização que mantém alguma semelhança com as funções cristalinas. Marcel Vogel, perito em cristais mundialmente conhecido, mostrou que o campo energético humano existe em uma disposição de pontos oscilantes de energia que têm uma estrutura em camadas e uma simetria definida. Ele ressalta que essas propriedades estão em consonância com a definição de um cristal na forma material.[1]

Há muito tempo nossa estrutura óssea é reconhecida como uma estrutura de cristal sólido com propriedades piezelétricas. Um efeito piezelétrico é a criação de uma pulsação de um campo eletromagnético quando uma estrutura cristalina é fisicamente estressada ou deformada à força. Apesar de várias tradições esotéricas terem suposto que as glândulas pineal e pituitária têm estruturas de cristais sólidos, nossa estrutura óssea esquelética é a única estrutura de cristal sólido provada. Sendo um cristal sólido, ela tem a capacidade de converter energia vibracional, como o som ou a luz, em energia elétrica e eletromagnética. Os cristais podem absorver, armazenar, amplificar, converter e transmitir essas energias vibracionais. Pesquisadores, como o Dr. Glen Rein, do Soma Psyche Institute International, da cidade de Nova York, também mostraram que energias sutis eletromagnéticas de cura psíquica e energias cristalinas têm efeitos biológicos similares sobre o corpo. Uma pesquisa suplementar do Dr. Rein mostra que as energias de cura psíquica alteram o modelo eletromagnético mensurável de um cristal, sugerindo que as energias sutis podem alterar sua estrutura física. A pesquisa indica que as energias sutis e as eletromagnéticas podem ser convertidas, amplificadas, transformadas e transmitidas por um cristal em uma forma de energia que traz efeitos biológicos.[2] Essas propriedades de um cristal são importantes para nos ajudar a desenvolver uma regra de como o corpo, sendo uma estrutura cristalina complexa, nos ajuda a absorver a energia dos alimentos.

CEMs piezelétricos gerados pelo osso

Quando um estresse físico ou um campo eletromagnético (CEM) é sobreposto em um cristal piezelétrico, o cristal muda sua forma e gera um CEM.[3] O osso, o quartzo e a turmalina estão entre as poucas formas de cristais com propriedades piezelétricas. Estudos sugerem que os componentes semelhantes a cristais da matriz extracelular do osso, como o colágeno e as proteoglicanas, possuem qualidades piezelétricas.[4] Também já foi confirmado que tecidos mineralizados, como a cartilagem, a dentina, dentes em geral, e tecidos relativamente não mineralizados, como queratina na pele, elastina, tecido arterial, tecido conectivo (tendões e ligamentos) e até mesmo alguns cristais aminoácidos (glicina, prolina e hidroxiprolina) têm propriedades piezelétricas.[5]

As principais forças que criam as pulsações dos CEM piezelétricos no osso são os músculos de antigravidade, o sistema cardiovascular, os músculos voluntários e o impacto com o meio ambiente. Notamos também a capacidade de campos eletromagnéticos projetados no sentido de criar uma reação piezelétrica no osso. É importante saber que as pulsações dos CEM piezelétricos criadas por estresse ósseo têm uma atividade biológica.[6] As descobertas sugerem que a piezeletricidade criada pode produzir um CEM de magnitude suficiente para produzir uma série extensa de efeitos nos sistemas vitais. Teoricamente, esses campos piezelétricos poderiam afetar "a nutrição celular, o controle local de pH, a ativação e supressão de enzimas, a orientação de macromoléculas intra e extracelulares, a atividade migratória e reprodutiva das células, a capacidade sintética e as funções especializadas das células, a contração e a permeabilidade da membrana celular e a transferência de energia".[7]

Pesquisas sobre os efeitos das pulsações dos CEM na fisiologia do osso vêm sendo feitas há 50 anos. Pesquisadores proeminentes, como o Dr. Andrew Bassett, no College of Physicians and Surgeons, na Columbia University (um dos meus professores da faculdade de medicina), produziram estudos sobre as aplicações fisiológicas e clínicas das pulsações dos CEM no osso. Em 1968, o Dr. Bassett me apresentou pela primeira vez às propriedades piezelétricas do osso e aos efeitos dos campos magnéticos no seu crescimento e destruição. Ele levou adiante a hipótese de que alterações nas condições elétricas de uma célula criam uma mudança no seu comportamento fisiológico. Mostrou que os CEM pulsantes reduzem praticamente para normal a reabsorção óssea de ratos com osteoporose experimentalmente induzida, além de aumentar a taxa de formação óssea a um nível equivalente à dos ratos saudáveis. Segundo ele, a taxa de produção de colágeno aumentou sob tais campos pulsantes.[8] Ainda conforme o Dr. Bassett, dependendo do modelo de pulsação dos CEMs, as células que recebem diferentes pulsações de CEM têm reações biológicas diferentes.[9] Por exemplo, uma explosão de pulsações eleva o conteúdo de cálcio no osso, enquanto apenas uma pulsação o reduz. O que pode ser deduzido dessa pesquisa é que os CEM pulsantes afetam a função óssea, e que ao variar a onda dos CEM, a pulsação, a intensidade do modelo CEM e os tipos de reação óssea intra e extracelular acompanharão essa variação. Todos os tipos de células podem ser influenciadas por CEM brandos, do tipo $2x10^{-10}$ ampères.[10]

Correntes potenciais de CEMs geradas pelo osso

Há ainda outro tipo de reação ao campo elétrico ou eletromagnético que pode ser encontrado na estrutura óssea. Chamado de correntes potenciais, esse campo elétrico é criado pelo fluxo de íons, solutos carregados e células, como os glóbulos vermelhos, pelos tecidos, levado por fluidos extracelulares como o sangue até a matriz extracelular. Quando o osso é, mesmo que ligeiramente, arqueado por uma pressão de atividades como andar ou até mesmo pela pulsação das nossas artérias, os fluidos extracelulares são bombeados através do osso. Um potencial elétrico é criado como resultado da interação eletrostática dos fluidos eletricamente carregados que se movem passando pela carga fixa da estrutura óssea cristalina. Esses fluidos elétricos também podem interagir com os campos piezelétricos do osso.[11]

Os CEM no osso também podem ser produzidos como resultado das propriedades do estado semicondutor ou sólido do osso, que ocorre quando há uma mudança de pressão na estrutura óssea. Essa mudança foi associada a um aumento de condutividade do elétron, e, logo, à produção de CEM.

A natureza da energia gerada pelo osso

Dependendo das fontes geradoras, da intensidade do CEM, das características da pulsação e da combinação das interações elétricas com a estrutura óssea e os fluidos, um CEM específico será gerado no osso. Essas propriedades têm um papel importante na nossa teoria de como a energia vibracional é assimilada dos alimentos.

Igualmente importante é compreender que a energia da qual estamos falando não é simplesmente mecanicista, do calor e da transferência de életrons. Como foi mostrado por McClare em *Resonance in Bioenergetics*, existe um nível de organização nos sistemas biológicos — uma ressonância sintonizada entre os níveis de energia em diferentes moléculas — que possibilita aos sistemas bioenergéticos operarem com velocidade sem perder a eficácia.[12] Ele mostra que a energia liberada via ressonância é trocada tão rapidamente que não há liberação de calor, substituindo uma forma de energia armazenada. Isto significa que a totalidade da energia ressonante é transferida e não há entropia na energia transferida por ressonância. Isto é bem diferente da transferência no sistema mecânico, que sempre envolve alguma perda de energia.

Estruturas cristalinas líquidas nos sistemas humanos

Existem outras formas de sistemas semelhantes aos cristais no corpo, e uma das mais importantes é o cristal líquido. Tecnicamente, um cristal líquido é definido como tendo forma, propriedades líquidas, informação armazenada e um campo eletromagnético mensurável. Pela nossa perspectiva, tem também um COES, que é refletido na sua informação armazenada e no CEM. Um cristal líquido pode agir simultaneamente como líquido e como cristal.

Os sistemas maiores de cristais líquidos incluem o tecido adiposo, os tecidos muscular e nervoso, o sistema linfático, os glóbulos brancos e as várias coberturas pleurais e peritoniais.

Os tecidos muscular e nervoso existem como sistemas de cristal líquido modelados pelos sistemas ósseo e dérmico. Os músculos, pela natureza da sua estrutura, também mostraram ter algumas propriedades piezelétricas. Os tecidos muscular e nervoso também existem igualmente como sistemas de cristal líquido ordenados pelos sistemas ósseo e dérmico. Em um nível celular, todas as células e membranas celulares são consideradas cristais líquidos. No livro *Liquid Crystals and Ordered Fluids*, editado por J. F. Jonhson e R. S. Porter, é mostrado que as várias membranas celulares, os componentes das membranas e as membranas intracelulares funcionam como cristais líquidos.[13] Estão aí incluídos a membrana plasmática, a membrana mitocondrial, o retículo endoplasmático liso e delgado, as membranas nucleares e as membranas cloroplastídicas.

Os fluidos corporais também possuem qualidades cristalinas. A molécula da água contém as formas em potencial de todos os cristais na sua configuração primária de tetraedro. A água pode apresentar todas as diferentes formas de íons em um estado cristalino e mantê-los em uma solução. Além disso, quanto mais estruturada a água, maior a quantidade de íons que ela pode reter. Entre as mais importantes dessas soluções de íons estão as células de sais dissolvidas. No estudo de Norm Miksell sobre água estruturada, o autor mostra que quando as células e os tecidos do corpo adoecem ou se tornam cancerosos, a estrutura protéica cristalina deixa de ter sua configuração adequada para manter a água em um estado de estrutura mais favorável. Conseqüentemente, os íons e outros solutos da célula são redistribuídos pelo novo modelo de água desestruturada.[14] Caso a água na célula, no fluido extracelular ou no plasma do sangue se estruture, será então capaz de atrair e reter mais íons, graças às formas de cápsula dos seus hidratos. Quando organizada em volta de um íon em particular, como acontece com os sais celulares, a água estruturada é capaz de mover os íons com mais facilidade para dentro da água citoplasmática mais estruturada dentro da célula. Uma vez que está dentro da célula, a água estruturada ionizada ajuda a atrair o mesmo sal da célula ou íon para o seu interior. É assim, provavelmente, que os sais celulares *ferrum phosphorum* trabalham para ajudar quem está anêmico a captar mais íons para os seus fluidos intra e extracelulares.

O corpo como uma série de campos ressonantes cristalinos amplificados sincrônicos

Creio que o mecanismo fundamental pelo qual a água estruturada do sal celular e sua cápsula de hidrato aumentado são capazes de atrair íons similares adicionais está ligado à criação de um campo ressonante amplificado pelo sal celular e pela água estruturada. Esse campo amplificado é capaz de atrair os campos cristalinos ressonantes mais fracos, porém similares, dos íons singulares, que são captados e ajustados sincronicamente dentro do modelo maior do campo ressonante dos sais celulares e da sua água estruturada.

Esta dinâmica da água estruturada e dos sais celulares é um princípio importante. Campos cristalinos ressonantes idênticos emanados de micronutrientes são atraídos para campos ressonantes maiores emanados dos modelos cristalinos e líquido-cristalinos do organismo. Isso inclui o sistema total, assim como os órgãos, as glândulas e as estruturas celulares, subcelulares e moleculares individuais. Fica explicado, assim, como os micronutrientes, através de campos cristalinos vibracionais, são atraídos aos locais cristalinos ressonantes adequados.

O fundamento para a aceitação do sistema vital completo como um complexo de estruturas cristalinas de oscilação sincrônica vem sendo estruturado muito lentamente na comunidade científica. Em *An Atlas of Cellular Oscillators*, de P. R. Rapp, é citada uma pesquisa feita em mais de 450 estudos catalogando um atlas de osciladores biológicos e bioquímicos de periodicidade de uma hora ou menos.[15] Estão aí incluídas oscilações em reações de catalisação enzimática como a fotossíntese (subsistemas cristalinos moleculares), oscilações na síntese de proteína e nas membranas das células, nas células de secreção, neurônios, células ósseas, células lisas, células do coração e no movimento celular. Em condições saudáveis, as estruturas do corpo são séries multiniveladas de sistemas que interagem e subsistemas que ressoam harmoniosamente. Sob esse ponto de vista, as doenças ocorrem quando essa sincronicidade cai em desarmonia. Um equilíbrio cristalino adequado do sistema total pelos chacras, ou dos subsistemas com um órgão ou glândula específica, pode ser bastante eficaz para curar essa ausência de sincronicidade.

O organismo humano como um transmissor vibratório medicinal

Essa concepção também está relacionada ao uso do poder vibratório do pensamento, das pedras preciosas e cristais, e dos seus elixires medicinais. Cada sistema ou subsistema de um órgão emite um campo eletromagnético específico mensurável. Os CEM são mensuráveis como campos vibratórios sutis que podem ter grande efeito no comportamento de um organismo. O trabalho do Dr. Delgado, já citado, foi elucidativo quanto a esse aspecto. Cada cristal ou pedra preciosa tem um CEM específico que é irradiado da sua estrutura piezelétrica. Por exemplo, o rubi e a esmeralda ressoam favoravelmente com as estruturas cristalinas líquidas do sistema cardíaco. Amplificando as energias dessas pedras com luz, som ou com os nossos próprios pensamentos medicinais, ativamos um CEM ressonante estabilizante. No meu trabalho com a cura pelos cristais e pela meditação, ficou claro, de maneira intuitiva, que os pensamentos são energias vibratórias. Eles vêm da mesma energia cósmica indiferenciada. "No princípio era o Verbo, e o Verbo estava com Deus, e o Verbo era Deus" (João 1:1). Os COES também são modelos vibratórios vindos da mesma fonte. Sob este aspecto, os pensamentos e os COES estão relacionados. Quando somos capazes de sintonizar o modelo do COES com a mente, é possível enviar energia na forma de pensamentos vibratórios ressonantes para reenergizar e reorganizar o sistema COES disperso. Os cristais e as pedras preciosas amplificam essas vibrações ressonantes específicas. Esse CEM estabilizante projetado pode ajudar a trazer o músculo cardíaco desarmonioso (dado como exemplo), assim como seu COES, de volta às suas vibrações ressonantes saudáveis. As pedras preciosas ou os cristais ajudam a sintonizar, estabilizar e amplificar a vibração medicinal das ondas de pensamento exigidas para criar o CEM ressonante medicinal específico necessário ao reequilíbrio e à cura do sistema.

Seguindo o mesmo princípio, podemos também usar pedras específicas ou elixires de pedras para energizar e reequilibrar os chacras individuais. A opala negra e o olho-de-tigre ajudam a reequilibrar o chacra da base; a ágata vermelha trabalha no segundo chacra; o plexo solar e o terceiro chacra são ajudados pelo quartzo e pela pérola; o rubi e a esmeralda estimulam o chacra do coração; o lápis-lazúli é bom para o chacra da garganta; o quartzo ressoa com ambas as glândulas pituitária e pineal ou com o sexto e o sétimo chacras; o diamante é benéfico para o chacra da coroa.[16]

O organismo e a mente humana podem ser entendidos como transmissores cristalinos. Quando nos tornamos um canal limpo para a Força Divina de Amor incondicional, ela nos penetra de maneira análoga a uma pedra ou um cristal sendo ativado pelas nossas formas de pensamento. Nesse estado elevado, é criado um forte campo ressonante capaz de reprogramar os COES, os chacras e os sistemas orgânicos de uma pessoa doente. Ao aumentar a energia do COES da estrutura cristalina de uma pessoa, recriamos um novo campo saudável que posteriormente vai reorganizá-la em um nível vibratório espiritual, mental, emocional e físico. Essa força elevada de amor ajuda a liberar formas de pensamento negativo que são armazenadas como vibrações dissonantes dentro do sistema de uma pessoa em qualquer um desses quatro níveis. Um exemplo claro disso é o poder de cura de Cristo, cuja mera presença ou o toque em Sua roupa curavam. A projeção de pensamentos de amor cura porque aumenta a energia do COES, de maneira específica ou abrangente. Grupos de cura que usam esse princípio agem como ressonadores cristalinos amplificados para a pessoa que está sendo curada. Cientistas como Marcel Vogel estiveram envolvidos em pesquisas preliminares para mostrar a conexão entre o amor como uma vibração e seus efeitos medicinais.

Quando é despertada, a energia Kundalini age também como uma força interna medicinal, aumentando o nível de energia dos COES. Quando o modelo de COES saudável é elevado a um nível mais íntegro e puro, não produtor de entropia, as formas de pensamento e emoções dissonantes são expulsas. Elas parecem chegar à consciência e ser liberadas. Em um grupo de meditação que lidero, uma mulher de mais de 60 anos relatou ter tido uma visão de uma casa amarela em especial. Ao dividir isso com o grupo, ela sentiu grande alívio, porque aquela cor sempre tinha estado associada à dor da morte da sua mãe, 60 anos atrás. Já que a imagem amarela apareceu durante a meditação e foi liberada, ela perdeu o medo e foi curada da sua mágoa. Em um seminário sobre meditação e nutrição, uma pessoa obesa que há muito tempo tentava conter sua gula vivenciou o despertar da sua energia Kundalini e uma semana depois contou ter perdido seu intenso desejo por comida. Estes dois exemplos mostram como a meditação e o despertar da energia Kundalini podem liberar, espontaneamente, modelos dissonantes dos diferentes níveis do nosso ser.

Este capítulo torna claro o que sabíamos o tempo todo — as pessoas são pedras preciosas.

Resumo do Capítulo 10

1. Para compreender a assimilação de energia em nossa estrutura física é preciso ter consciência de que nossos corpos são como uma série de estruturas cristalinas sincrônicas que interagem.

2. Nossa estrutura óssea é o sistema cristalino sólido mais importante do nosso corpo. Um CEM específico é gerado da estrutura óssea cristalina. O seu tipo dependerá da sua fonte geradora (piezelétrica, correntes potenciais ou atividade do estado sólido), da intensidade da sua energia, da característica da sua pulsação e da combinação dessas interações na estrutura óssea.
3. O outro principal sistema do corpo similar ao cristal consiste de estruturas cristalinas líquidas, que existem em todos os sistemas de membranas celulares, órgãos, glândulas, nervos e músculos.
4. Os fluidos corporais, por terem íons e pela capacidade de estruturação da água, também têm qualidades similares às dos cristais.
5. Uma explicação de como os micronutrientes chegam aos seus lugares certos no corpo é a de que são atraídos aos seus CEM vibrantes até os locais cristalinos ressonantes adequados do sistema.
6. Compreender a natureza cristalina do corpo humano nos dá uma base física para entender a eficácia medicinal das vibrações do pensamento humano, das pedras, dos cristais, das essências florais, dos elixires das pedras e da homeopatia.
7. Ao aumentar a energia do COES da estrutura cristalina de uma pessoa, criamos um campo renovado e saudável que a reorganiza em um nível físico, emocional, mental e vibratório espiritual.
8. Nós somos, de fato, pedras preciosas.

11

A assimilação bioenergética

QUANDO SUFICIENTEMENTE CONDENSADA, a energia cósmica chega aos nossos pratos na forma de alimentos. Como alimento sólido, integral, cru, ela mantém seu COES. Desenvolver um novo paradigma do processo de assimilação de alimentos exige a compreensão da assimilação nos níveis físico e energético. Em um nível geral, cada substância vegetal e animal irradia do seu campo de energia uma vibração sutil única específica de cada espécie. Embora isso seja válido para plantas e animais, durante esta explanação vou me referir apenas aos alimentos vegetais, já que pertencem a um nível mais primário da cadeia alimentar. Uma das tarefas da assimilação é a conversão de alimentos tidos como um corpo estranho em algo parecido com a química e vibração do nosso próprio corpo, principalmente nos níveis dos corpos físico, etéreo e astral. Para assimilar bem um alimento, devemos absorver completamente suas forças totais em nossas próprias forças. No processo de assimilação, a vibração cristalina desses alimentos interage com o nosso sistema cristalino oscilatório total. Quem conhece a ciência da cinesiologia sabe que uma substância específica de um alimento, uma vez trazida para dentro do campo vibratório do nosso corpo, pode, imediatamente, enfraquecer, fortificar ou simplesmente não nos afetar.

A estrutura óssea cristalina e a assimilação de energia

As vibrações dos alimentos ecoam na nossa estrutura óssea, que amplifica e transmite energia ressonante para o corpo como um todo. Nesse processo, o osso transforma a vibração do vegetal em uma freqüência ressonante com-

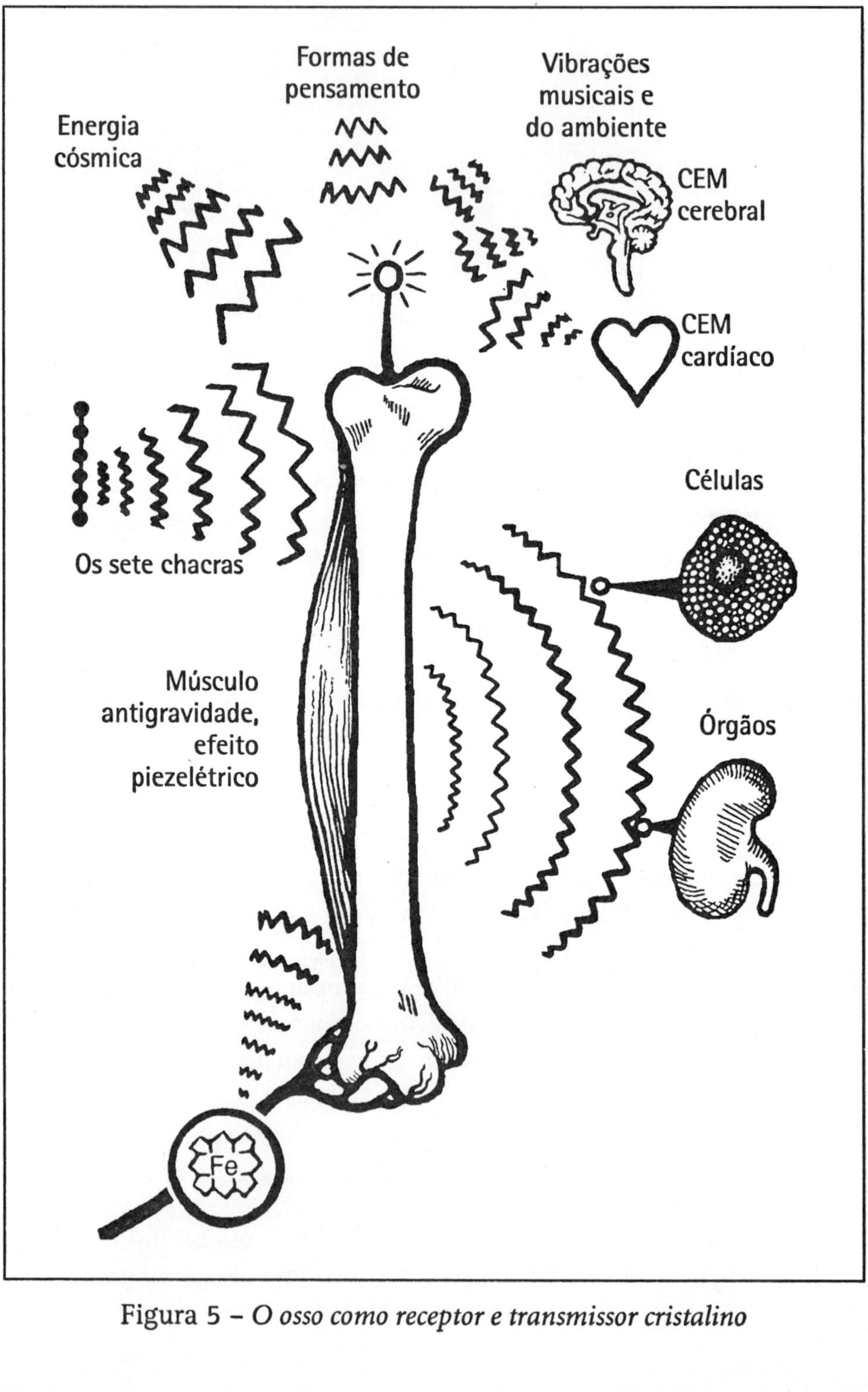

Figura 5 – *O osso como receptor e transmissor cristalino*

patível com nosso sistema vital. Nossa estrutura óssea cristalina age como o cristal em um rádio, que capta ondas de rádio e as traduz para sinais de áudio. As vibrações do som ecoam através da estrutura óssea em nossos ouvidos, transmitindo tais vibrações ou impulsos para nossos nervos auditivos.

Dentro da estrutura vegetal existem diferentes subestruturas semelhantes à do cristal, parecidas com os múltiplos subsistemas oscilantes, também similares à estrutura do cristal, de nossos próprios corpos. Elas repercutem na estrutura óssea e em outras estruturas similares às do cristal no nosso corpo. Na condição de único sistema cristalino rígido do corpo, o osso é a principal "antena" que recebe informação dentro do corpo e a transfere, através das suas propriedades cristalinas, para o restante do corpo. É pela vibração ressonante do osso que os CEM vegetais são transformados em vibrações específicas similares, tornando-se capazes de comunicar informação e energia para as subestruturas ressonantes do corpo. Desta maneira, as propriedades vibracionais específicas do vegetal energizam e alimentam os sistemas específicos de órgãos, glândulas e células. Por exemplo, a raiz de dente-de-leão afeta basicamente o fígado, enquanto a folha tem pouco efeito nesse órgão, sendo mais bem aproveitada em saladas como um leve tônico purificador. Em outro nível de consciência, pode ser que apenas os órgãos em um estado saudável atraiam a si os nutrientes certos e rejeitem os errados. Quando as células e os órgãos estão doentes, seus campos CEM ressonantes ficam diferentes dos de células saudáveis, por isso, pode ser que não atraiam os nutrientes adequados para criar e manter a saúde. Já foi documentado que a estrutura cristalina e o campo CEM gerado por um osso com artrite são diferentes dos de um osso normal.[1]

Em geral, nossa estrutura óssea cristalina age como uma antena para toda a energia vibratória e informação externa e interna do corpo, incluindo a energia direta em forma de pensamento. Ela repercute em todos os níveis de energia de nutrientes, que ou é recebida diretamente (a música, a canção e os cânticos) ou indiretamente, através dos CEM transferidos dos chacras à medida que eles desmembram a energia virtual externa que penetrou o sistema através dos sete corpos sutis. O cérebro, o sistema nervoso e o coração também liberam CEM que ecoam nos ossos e em outras estruturas semelhantes ao cristal. Então, a estrutura óssea cristalina amplifica e irradia essa energia e informação para o restante do sistema, até as estruturas cristalinas celulares e subcelulares. Esta é uma maneira importante de a energia e a informação serem transferidas diretamente para todas as células do corpo, tanto pelos chacras como pela união energia cósmica-cérebro-sistema nervoso.

O Dr. Glen Rein propôs um sistema suplementar de como a energia e a informação são transferidas diretamente para as células.[2] Esse sistema é baseado no fato de que as células são suspensas em uma matriz de componentes extracelulares de tecidos conectivos macromoleculares semelhantes ao cristal. Essa matriz está cheia de água estruturada, também com propriedades semelhantes ao cristal. A água no sistema extracelular e na matriz semelhantes ao cristal recebe a energia e a informação ressonantes. Durante o processo em que recebe a energia externa, a formação eletroquímica da estrutura dessa matriz muda. Essa mudança é então transmitida como uma corrente elétrica, enviando energia e informação para todo o sistema. Esse é um sistema que fornece outro caminho por onde a estrutura óssea ressonante é capaz de enviar sua informação vibratória biológica transformada diretamente para todo o sistema celular. Apesar de existirem outros subsistemas semelhantes ao cristal que captam e transmitem energia pela ressonância, a estrutura óssea, por ser o único sistema de cristal sólido, permanece como o melhor transformador. Seu estado sólido lhe permite guardar no osso modelos de memória, como freqüências armazenadas de CEM, por um período de tempo maior. Os traumatismos ósseos e vertebrais, em especial, podem ser armazenados na estrutura óssea, e a cura pelos cristais é muito proveitosa para aliviá-los. Marcel Vogel chama o osso de armazém da mente.[3] As memórias também são armazenadas nas estruturas dos tecidos conectivos profundos semelhantes ao cristal. Esta é a base biomolecular para as terapias de tecidos profundos. Os ossos também vibram em ressonância com outras fontes vibratórias, como o cristal, as pedras preciosas, os mantras, os cânticos e a música. Todos nós já ouvimos a expressão "dá para sentir nos ossos". Isso ajuda a explicar o efeito poderoso de músicas religiosas como os cantos gregorianos. Na condição de sistemas humanos semelhantes ao cristal, repercutimos em total unidade, harmonia e amor com a pulsação do cosmo.

O efeito recíproco do trissistema e da estrutura óssea cristalina

Em outro nível, a energia vegetal também é assimilada por um efeito recíproco da estrutura óssea cristalina e do trissistema de nossos sistemas circulatório, nervoso e meridional. Os chineses conhecem essa relação do trissistema há milhares de anos. Com o diagnóstico do sistema vascular dado pelo pulso, eles explicam as condições dos vários sistemas meridiano, orgânico, glandular, nervoso e ósseo. Uma explicação teórica de como os remédios vibracionais são absorvidos pelo corpo — em *Gem Elixirs and Vibrational Healing*, volume II, de Gurudas — também discute o efeito recíproco deste trissistema sincrônico.[4] Essa explicação nos ajuda a entender como a energia pode ser transferida do nível físico para o sistema etéreo dos chacras. Nessa transferência, os meridianos agem como sistemas ressonantes bidirecionais entre os dois níveis.

O sistema de meridianos também tem uma ligação direta com os sistemas circulatório e nervoso, já que é um modelo para estes, assim como para o corpo físico inteiro. É o sistema de energia modeladora mais físico organizado pelo COES, carregando mais energia vital do corpo nas suas estruturas semelhantes ao cristal. Em Gênesis 4:10 lemos a respeito do sangue de Abel que, da Terra, fala com Deus. Isso pode ser entendido como a força vital cristalina enviando sua mensagem. As mais importantes dessas forças ressonantes são as estruturas da hemoglobina nos glóbulos vermelhos e os minerais do plasma. O sistema nervoso leva a maior parte das forças mentais conscientes através dos campos eletromagnéticos. Elas ajudam a estimular e direcionar o crescimento celular, incluindo o crescimento e o direcionamento dos vasos sangüíneos no sistema. Nossa estrutura óssea também é permeada pelo sistema nervoso. As fibras em forma de "C" e os nervos nodulares receptores são encontrados em diferentes tecidos ósseos. Quando o tecido nervoso conduz impulsos nervosos, as mudanças fisiológicas associadas a essas pulsações criam um CEM externo.[5] Esses CEM podem interagir com os CEM dos ossos.

Apesar de ainda ser uma teoria, existem algumas provas sugerindo que os sistemas meridiano, nervoso e circulatório formam um sistema abrangente estabilizado que transmite a energia do osso transformada e amplificada para os demais subsistemas do corpo até o nível celular. As vibrações do osso também ajudam a estabilizar e energizar o sistema meridiano. Sabe-se que as energias piezelétricas estimuladas no osso pelo andar criam um CEM que programa a manutenção da estrutura óssea. A pulsação dos vasos sangüíneos e do coração cria uma reação piezelétrica no osso que pode gerar um CEM estabilizante de manutenção no osso.[6] O Dr. Bassett ressalta que os CEM do sistema cardiovascular podem ser de grande importância em um tipo de sinal estabilizante, já que interagem com a piezeletricidade gerada no local e com as correntes potenciais.[7] As provas desse tipo de relação, embora não sejam conclusivas, sustentam nossa hipótese.

Teoria da assimilação

O primeiro passo da nossa teoria da assimilação é dado pelo sol ativando a clorofila nas células vegetais. A clorofila energizada, que contém uma vibração holográfica de toda a planta, é capaz de transferir sua energia e informação ressonante para dentro do campo eletromagnético do ferro nos glóbulos vermelhos. A clorofila e a hemoglobina só diferem em um átomo: a clorofila tem magnésio na sua estrutura, em vez do ferro existente na hemoglobina. Reenergizados e reprogramados através da sua interação com a clorofila, os glóbulos vermelhos voltam a circular no sistema ósseo. Eles transmitem sua nova energia e informação CEM para o osso via ressonância direta e via correntes potenciais, ou efeito elétrico fluido. O osso amplifica e transmite essa energia para o restante do sistema (Figura 5, na p. 132). Os sistemas de glóbulos vermelhos e de hemoglobina também transferem energia vegetal ressonante diretamente para as células e tecidos através da transferência ressonante de seus próprios CEM.

Além dos CEM dos glóbulos vermelhos, o plasma do sangue carregado pelos CEM vegetais e corporais, e pela entrada de outros CEM, também transmite campos eletromagnéticos que são levados por compostos minerais. Esses CEM cristalinos do plasma são transferidos para o osso, e ao mesmo tempo carregados e reprogramados pelo novo modelo ósseo. Eles saem da estrutura óssea com a informação necessária para serem atraídos aos seus próprios CEM para o local adequado no sistema. Os glóbulos vermelhos e o plasma ajudam a estabilizar os modelos gerais do corpo. Quando sua carga enfraquece, a circulação pelo corpo os recarrega. No fundo, os glóbulos vermelhos e o plasma são programadores do cristal ósseo, assim como programados por ele. Os CEMs iônicos programados do plasma também ajudam a estabilizar o sistema meridiano, que por sua vez ajuda a programar e equilibrar o sistema neurológico (Figura 6). O osso então envia um modelo em harmonia com todo o corpo. Os glóbulos vermelhos e o plasma também saem do osso e levam modelos para locais específicos do corpo e ajudam a estabilizar os CEM gerais do corpo. Esse trissistema e as energias cristalinas do osso são um sistema de múltipla realimentação, que se estabiliza e é condutor de energia. Esses três sistemas e a estrutura óssea cristalina interagem sincronicamente.

O papel dos sais celulares na assimilação

Os sais celulares têm um papel interessante nesse sistema. Em determinado nível, eles são realmente micronutrientes físicos. O mais importante, porém, é que eles são programados pelo sistema meridiano em um nível ressonante para agir como um modelo para a organização da formação de micronu-

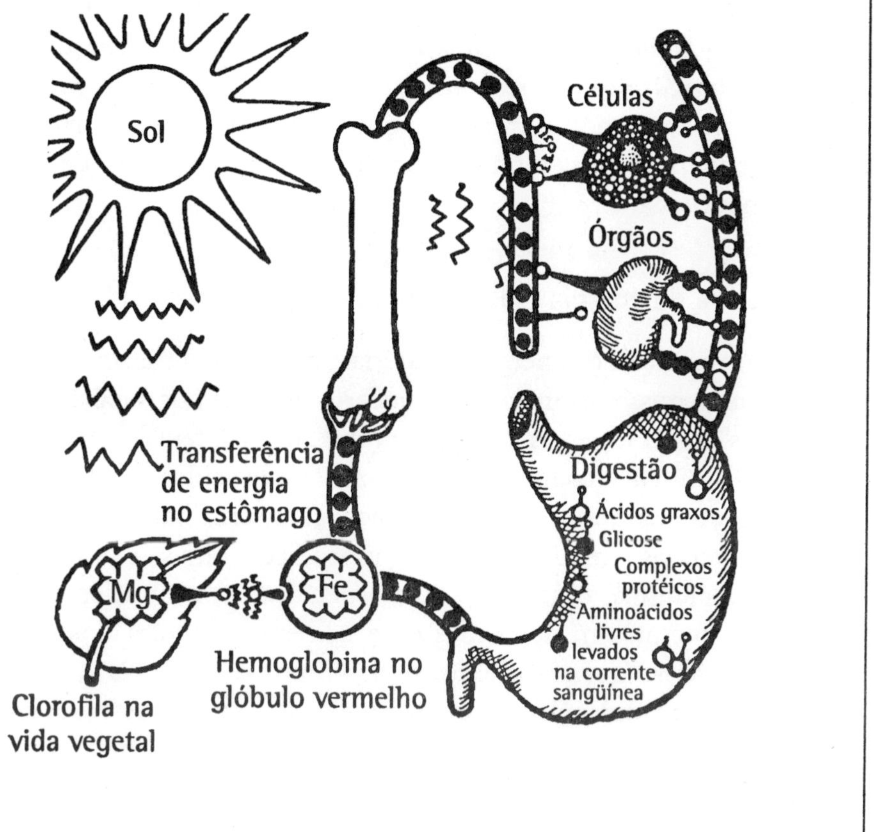

Figura 6 – *Assimilação energética e biomolecular dos alimentos*

trientes nos modelos de construção dos tecidos. Por causa do seu papel na água estruturada, eles também melhoram o modelo vibratório do sistema para captar minerais específicos necessários. Cada sal celular pode ajudar o fluxo de energia do meridiano específico ao qual está associado. As vibrações cristalinas dos sais celulares no plasma ajudam a estabilizar o sistema meridiano. Existem 12 sais básicos que parecem se correlacionar com cada um dos 12 meridianos principais. Nossa saúde geral pode ser auxiliada pela ingestão de um sal específico uma vez por mês. Uma sugestão de como fazer isso é organizá-los por seu peso atômico. No solstício de inverno, devemos começar com o sal de maior peso atômico, o *ferrum phosphoricum*. Listados em ordem decrescente de peso atômico, os sais são: *ferrum phosphoricum*, *calcarea phosphorica*, *natrum phosphoricum*, *natrum sulfuricum*, *magnesia phosphoricum*, *kali sulphuricum*, *kali phosphoricum*, *calcarea sulphurica*, *calcarea fluorica*, *kali muriaticum*, *silicea* e *natrum muriaticum*. No dia 21 de cada mês, tome o próximo mais leve. Dessa forma, os sais celulares podem auxiliar tanto na absorção de minerais como no fluxo de energia meridiana.

Transferência de energia e absorção de estruturas moleculares

Existe outra maneira de energia e matéria-prima serem transferidas dos alimentos para o nosso sistema. Essa transferência se dá por meio dos açúcares individuais dos complexos de carboidratos, das proteínas semelhantes ao cristal, dos aminoácidos livres e das formações de ácidos graxos carregados negativamente. Esses nutrientes são formações semelhantes ao cristal que carregam energias e modelos de CEM específicos. Eles são atraídos a áreas como uma glândula, órgão ou célula específica com modelos de campos energéticos que atraem nutrientes especialmente programados por ressonâncias similares. Esses nutrientes se ligam por ressonância e, molecularmente, ao campo molecular ressonante maior, liberando neste suas energias, para reenergizá-lo. É assim que a energia do COES formador é recarregada. Essa é uma maneira de os COES atraírem nutrientes para seus modelos, a fim de construírem a estrutura física. É assim que se explica como os nutrientes chegam onde são necessários para o corpo.

Os micronutrientes e as células dos CEM

Bruce Lipton, Ph.D., desenvolveu uma atraente teoria, totalmente baseada em informações científicas correntes no campo da biologia celular. Nela, ele explica detalhadamente como micronutrientes específicos carregados, no papel de transportadores de modelos de energia de um alimento específico que tenhamos ingerido, são atraídos a ressonância de uma determinada célula de CEM, acrescentando que realmente funcionam como interface, transferem seus modelos energéticos e incorporam sua forma material dentro da célula. Sua teoria explica como nutrientes não especialmente programados para uma determinada célula, embora estejam sendo transportados pelos fluidos extracelulares nas proximidades da célula, são captados por esta.[8]

Existem certos fatos fundamentais para a compreensão dessa teoria. Um deles é que quando uma proteína é exposta a uma fonte de energia como a luz, ou às ondas sonoras de rádio, os CEM da mesma freqüência ou a uma freqüência harmônica da proteína semelhante ao cristal, a molécula da proteína ecoa favoravelmente com ela. Essa nova vibração ressonante tem o poder de provocar uma troca de energia eletromagnética na proteína capaz de modificar sua forma física. Essa mudança pode ativar uma nova função da proteína ou inibir uma função corrente temporariamente. As proteínas capazes de mudar de forma desse modo são chamadas de proteínas alostéricas. Em poucas palavras, as proteínas, sendo estruturas semelhantes ao cristal, são capazes de absorver energias dos CEM e transformá-las em um sinal biologicamente ativo. Um exemplo conhecido é a rodopsina, o receptor protéico de energia semelhante ao cristal que absorve a luz e é encontrado nos pigmentos das células cilíndricas dos olhos. Ela capta a energia da luz e a transfere para os pulsos nervosos, que por sua vez a transferem para os centros visuais do cérebro. Outro exemplo comum é a melanina, uma proteína semelhante ao cristal que é capaz de absorver energia luminosa e transformá-la em som e energia eletromagnética.

O próximo passo que o Dr. Lipton dá na sua teoria é baseado no fato de que as proteínas são capazes de se integrar à membrana celular. Existem diversas funções diferentes para essas proteínas na membrana celular. Proteínas receptoras são envolvidas na recepção e descoberta de freqüências eletromagnéticas enviadas, incluindo os CEM de vários nutrientes, hormônios, soluções com íons, neurotransmissores, moléculas de glucose, aminoácidos livres, ácidos graxos livres ou qualquer outro nutriente necessário ao funcionamento celular que é trazido para a célula através dos fluidos extracelulares. Essas proteínas semelhantes ao cristal são sensíveis a baixos níveis de energia, como a fornecida por íons, elétrons, fótons e prótons únicos. Ao receber essas energias de CEM, as proteínas receptoras as convertem em sinais biológicos específicos que modulam a membrana celular em funcionamento. Esses sinais afetam diretamente os outros três tipos de proteínas da membrana celular. As proteínas receptoras podem transferir a energia recebida para as proteínas enzimáticas, que têm condições então de serem ativadas para executar reações enzimáticas intra ou extracelularmente. As proteínas receptoras também podem transferir essa energia para transportar proteínas que a transformam em atividades eletroquímicas reguladoras de algumas das entradas e sistemas de canais que permitem a passagem de nutrientes específicos prestes a ingressar na membrana celular. As proteínas receptoras também agem numa ligação física direta com as proteínas dentro das paredes celulares. Como essas proteínas receptoras mudam de forma, acabam provocando uma mudança na configuração física da proteína estrutural à qual estão ligadas. Quando a configuração da proteína estrutural muda, ela também pode abrir ou fechar uma determinada porta da membrana celular.

Concluindo, as proteínas receptoras são transformadores de energia semelhantes ao cristal que absorvem a informação energética dos numerosos CEM em contínuo processo de abalroamento no sistema celular e a convertem em sinais energéticos de mensagem aos quais a célula pode responder. Essas proteínas receptoras são mais um sistema que nos sintoniza com a energia dos nutrientes, assim como com as vibrações mais sutis geomagnéticas e atmosféricas da Terra, como a ressonância de Schuman, e com os campos ressonantes lunar, solar e cósmico, que afetam a vida biológica deste planeta.

A membrana celular, como uma unidade total, vibra em ressonância favorável com os CEM recebidos. Sua vibração ressonante é capaz de induzir uma ressonância harmônica nas membranas intracelulares semelhantes ao cristal e nos complexos protéicos como o RNA e o DNA. Essa transferência de energia harmônica ressonante é a maneira de as membranas celulares enviarem informação às estruturas intracelulares, exercendo nelas, portanto, um efeito regulador. Acredito que a energia de informação ressonante cósmica, terrena, alimentar e óssea também pode transmitir energia diretamente para as estruturas intracelulares centrais como o RNA e o DNA. E penso que isso se torna verdade principalmente quando nos desenvolvemos espiritualmente pela nutrição adequada e meditação. Nós nos tornamos, cada vez mais, melhores supercondutores da energia cósmica à medida que nos desenvolvemos espiritualmente. A partir do momento que nos tornamos melhores supercondutores de energia, há cada vez menos ressonância entravada entre o microcosmo e o macrocosmo, o que resulta na experiência de conscientização.

Esse sistema tem um outro lado. As estruturas vibratórias intracelulares semelhantes ao cristal podem transferir sua informação energética por ressonância para a membrana celular, podendo, portanto, influenciar também a função da membrana celular. Trata-se de um sistema de mão dupla. Na ressonância harmônica com as suas estruturas intracelulares, a membrana celular envia os CEM para os fluidos extracelulares, que atraem os nutrientes específicos de que precisam. Isso completa os ciclos de múltipla realimentação no sistema total de sistemas vibratórios multinivelados do corpo semelhantes ao cristal.

Descrevi vários mecanismos de transferência de informação energética no sistema. Nenhum é contraditório. Nosso complexo sistema de assimilação de informação energética tem controle e equilíbrio para nos manter sintonizados.

Pensamentos conclusivos

Nesse sistema teórico de assimilação o alimento é um fornecedor não apenas de nutrientes, mas de energias específicas que reenergizam todos os níveis de nossos COES. Se pensarmos no desenvolvimento do organismo humano como análogo ao desenvolvimento de uma semente cristalina, teremos outra visão. Depois que a forma adulta do cristal, o corpo humano, completou seu crescimento, precisamos apenas de um mínimo de nutrientes para manter a homeostase do sistema. Ao chegar a esse ponto, o principal objetivo da nutrição se torna, primariamente, fornecer energia para manter os COES do sistema total. Se não somos capazes de diminuir o apetite que nos serviu para o crescimento, começamos a cristalizar excessos à nossa volta. A idéia é comer o mínimo necessário para manter ao máximo a energia e a condutividade do corpo. À medida que mudamos para uma menor absorção de energia condensada no nosso organismo, precisamos cada vez menos de alimentos até mesmo como fonte de energia.

Resumo do Capítulo 11

1. Para assimilar bem os alimentos, devemos absorver completamente as forças totais do alimento em nossas próprias forças.
2. As vibrações dos alimentos ecoam na nossa estrutura óssea; a estrutura óssea amplifica e transmite a energia ressonante para o corpo como um todo.
3. Nossa estrutura óssea repercute todos os níveis de energia nutriente à medida que eles são transferidos por ressonância dos chacras, cérebro,

mente, sistema nervoso, coração e qualquer freqüência ressonante externa, como música, cânticos e pensamento.

4. A energia vegetal é assimilada por um efeito recíproco dinâmico entre a estrutura óssea cristalina e os sistemas circulatório, nervoso e meridiano.
5. A energia vegetal também é transferida diretamente da clorofila para a hemoglobina dos glóbulos vermelhos e para as estruturas iônicas do plasma sangüíneo. Os glóbulos vermelhos e o plasma transferem a energia vegetal diretamente para as células e para a estrutura óssea, que a transmite para o corpo.
6. As células de sais dos tecidos auxiliam na transferência de energia meridiana para a modelação dos micronutrientes no crescimento dos tecidos. Elas também ajudam a estabilizar os modelos de energia meridiana.
7. Formas individuais de açúcares singulares semelhantes ao cristal, proteínas e aminoácidos livres semelhantes ao cristal e formações de ácidos graxos de carga negativa conduzem formas especiais de energias e modelos de CEM.
8. Nesse sistema teórico de assimilação o alimento se torna um fornecedor não apenas de nutrientes, mas também de energias que reenergizam todos os níveis dos nossos COES.

12

Perspectivas para a dieta

O OBJETIVO DOS PRÓXIMOS CAPÍTULOS é refletir sobre algumas questões nutricionais que vão auxiliar o leitor no planejamento de uma dieta individualizada que enriqueça o processo de desenvolvimento espiritual. Não é uma procura da dieta perfeita, porque a única coisa perfeita está além do complexo corpo-mente, a Verdade do Eu, a Verdade de Deus no Todo e como Todo. Nós já somos essa perfeição, mas temos alguns bloqueios que nos impedem de experimentar essa Verdade coerentemente. A dieta perfeita não é nem capaz de nos deixar totalmente saudáveis, pois embora afete a mente e o espírito, seu efeito primário se dá no corpo físico. Para ser verdadeiramente eficaz, uma dieta precisa fazer parte do contexto de uma vida espiritual repleta de meditação, boas companhias, uma vida correta, de amor aos nossos vizinhos e aos nossos verdadeiros Eus, e de uma comunhão contínua de amor com Deus. Por um lado, a dieta é uma disciplina poderosa que pode ajudar a equilibrar nossos corpos, mentes, corações e vida em geral. Por outro lado, a dieta é uma expressão do nosso estado de ser e da nossa harmonia com as leis universais da criação.

Minha intenção é fornecer perspectivas suficientes que nos deixarão interessados em criar uma dieta individualizada que reflita nosso estado mais alto de consciência e que seja completamente adequada à nossa função no mundo. Isso não é tão fácil, porque os alimentos são a principal interface, em um nível físico, entre a natureza e nós mesmos. A ingestão adequada dos alimentos é uma maneira de extrair energia do nosso meio ambiente de modo harmonioso, e no mundo de hoje esse relacionamento foi rompido, tornando-se mistificante e confuso. De que outro modo, por exemplo, poderíamos, em um nível nacional, ter aprovado a irradiação de frutas frescas e vegetais como uma maneira de "preservá-los"? Isto representa uma ruptura completa com a natureza. O que parece normal é anormal, e vice-versa. É como se estivéssemos batendo com a cabeça na parede e, ao parar, descobríssemos que a dor de cabeça passara e que seria mais fácil meditar. Enquanto isso, a tecnologia moderna está estudando a fisiologia de como viver normalmente. Como a maioria das pessoas está normalmente batendo com a cabeça na parede, somos considerados anormais porque decidimos parar. Somos os esquisitos que comem "uma dieta de comida de passarinho e capim". É difícil mudar nosso programa diante dessa pressão social e dos nossos velhos sistemas de hábitos programados e crenças. Contudo, é necessário examinar esses modelos e estar disposto a abandonar o que já não é mais adequado para manter nossa experiência de comunhão bem-aventurada com Deus e nosso sentimento de bem-estar, para experimentar uma energia corporal equilibrada e para nutrir a força espiritualizante da energia Kundalini. A dieta propriamente dita não é a chave para a vida espiritual, mas ajuda a abrir a porta de comunhão com o Divino. A linha guia é viver e comer de uma maneira que enriqueça essa comunhão.

A dieta, do ponto de vista de nutrição espiritual, não é uma religião ou uma forma obsessiva de buscar Deus. Simplesmente, é parte de uma vida equilibrada, harmoniosa, em sintonia com as leis universais. O objetivo principal da nutrição espiritual não é um corpo saudável ou a longevidade — que são apenas subprodutos —, mas comer de uma forma que facilite e ajude nossa nutrição, o armazenamento de energia, permitindo que nos tornemos melhores supercondutores de energia cósmica, para que se energize mais facilmente a força espiritualizante da energia Kundalini e experimentemos o êxtase de ter Deus dentro de nós e em toda a interação de nossas vidas. Desenvolvemos nossa prática de nutrição espiritual para que, ao sermos chamados por Deus, não peçamos outro sorvete.

Criar uma dieta individualizada para a vida espiritual exige uma inteligência engenhosa na aplicação do novo paradigma nutricional e dos princípios gerais que estou compartilhando. O processo é real e básico, em vez de esotérico. Envolve julgamento e erros para saber o que funciona para cada um de nós. O critério é simples: coma o que aumenta sua experiência de amor e comunhão e largue o que as diminui. É preciso uma atenção especial às necessidades diárias da nossa vida e ao objetivo geral da nutrição espiritual: em vez de viver para comer ou comer para viver, devemos comer para intensificar nossa comunhão com o Divino. Deixe que nossa fome pelo Divino seja o apetite irresistível e nos guie para a escolha da nossa dieta.

13

Alimentos crus x Alimentos cozidos

Os efeitos de se cozinhar os alimentos

Se devemos ou não cozinhar os alimentos é uma questão controversa. Para mim, particularmente, dez anos atrás, não era nem mesmo uma questão, porque eu tinha como algo natural cozinhar todos os meus alimentos, a exemplo de muitas outras pessoas. Alguns sugerem que tudo deve ser cozido, outros dizem que apenas frutas e grãos devem ser cozidos, outros, ainda, garantem que alimentos totalmente crus são o certo. Aplicando todos os níveis do novo paradigma nutricional, teremos uma visão mais elucidativa sobre o assunto. Precisamos examinar os efeitos do cozimento dos alimentos sobre nós e sobre os alimentos. Durante um cozimento normal, as enzimas são destruídas, e as formas ativas de vitaminas e minerais, parcialmente destruídas: pesticidas e fungicidas se dividem para formar compostos tóxicos, e há um aumento de radicais livres. Cozinhar alimentos também coagula a proteína. Além do mais, comer alimentos muito quentes pode, de fato, romper as enzimas da mucosa da parede interna do estômago. A ingestão dos alimentos cozidos causa um aumento imediato na contagem dos nossos glóbulos brancos.

A importância de enzimas biologicamente ativas na nossa dieta

No plano físico, todos os nossos processos vitais dependem do funcionamento das enzimas. Elas são os agentes físicos vitais importantes para a digestão, para a desintoxicação da poluição interna e da poluição ecológica externa, e para manter nossos sistemas imunológicos e os nossos processos metabólico e regenerativo. Estima-se que haja de 75 mil a 100 mil sistemas diferentes de enzimas no corpo.[1] A Dra. Ann Wigmore diz que a preservação das enzimas é o segredo da vida.[2] O Dr. Howell, pioneiro no trabalho com enzimas alimentícias nos Estados Unidos, afirma que a quantidade de enzimas que temos no nosso sistema é o equivalente ao que chamamos de energia vital ou vitalidade, e acredita que nossa taxa de enzimas é um indicativo do nosso estado de saúde.[3] Existem provas interessantes associando a reserva enzimática com a longevidade e a vitalidade. Por exemplo, a amilase na saliva humana é 30 vezes mais abundante na faixa dos 25 anos do que na faixa dos 81 anos. O nível total de enzimas em jovens besouros é duas vezes maior do que o encontrado em besouros velhos. Moscas de frutas, grilos e ratos têm mais enzimas quando são jovens.[4] Depois de doenças crônicas, o conteúdo de enzima é esvaziado.[5]

Os alimentos naturais crus parecem vir carregados de enzimas necessárias à nossa digestão. Elas são liberadas no momento em que começamos a mastigar o alimento e a romper as paredes das células. Isto é semelhante à descoberta de que carboidratos não processados, como o grão e o açúcar não refinado, têm a quantidade certa de cromo para agir como um co-fator na sua assimilação. Quando são processados comercialmente, tornando-se o açúcar branco e a farinha de trigo, perdem boa parte do seu cromo; em razão disso, temos de usar as reservas de cromo do nosso próprio corpo para assimilá-los.[6] A longo prazo, isso resulta em um esgotamento de cromo nos tecidos, assim como comer alimentos cozidos resulta em um esgotamento de enzimas.

Quando processamos os alimentos aquecendo-os acima de 47,7ºC por meia hora, ocorre uma destruição total das enzimas.[7] Segundo Howell, não importa se o alimento é aquecido rapidamente ou devagar, ou se o aquecimento é úmido. Ele relata que em aquecimento seco até 65,5ºC, as enzimas não são destruídas.[8]

As enzimas destruídas no cozimento são aquelas que digerem previamente o alimento na "enzima alimentar" ou estômago cardial (a parte superior do estômago) durante os primeiros 30 a 60 minutos do ciclo digestivo. Ao se comer basicamente alimentos crus, essa pré-digestão é aperfeiçoada. Isto significa que uma quantidade menor das nossas próprias (endógenas) enzimas digestivas do estômago, pâncreas, fígado e duodeno são necessárias para completar o trabalho digestivo, porque existem provas mostrando que a quantidade de secreção de enzimas endógenas diminui ou aumenta dependendo de quanto forem necessárias.[9] Isto é importante pelo que o Dr. Howell chama de "A lei de adaptação da secreção de enzimas",[10] significando que a energia enzimática vai para onde for necessária no corpo. O Dr. Howell acreditava, como eu, que as enzimas representam certa quantidade de energia, assim como uma quantidade de moléculas enzimáticas em si. Se menos energia enzimática é necessária para a digestão, maior quantidade ficará disponível para melhorar outros processos corporais. Por exemplo, se estamos lesionados ou doentes, freqüentemente sofremos perda de apetite, porque a necessidade básica da energia enzimática é lutar contra a doença e reparar o corpo.

Quando ingerimos alimentos nos quais as enzimas não foram destruídas, mantemos um fornecimento contínuo de enzima exógena no sistema e, portanto, diminuímos o esgotamento endógeno da energia enzimática. Existem provas consistentes de que as enzimas excessivas liberadas pelos alimentos crus ou até mesmo suplementos enzimáticos podem ser absorvidas pelo sistema para aumentar nossa quantidade de enzimas e de energia. Por essa razão, uma dieta de alimentos crus pode realmente acrescentar energia e material enzimático ao sistema. Existem três métodos principais, no plano físico, para manter ou aumentar a energia enzimática no sistema: uma dieta de alimentos crus, acrescentar enzimas por meio de suplementos e jejuar. O resultado da conservação e do aumento de energia enzimática na área digestiva é que mais energia enzimática estará disponível para nossa vitalidade, desintoxicação corporal, funções metabólicas, dissolução de tecidos cicatrizados e depósitos cristalizados nos tecidos, digestão de tecido gorduroso excessivo e regeneração. Essa vitalidade e saúde acrescidas fazem com que tenhamos mais energia disponível tanto para estar presente nas nossas vidas espirituais como para ser transformada em energia espiritual. Essa é uma das maneiras de os alimentos crus melhorarem a vida espiritual. Apesar de algumas doenças poderem vir a ser um período importante de crescimento espiritual, tenho observado que, em geral, pessoas com baixa vitalidade física têm menos energia disponível para seu foco espiritual.

Um dos exemplos mais dramáticos da importância dos alimentos crus para a saúde e a vitalidade é o famoso estudo do Dr. Francis Pottenger.[11] Durante dez anos ele utilizou 900 gatos, englobando quatro gerações desses felinos. Metade deles foi alimentada com uma dieta de carne crua e leite; a outra metade, com uma dieta de carne cozida e leite pasteurizado. Os gatos que receberam a alimentação cozida desenvolveram uma doença degenerativa parecida com a que é encontrada na nossa sociedade. A cada geração, havia um aumento de anormalidades congênitas ósseas e diversas outras, de maneira que na terceira geração os gatos alimentados somente com alimentos cozidos estavam estéreis e bastante deformados congenitamente. A conclusão foi de que algumas qualidades sensíveis ao calor estavam ausentes na carne cozida e no leite pasteurizado, e os únicos fatores que sabemos serem completamente destruídos pela pasteurização são as enzimas biologicamente ativas. O estudo mostrou que a ausência de enzimas nos alimentos cozidos faz diferença.

Considerando o novo paradigma nutricional, cozinhar, congelar e irradiar destrói a estrutura física das enzimas e de outros nutrientes, além de desintegrar e desorganizar os modelos etéreos do COES. Para revitalizar esses nutrientes para a absorção no sistema, seus COES devem ser reenergizados e reorganizados. Para conseguir isto, a energia deve vir do nosso sistema COES total. Tirar energia dos nossos COES aumenta a entropia e o envelhecimento do nosso sistema. Como foi discutido no Capítulo 3, as enzimas representam pontos vorticosos focais especiais e de alta energia que servem para trazer energia do COES para o plano físico, consideradas todas as funções em geral, assim como para a transmutação biológica. Quanto mais sistemas enzimáticos viáveis tivermos, mais avenidas estarão abertas para sermos energizados e revitalizados nessa via.

Mudanças anormais nos glóbulos brancos com os alimentos cozidos

Em 1930, o Dr. Paul Kouchakoff apresentou um estudo no Primeiro Congresso Internacional de Microbiologia com o título de *The Influence of Food Cooking on the Blood Formula of Man.* Ele descobriu que comer alimentos crus não produz leucocitose (um aumento do número de glóbulos brancos).[12] Particularmente significante na sua singela descoberta foi o fato de que desde 1846 a leucocitose, após a ingestão de alimentos normais cozidos, era tida como normal, sendo classificada por Wirchow como "leucocitose digestiva" (um ótimo exemplo de cientistas estudando a fisiologia normal de batidas com a cabeça). Na realidade fisiológica, ingerir alimentos cozidos causa uma reação patológica no corpo. Quando os alimentos são cozidos, os campos energéticos não podem ecoar imediatamente com o corpo, que responde, então, de maneira defensiva até que possa reconhecer os COES dos alimentos cozidos como modelos a que possa ressoar, absorvendo-os. Kouchakoff descobriu também que quando o alimento tinha sido processado comercialmente e depois cozido, não apenas ocorria um aumento do número de glóbulos brancos, como ainda uma mudança na razão entre os seus diferentes tipos.

Kouchakoff descobriu que a temperatura crítica para se iniciar a leucocitose era quando o alimento tinha sido esquentado por volta de 88,3ºC por 30 minutos. A temperatura mais alta a que ele chegou antes de ocorrer a leucocitose foi observada durante o cozimento de figos: 96,6ºC. Curiosamente, a leucocitose precisava de apenas 30 miligramas de alimentos cozidos para ser iniciada. Uma outra descoberta que deve trazer alívio para alguns foi a de que se os alimentos crus fossem comidos com alimentos cozidos do mesmo tipo, em iguais quantidades, a leucocitose não ocorria. Ele descobriu também que isso valia para uma mistura de alimentos cozidos e crus que não fossem iguais, desde que o ponto crítico de mudança de temperatura do alimento cru fosse mais alto do que o do alimento cozido. Do ponto de vista do novo paradigma, esses resultados podem ser explicados pelos COES dos alimentos crus transferindo sua energia por ressonância para reenergizar e organizar os COES desintegrados dos alimentos cozidos.

O efeito do cozimento nas vitaminas e em outros componentes alimentares

Existem algumas diferenças nos resultados, mas a maior parte dos pesquisadores constata que há uma perda de pelo menos 50% de vitamina B em alimentos cozidos. Algumas perdas, como a da tiamina (vitamina B1), podem ser tão altas como 96%, se o alimento é fervido por um período de tempo prolongado. As perdas de biotina podem ser de até 72%; de ácido fólico, de até 97%; de inositol, de até 95%; e de vitamina C, de 70% a 80%.[13] Viktoras Kulvinskas estima que, em geral, a destruição dos nutrientes ou a perda da biodisponibilidade após o cozimento é de aproximadamente 85%.[14] Junto a isto, o Max Plank Institute for Nutritional Research, na Alemanha, descobriu que as proteínas cozidas possuem apenas 50% de biodisponibilidade em comparação com as proteínas não cozidas.[15] Em geral, pode-se dizer que os alimentos cozidos coagulam as formas minerais de quelato de proteína bioativa, desintegram as estruturas do RNA e do DNA e produzem radicais livres nas gorduras e proteínas.

Em *O evangelho essênio da paz*, traduzido dos Pergaminhos do Mar Morto, Jesus é citado dizendo: "Pois em verdade vos digo, vivei apenas pela chama da vida, e preparai vossos alimentos não com a chama da morte, que mata vossos alimentos, vossos corpos e vossas almas também."[16]

Cozinhar alimentos nesses tempos modernos oferece um perigo a mais. O Dr. William Newsome, do Departamento de Saúde do Canadá e da Divisão de Pesquisa de Saúde Alimentar, Secretaria de Segurança Química, descobriu que os tomates com fungicidas, cozidos, tinham de dez a 90 vezes mais ETU, um composto mutante e causador do câncer, do que os tomates crus da mesma plantação. Descobriu ainda que os fungicidas do tipo EBDC se desintegram com o calor e formam o ETU. Ele percebeu que a quantidade de ETU em vegetais quimicamente tratados é 50 vezes maior do que nos mesmos vegetais servidos crus.[17] As implicações que isso traz, com as enormes quantidades de alimentos quimicamente tratados que cozinhamos e consumimos, merecem ser consideradas.

As temperaturas dos alimentos e as funções corporais

Se comemos um alimento muito quente, ele pode, de fato, desintegrar os sistemas enzimáticos da nossa própria mucosa gástrica, assim como lesioná-la diretamente. Um estudo publicado no *The Lancet*, o famoso jornal médico inglês, mostrou que 15% daqueles que bebem chá a 50,3ºC e 77% daqueles que bebem chá a temperaturas superiores a 58,6ºC tinham anormalidades gástricas enzimáticas.[18] O Dr. McCluskey, em outro estudo do *The Lancet*, descobriu que a irritação constante da garganta e da língua causada por comidas quentes, bebidas quentes e álcool estava associada com o número elevado de câncer da garganta e da língua.[19] Ele sugere que mergulhemos o dedo mínimo na bebida quente por dez segundos. Se não ficar escaldado, então podemos beber. O outro extremo é que bebidas geladas e alimentos frios podem diminuir a velocidade das funções enzimáticas e do movimento peristáltico. Podemos optar por ser harmoniosamente moderados, comendo e bebendo alimentos na temperatura do meio ambiente ou em temperaturas não mais quentes do que aquela a que Jesus se refere como "chama da vida", que não é mais quente do que as temperaturas na natureza. Harmonia é aceitar e se render aos desígnios da natureza.

Um comentário de *O evangelho essênio da paz*

"E Jesus continuou: 'Deus ordenou aos vossos antepassados: Não matareis. Eu vos digo: Não mateis nem homens, nem bestas, nem o alimento que vai para a vossa boca. Pois se comerdes alimentos vivos, ele vos irá vivificar, mas se matardes vosso alimento, o alimento morto também vos matará. Pois a vida vem apenas da vida, e a morte vem sempre da morte. Pois tudo que mata vossos alimentos mata também vossos corpos. E tudo que mata vossos corpos também mata vossas almas (a ligação com a nutrição espiritual). Portanto, não comais nada que o fogo ou o gelo ou a água tenha destruído. Pois os alimentos queimados, congelados e destruídos irão queimar, congelar e destruir vossos corpos também. Não sejais como o marido imprudente que cultivou em sua terra sementes cozidas, congeladas e destruídas. E o outono veio e os seus campos não germinaram nada. E grande foi sua aflição.'"

As aplicações dos princípios alimentares essênios

Um dos grandes experimentos humanos na dieta de alimentos crus é creditado ao Dr. Edmond Bordeaux Szekely, que durante um período de 33 anos orientou mais de 123.600 pessoas em tal dieta, obtendo resultados espantosos com benefícios à qualidade de sua saúde, em comparação com grupos controlados.[20] Falando sobre o seu estudo, Szekely achou que estava no limiar de grandes segredos bioquímicos da vida que os essênios conheciam há milhares de anos. Do livro *The Essenes by Josephus and His Contemporaries*, pude extrair duas linhas guias básicas dos essênios sobre a preparação e o consumo dos alimentos.[21] Aqui estão as chaves para esses "grandes segredos dos essênios". A primeira é que a dieta deles era de alimentos naturais crus, vivos, integrais. A segunda, que havia um lapso de tempo mínimo entre a colheita do alimento e o seu consumo. Isto se chama comer em harmonia com as leis da natureza. Os essênios estudaram e assimilaram profundamente o significado das leis da natureza, e os seus modelos alimentares surgiram como resultado dessa compreensão. Não havia armazenamento, processamento, congelamento, desidratação, enlatamento ou irradiação. O alimento era ingerido na forma vital total. Eles sabiam que o alimento vivo contém uma força vital que perdura após ser retirado do seu contexto ambiental de energias terrena, solar e cósmica. Com o tempo e com o processamento, essa força vital é dissipada. Os COES perdem suas energias, e seus modelos começam a se desorganizar. Nossos instrumentos modernos e cientificamente aceitos não podem detectar essas diferenças sutis de energia. Alguns podem até medir essas energias sutis, mas ainda não são considerados aceitáveis pelos cientistas. Por causa das limitações instrumentais, a energia mensurável liberada das ligações carbo-hidrogênicas da vida, os alimentos integrais e os alimentos processados desnaturados provavelmente seriam iguais em termos de calorias produzidas. Nossos corpos recebem calorias, mas não vitalidade, dos alimentos processados cozidos. Os alimentos crus, vivos, fortalecem nossos modelos de COES. Os alimentos processados cozidos os desgastam. Essa consideração dos COES é uma das principais diferenças entre o paradigma materialista-mecanicista e o paradigma da nutrição espiritual. A única medida de que dispomos é nossa sensibilidade subjetiva, como quando comemos uma suculenta cenoura crua que acabou de ser colhida e comparamos com uma cenoura cozida, ou até mesmo uma cenoura orgânica crua de vários dias em uma loja de alimentos naturais.

Durante o processo de desenvolvimento da sua dieta regenerativa, o Dr. Szekely desenvolveu uma maneira de classificar os alimentos que, do ponto de vista do novo paradigma nutricional, reflete sua compreensão do alimento como tendo qualidades energéticas. Ele notou que a utilização pura e simples do paradigma materialista do alimento como calorias, proteínas, gorduras e carboidratos era muito limitada. A seu ver, havia quatro categorias de alimentos renovadores de células e geradores de vida. À primeira categoria, ele chamou de biogênica.[22, 23] Nesta se incluem os alimentos de mais alta energia e geradores de vida. São produtores alcalinos, carregados de energia, possuindo uma alta taxa de enzimas, proteínas completas pré-digeridas, minerais quelatados, ácidos nucléicos, vitaminas, RNA, DNA e vitamina B12. O Dr. Szekely descobriu que esses alimentos tinham a capacidade de regenerar e revitalizar o organismo humano. Todos os brotos fazem parte desta categoria, incluindo as oleaginosas e sementes maceradas e germinadas, brotos de grãos e leguminosas, além do broto de trigo e outros ingeridos como caldo ou na sua forma integral. O cultivo dos brotos não é um processo novo. Os essênios dominavam essa técnica, mas a história do cultivo de brotos remonta ao ano 3.000 a.C. na China, com o registro do uso do broto de feijão. O processo de macerar a semente tem seu uso baseado no fato de ativar as proteases que neutralizam os inibidores de enzima, evitando que sementes, leguminosas e grãos germinem na época errada.[24] A germinação e o cultivo do broto aumentam a taxa de enzimas de seis a 20 vezes.[25] Os hormônios vegetais também são ativados, e as fitinas partidas, ocorrendo grande aumento da atividade metabólica. Os amidos são desmembrados em simples açúcares, as proteínas pré-digeridas em aminoácidos graxos de fácil assimilação, e as gorduras desmembradas em ácidos gordurosos solúveis. O conteúdo vitamínico e mineral é aumentado no cultivo de brotos; esta era uma das indicações do fenômeno da transmutação biológica. A vitamina B6 é aumentada em 500%, a B5 em 200%, a B2 em 1.300%, a biotina em 50% e o ácido fólico em 600%.[26] Esses alimentos biogênicos têm a capacidade de gerar um organismo completamente novo. É a força vital desses alimentos que é transferida para as pessoas, auxiliando-as na cura e na regeneração.

A segunda categoria de alimentos é chamada de alimentos bioativos.[27] Trata-se de alimentos capazes de sustentar e melhorar um pouco uma força vital já saudável. Os alimentos bioativos incluem frutas e vegetais frescos, não processados, e crus.

A terceira categoria são os alimentos bioestáticos.[28] Tais alimentos não são nem sustentadores nem geradores de vida, e diminuem a qualidade do funcionamento do corpo. São alimentos retardadores da vida, que, aos poucos, aceleram o processo de envelhecimento, e incluem os alimentos cozidos e aqueles que, apesar de crus, perderam o frescor.

À quarta categoria, ele chamou de bioácida,[29] ou alimentos destruidores da vida. São alimentos que passaram por muitos processos e refinamentos e estão cheios de preservativos e aditivos. Eles desintegram rapidamente a função vital.

No paradigma de nutrição espiritual, os alimentos biogênicos aumentam a energia total do COES do sistema, intensificando portanto a organização do COES em cada nível energético. Isto resulta em uma reversão da entropia e do processo de envelhecimento. Os alimentos bioativos trazem sua própria energia benéfica do COES para o sistema, que é levada para os modelos específicos de COES no nosso sistema e mantém, e aos poucos energiza, o modelo de COES do organismo. Os alimentos bioestáticos exigem que o organismo humano forneça energia para reativar os COES dos alimentos cozidos, a fim de que possam ser assimilados de maneira adequada. O resultado global, com o tempo, é uma lenta diminuição da energia total do COES do organismo. Isso pode ser contrabalançado por outras atividades energizantes de COES, como a meditação, mas será esta a melhor e mais eficiente maneira de usarmos nossa energia COES? Os alimentos bioácidos desintegram e desenergizam os modelos de COES, como no estudo de Kouchakoff, no qual alimentos intensamente processados não apenas causam leucocitose, mas mudam o desenho dos glóbulos brancos.

Recomendações gerais sobre cru *x* cozido

Para o tratamento de doenças, Szekely, assim como Paavo Airola, Ann Wigmore e Viktoras Kulvinskas, recomenda uma dieta integralmente crua. Szekely descobriu, no seu estudo, que um indivíduo relativamente saudável podia se manter bem ingerindo 25% de alimentos biogênicos, 50% de bioativos e de 10% a 25% de alimentos bioestáticos. Esses 10% a 25% de alimentos bioestáticos representam uma concessão, pois, no seu entender, deveriam ser apenas tubérculos e vegetais duros ligeiramente cozidos.[30] O mundialmente famoso Dr. Paavo Airola é de opinião que uma dieta integralmente crua seria o ideal, mas, reconhecendo a dificuldade de tal dieta para a maioria das pessoas, recomenda uma razão de 80% de alimentos crus e 20% de cozidos como uma medida adequada para sustentar um estado saudável, com um pouco menos de alimentos crus em lugares de clima mais frio.[31] Viktoras Kulvinskas, um dos maiores especialistas do mundo em alimentos crus, acha que uma dieta com 100% de alimentos crus divididos em 50% de alimentos biogênicos e 50% de bioativos traz uma qualidade máxima de saúde, mas concede aos habitantes da cidade e outros em transição uma contagem de 80% a 90% de alimentos crus com 10% a 20% de raízes vegetais cozidas para a manutenção da saúde.[32]

As conclusões do novo paradigma nutricional, os ensinamentos dos essênios para comer em harmonia com as leis da natureza, a mensagem de Jesus no *Essene Gospel*, a informação sobre a importância de não destruir as enzimas com o cozimento, a perda da biodisponibilidade protéica, a perda de vitaminas e minerais com o cozimento, o perigo representado pelos fungicidas e pesticidas ao se desintegrarem com o calor para formarem compostos tóxicos, o aumento na produção de radicais livres e minha própria observação dos benefícios de uma dieta basicamente de alimentos crus para a vida espiritual, tudo isso leva a que se recomende uma dieta de 80% de alimentos crus com 25% a 30% de alimentos biogênicos como o fundamentalmente adequado para uma dieta geral de sustentação da vida espiritual.

Resumo do Capítulo 13

1. Em alimentos cozidos, 100% das enzimas são destruídas, de 70% a 85% das vitaminas são destruídas, pesticidas e fungicidas se desintegram para formar compostos tóxicos, a proteína se torna 50% menos assimilável por causa da coagulação, e há um aumento da produção de radicais livres.

2. Todos os nossos processos vitais dependem das funções enzimáticas. Quando as enzimas são esgotadas, também se esgotam nossa força vital e saúde.
3. Ingerir alimentos cozidos causa uma leucocitose patogênica.
4. Estando muito quente, o alimento pode desintegrar nossas enzimas digestivas.
5. Quando o nível físico do alimento é rompido pelo cozimento, a energia e a organização dos COES dos alimentos são parcialmente destruídos.
6. O segredo dos essênios, quanto à preparação e consumo dos alimentos, envolve comer alimentos naturais crus, vivos, integrais, frescos, e um lapso de tempo mínimo entre a colheita do alimento e o seu consumo.
7. Os alimentos podem ser classificados em quatro categorias, de acordo com suas capacidades celulares de renovação e regeneração: biogênicos (brotos crus cultivados de oleaginosas, sementes, trigo e grãos), que são regeneradores de células; bioativos (frutas e vegetais crus), que mantêm a energia celular em alto nível; bioestáticos (cozidos, porém orgânicos), que esvaziam vagarosamente a energia celular; e bioácidos (processados e adulterados), que degeneram as células.
8. A recomendação geral para uma dieta de manutenção saudável e para a vida espiritual é de 80% de alimentos crus e 20% de alimentos cozidos, com 25% a 30% de alimentos biogênicos da dieta.
9. A recomendação para uma dieta de cura é de 100% de alimentos crus.

14

Dieta de alta taxa protéica
x
Dieta de baixa taxa protéica

A realidade e o medo

A controvérsia sobre a alta taxa *versus* a baixa taxa protéica é mais uma questão de medo do que de realidade. O método de nutrição com alta taxa protéica foi baseado inicialmente em uma pesquisa alemã do século XIX, que dizia que as pessoas precisam de um mínimo de 120 gramas de proteína por dia. Esse pensamento sobre a alta taxa protéica persiste até hoje, mesmo com os nutricionistas convencionais considerando agora a quantidade necessária de 60 a 90 gramas por dia. Mas pesquisas técnicas feitas em várias partes do mundo sugerem que a necessidade real de proteína esteja perto de 25 a 30 gramas, e ainda menos se a proteína que ingerimos for crua. Em programas de pesquisa separados, Ragnar Berg, famoso nutricionista sueco, e D. V. O. Siven, da Finlândia, concluíram que 30 gramas de proteína são o suficiente para um estado saudável.[1] O Dr. Hegsted, da Universidade de Harvard, e o Dr. Kuratsuen, do Japão, independentemente, descobriram que de 25 a 30 gramas são o suficiente.[2] O Dr. K. Eimer descobriu que quando os atletas reduziam seu consumo protéico de 100 gramas de proteína animal para 50 gramas de proteína vegetal, tinham seu rendimento aumentado.[3] Isto endossa nossa discussão do Capítulo 8 sobre a superioridade de carboidratos com alta taxa de complexos de oxigênio sobre a proteína como combustível. O Dr. Chittenden, em amplos estudos sobre soldados e atletas, descobriu que 30 a 50 gramas por dia são o suficiente para um rendimento físico máximo.[4] É interessante observar também que a concentração média de proteína do leite materno é de apenas 1,4%, o suficiente para fornecer ao organismo humano todos os aminoácidos e proteínas essenciais necessários ao período de crescimento mais rápido do corpo e de desenvolvimento do cérebro.[5] Os macacos, consideravelmente mais fortes do que os humanos, vivem com uma dieta frugívora que possui em média entre 0,2% e 2,2% de proteína, o equivalente à concentração de proteína no leite materno. Estes fatos nos levam a perguntar: qual a quantidade exata de proteína de que realmente precisamos?

Excesso de proteína e a doença degenerativa

A combustão metabólica do excesso de proteína na dieta não "queima de maneira limpa", como foi discutido no Capítulo 8, e tem sido associada à criação de um sistema superácido por causa da acumulação de restos tóxicos do metabolismo protéico, como os ácidos úricos e a purina nos tecidos. Airola mostra que ingerir proteína em excesso "contribui para o desenvolvimento de várias das nossas doenças mais sérias e comuns, como a artrite, lesões do fígado, piorréia, esquizofrenia, osteoporose, aterosclerose, doenças cardíacas e câncer", e que "uma dieta com alta taxa protéica causa envelhecimento precoce e diminui a expectativa de vida".[6] Uma dieta com alta taxa protéica aumenta o nível de depósitos amilóides nas células. O amilóide é um subproduto do metabolismo protéico depositado nos tecidos conectivos e nos órgãos, estando definitivamente ligado à degeneração dos órgãos e tecidos e ao envelhecimento precoce.

Os russos tiveram um sucesso curioso no tratamento da esquizofrenia com a prática do jejum e com dietas vegetarianas com baixa taxa protéica. Apesar de terem estabelecido uma ligação clara entre uma dieta de alta taxa de proteína animal e certos tipos de esquizofrenia, as causas exatas não estão claras. Uma parte da disfunção cerebral pode estar relacionada à deficiência de certos minerais e vitaminas causada por uma dieta de alta taxa protéica. Uma dieta com alta taxa protéica inclui 20 vezes mais fósforo que cálcio, o que esgota o cálcio no sistema, resultando na osteoporose e na descalcificação dos dentes.[7] A condição esquizofrênica pode estar relacionada às deficiências de vitamina B3, B6 e magnésio, cuja criação se deve a uma dieta de carnes com alta taxa protéica.[8] As informações citadas sugerem que a maioria das pessoas ingere muita proteína, e proteína em excesso, principalmente de carnes, é prejudicial à saúde.

A doutrina Wendt

A doutrina Wendt, um resultado de 30 anos de pesquisa feita por Wendt, Wendt e Wendt, uma família de médicos pesquisadores, é hoje reconhecida formalmente por cientistas nutricionais na Alemanha. Ela explica um dos fatores principais que liga o consumo de proteínas em excesso a algumas formas crônicas de doenças degenerativas.[9] Os Wendt conseguiram provar com fotos de um microscópio eletrônico que o excesso de proteína obstrui a membrana basal, uma membrana de filtragem localizada entre as veias capilares e as células que ajuda a regular o fluxo de nutrientes e resíduos entre as veias capilares e as células, e de fluidos nos tecidos onde penetram. Quanto mais proteína em excesso houver na dieta, mais proteínas vão se alojar na membrana basal, resultando em uma membrana basal mais grossa, com poros obstruídos. Isso representa um obstáculo para a trajetória das proteínas, de outros nutrientes e até mesmo do oxigênio até as células, e também para a retirada de resíduos, restos e produtos desintegrados das células. Eventualmente, a membrana basal fica tão obstruída com o excesso de proteína que as células dentro das paredes das veias capilares começam a armazená-lo e expeli-lo sob formas insolúveis que se acumulam dentro das paredes das veias capilares e das arteríolas, causando aterosclerose, hipertensão, princípio de diabete em adultos e o que os Wendt chamam de degeneração do tecido capilar, o resultado das membranas basais obstruídas por todo o sistema. Essa membrana basal obstruída produz má nutrição celular e resulta na anoxia dos tecidos. Segundo a hipótese do Dr. Steven Levine, a anoxia é a causa de todas as doenças degenerativas.[10] A principal questão a ser entendida é que o excesso de proteína na dieta resulta em uma doença de armazenamento protéico que, aos poucos, sufoca o sistema. É muito mais difícil meditar quando se está sufocando em um nível celular e a vitalidade do sistema morrendo vagarosamente.

Os Wendt descobriram que todo esse processo poderia ser revertido com a suspensão do consumo de proteína animal por um período de um a três meses e a adoção de uma dieta com baixa taxa de proteína. Eles ressaltam que a membrana basal de um feto é extremamente fina e porosa, por isso os nutrientes podem entrar e sair facilmente. Por não haver excesso de proteína no feto, eles acham que essa membrana deixa todos os nutrientes entrarem nas células com facilidade. Eles formulam a hipótese de que se um adulto adotasse uma dieta de baixa taxa protéica, ou jejuasse bastante, sua membrana basal teria a mesma porosidade, finura e permeabilidade da de um feto. Isto tornaria possível uma excelente assimilação de nutrientes pelas células e a expulsão de resíduos para fora das células, assegurando o livre fluxo de energia no sistema e fornecendo a energia metabólica necessária para meditar e manter a concentração na comunhão com o Divino.

A combinação de proteínas é desnecessária

Uma das práticas vegetarianas mais desnecessárias é a combinação de proteínas nas refeições. De acordo com este conceito impreciso, nosso sistema só utiliza a proteína em seu estado completo e precisamos comer todos os aminoácidos de uma só vez para obter proteínas suficientes que possam ser utilizadas pelo nosso sistema no metabolismo. Este tipo de pensamento perigoso vem da idéia de que não armazenamos proteínas e aminoácidos. A doutrina dos Wendt prova claramente que isso não é verdade. Pesquisas feitas com indivíduos em jejum total mostraram que a albumina sérica (uma medida de proteína no sistema) permanece constante durante o período de jejum, ainda que nenhuma proteína tenha sido ingerida.[11] Isto se dá por causa de um aglomerado de aminoácidos que envia continuamente aminoácidos livres ou complexos protéicos para onde estejam sendo requisitados no sistema. Em seu livro sobre fisiologia, o Dr. Arthur Guyton, renomado fisiologista, descreve como esse aglomerado de aminoácidos funciona. Ele afirma que sob circunstâncias normais todas as células contêm mais proteína do que precisam. Quando os aminoácidos são requisitados em outra parte do corpo, a proteína excessiva da célula é reconvertida nos blocos formadores de proteínas chamados aminoácidos. Estes se difundem na corrente sangüínea e vão direto para as células necessitadas ou para o fígado, onde são transformados em novas proteínas e enviados para o sangue para serem levados aos locais adequados. A combinação de alimentos para se obter proteínas completas em uma refeição é completamente desnecessária, considerando: nosso sistema de equilíbrio de aminoácidos/proteínas, nosso armazenamento celular de proteínas e o fluxo livre de aminoácidos no nosso aglomerado de aminoácidos.

O maior medo gerado por aqueles que são a favor da carne e pelos novos vegetarianos é o de não ingerir proteínas suficientes. O verdadeiro problema é exatamente o contrário: ingerimos proteínas demais. Segundo o Max Planck Institute for Nutricional Research, na Alemanha, considerado por Paavo

Airola a organização de pesquisa nutricional mais respeitada e confiável do mundo, existem várias fontes vegetais de proteína superiores ou iguais à proteína animal. O Max Planck Institute descobriu que as proteínas vegetais completas, que contêm todos os oito aminoácidos essenciais, são encontradas nas amêndoas, nas sementes de gergelim, abóbora e girassol, na soja, no trigo-sarraceno, amendoins, batatas, todas as folhas verdes e na maioria das frutas.[12] As frutas fornecem aproximadamente o mesmo percentual de proteínas completas que o leite materno.[13] Airola afirma que "é virtualmente impossível não obter proteínas suficientes, desde que você tenha o bastante de alimentos naturais, não processados".[14]

De 25 a 30 gramas de proteína representam mais do que o suficiente para nosso consumo de proteínas. Se a proteína é ingerida na sua forma crua, a quantidade necessária é ainda menor. Em muitos casos, à medida que o sistema se modifica com a meditação, o jejum, a alimentação mais leve e o aumento do consumo de alimentos crus, as membranas basais ficam mais limpas, mais porosas e finas, de maneira que a proteína que ingerimos entra nas células com mais agilidade. Com os bloqueios reduzidos, um número maior de proteínas atravessa a membrana basal e entra nas células, quando, então, o consumo de proteína precisa de uma queda espontânea. A longo prazo, talvez venhamos a descobrir que não é necessário mais do que 1,4% de proteína presentes no leite materno. Os limites mais baixos não estão claramente estabelecidos no plano materialista para alguém que está passando por uma metamorfose espiritual.

O que se pode dizer é que o excesso de proteína, seja ele de fontes animais ou vegetais, diminui não só a velocidade do fluxo de energia sutil no sistema como nossa capacidade como supercondutores. O excesso de proteínas age como uma lama para nossa energia corporal em geral e especificamente para a energia Kundalini. Na verdade, quando a energia Kundalini se torna muito intensa em algumas pessoas, costumo recomendar o consumo de carnes ou de bastante proteínas vegetais para diminuí-la. Esta pequena mudança na dieta funciona para algumas pessoas, e é uma maneira de regular o fluxo de energia Kundalini. A primeira vez que percebi esse efeito de retração foi quando mudei para a dieta vegetariana, em 1972. À medida que minhas membranas basais foram ficando limpas da carga de armazenamento tóxico de proteínas, percebi que ainda estava ingerindo oleaginosas e sementes demais para compensar a alegada carência de proteínas na dieta vegetariana. Eu me sentia tóxico, ácido, preguiçoso, e tinha mais dificuldade de me concentrar na meditação. Pela auto-experimentação descobri a quantidade certa de consumo de proteína para me sentir limpo e energizado. Com o passar dos anos, tenho, aos poucos, diminuído meu consumo de proteínas baseado nesse sistema de realimentação. O que eu quero dizer é que não existem regras. Através da auto-observação, à medida que nossas práticas espirituais e corpos mudam, conseguimos determinar quanto de proteína necessitamos. O consumo de baixa taxa protéica não é o objetivo nem o ideal. O propósito de uma dieta com baixa taxa protéica é ingerir aquilo que nos ajuda a maximizar o fluxo de energia no corpo, a atividade da energia Kundalini e a experiência de comunhão com Deus.

Resumo do Capítulo 14

1. Provas científicas recentes sugerem que de 25 a 30 gramas de proteínas de qualidade são o suficiente para uma condição saudável.
2. O consumo excessivo de proteínas está associado a várias doenças degenerativas.
3. A doutrina Wendt mostra que o excesso de proteína obstrui as membranas basais das veias capilares, não permitindo que o oxigênio e outros nutrientes cheguem até os tecidos e as células, resultando na anoxia e na destruição e morte da célula.
4. Com a meditação, o jejum e uma orientação sobre alimentos crus, ocorre uma desintoxicação gradual da membrana basal, fazendo com que assimilemos mais proteínas enquanto ingerimos menos. Nossa necessidade protéica diminui gradualmente.
5. Um excesso de proteína diminui a velocidade do fluxo de energia espiritualizante Kundalini e da energia corporal em geral.

15

Ser ou não ser: vegetariano ou carnívoro

O enfoque bíblico

"Eis que vos dei todas as ervas que dão sementes sobre a Terra, e todas as árvores que encerram em si mesmas as sementes do seu gênero; para que vos sirvam de carne" (Gênesis 1:29). Dez gerações mais tarde, quando Noé estava saindo da arca após o dilúvio e não havia alimento vegetal que ele encontrasse de imediato para comer, Deus disse: "Tudo que se move e vive será vosso alimento; eu vos dou todas essas coisas como vos dei os legumes verdes" (Gênesis 9:3). Esta não foi uma ordem para comer carnes, mas uma dispensa para a situação imediata. No Levítico 3:17, o mandamento dado é que "por um direito perpétuo em todas as vossas gerações, em todas as vossas moradas, jamais comereis sangue ou gordura". Este é um bom conselho, especialmente hoje, já que a gordura das carnes resulta em tantas doenças degenerativas e armazenam pesticidas, herbicidas e outras toxinas ambientais que entram na cadeia alimentar. Até Noé, os primeiros dez patriarcas viveram uma média de 912 anos. Nas dez gerações entre Sem (filho de Noé) e Abraão, a expectativa média de vida caiu para 317 anos. Comer carne diminuiu-lhes a expectativa média de vida em dois terços. No Capítulo 14 foi sugerido que o principal efeito tóxico e degenerativo de uma dieta com alta taxa protéica ocorria com a digestão de carnes em vez de proteína vegetal. As estatísticas mostram claramente que os vegetarianos sofrem menos de doenças crônicas degenerativas e de câncer e têm uma expectativa de vida maior do que os não-vegetarianos. Por exemplo, em um estudo dos Adventistas do Sétimo Dia, que são o maior grupo de vegetarianos dos Estados

Unidos, o nível de risco de câncer do cólon era de 1,0 para os estritamente vegetarianos contra 2,7 para os consumidores de carne bovina.[1] Um estudo comparando a mortalidade por câncer de mama entre os Adventistas do Sétimo Dia estritamente vegetarianos e os que consomem carne mais de três vezes por semana mostrou que a taxa de mortalidade dos vegetarianos era a metade da dos outros.[2] Os Adventistas do Sétimo Dia tinham 40% menos doenças coronárias, uma taxa de mortalidade de doenças respiratórias quatro vezes menor e uma taxa de mortalidade geral de 50% a 70% menor do que os não-vegetarianos vivendo na mesma sociedade americana.[3] Os povos com maior tempo de vida, os *hunzakuts*, os búlgaros, *todos* os indianos orientais, os russos caucasianos e os índios *yucatan* são vegetarianos ou comem pouquíssima carne.[4] Apenas cinco dos 154 búlgaros centenários comem carne regularmente.[5]

A mensagem de Deus para Adão foi um mandamento claro de não matar nem comer animais. Na entrega dos Dez Mandamentos, "Não matarás" foi interpretado por alguns como significando que não se deveria matar animais para comer. Isto é, certamente, o que está implícito nos ensinamentos dos essênios e de Jesus em *O evangelho essênio da paz*. Entretanto, por causa da orientação dada a Noé, não podemos, de maneira dogmática, declarar que a mensagem do Antigo Testamento mostra um direcionamento moral totalmente claro de Deus sobre ser vegetariano. Para mim, a mensagem original de harmonia mais completa está no Gênesis 1:29. É a minha base para a compreensão do mandamento "Não matarás", mas reconheço que pode não ser uma interpretação conveniente para todos.

A diferença entre nutrição animal e vegetal

A nutrição vegetal, quando compreendida como luz solar densificada, é bem diferente da nutrição animal. A luz solar, como radiação cósmica, estimula o campo energético sutil da planta e ajuda a construir sua estrutura do dióxido de carbono (CO_2) e da água (H_2O) para formar ligações ativas de carbono-hidrogênio pelo processo da fotossíntese, que armazena energia solar na forma de elétrons excitados. Uma vez dentro dos nossos sistemas, elas estimulam uma resposta ressonante da luz interna dos nossos corpos espirituais sutis mais elevados, que recebem diretamente a transferência prânica da luz solar armazenada. Na medicina antroposófica, essa relação da luz vegetal com a estimulação, formação e manutenção do sistema nervoso é importante para o desenvolvimento espiritual. Rudolf Steiner observou que essa luz externa era significante porque estimulava a luz interior como um processo espiritual.[6]

Quando os animais comem plantas, beneficiam-se diretamente dessa liberação de energia luminosa no sistema. Essa luz edifica a força do sistema nervoso e do corpo astral sutil ou personalidade a ele relacionada. Quando os alimentos animais são ingeridos pelos humanos, não só temos de superar as forças do sistema biomolecular do animal, como as do sistema nervoso de um corpo astral mais forte. Isto provoca um cansaço no desenvolvimento e na função do nosso próprio sistema nervoso. Esta questão se torna de grande importância quando a pessoa sofre de uma doença degenerativa do sistema nervoso. A dieta com baixo teor de gordura animal do Dr. Swank para o tratamento de esclerose múltipla, uma doença degenerativa do sistema nervoso, é um exemplo da importância de se evitar ou minimizar alimentos animais quando estamos tentando curar o sistema nervoso.[7] Ao assimilar a energia vegetal diretamente, estimulamos nossas próprias forças luminosas internas e nosso sistema nervoso. Como já foi mostrado, se não exercitarmos um sistema biológico, como os músculos, eles enfraquecem. Do mesmo modo, ingerir produtos animais enfraquece, de maneira indireta, o sistema nervoso. Esta é uma das principais diferenças entre nutrição animal e vegetal. Ao adotar uma nutrição vegetal, passamos por todo o processo de estimulação e assimilação que os alimentos animais não exigem de nós. Para digerir alimentos vegetais é necessário mais luz espiritual interna e poder digestivo. Através de gerações que consumiram carne intensamente, alguns indivíduos perderam parte desse poder e podem ter dificuldades em assimilar as forças vitais vegetais de uma dieta vegetariana.

A harmonia da dieta vegetariana

Com uma dieta vegetariana evitamos a desarmonia da matança de animais. Os vegetais que comemos são retirados do solo em seus ciclos sazonais harmonizados com o período em que vão morrer naturalmente, e as frutas são simplesmente o presente solar das plantas vivas para nós. Há uma harmonia natural entre as plantas e os humanos. As plantas absorvem o dióxido de carbono como um produto da nossa respiração, convertendo-o em oxigênio e carboidratos; assim, compartilhamos de um importante ciclo biológico vital. Cada planta colorida, como os alimentos, é um espectro condensado de uma faixa de cor do sol que ingerimos para o equilíbrio dos chacras e dos órgãos físicos, das glândulas e do sistema nervoso. Quando ingerimos um espectro completo durante o dia, somos beneficiados por termos equilibrado energeticamente nosso sistema total de chacras com nossos amigos vegetais. Este é o princípio da Dieta do Arco-íris.

Bircher-Benner, um médico europeu mundialmente famoso, concluiu que quanto mais perto o alimento estiver da energia natural do sol, mais elevados serão os valores de todos os seus níveis nutricionais para o organismo humano.[8] O alimento vegetal está no topo da escala nutricional, enquanto o animal está na base. Os produtos derivados do leite estão no meio. Steiner acha que o leite cru carrega muito pouco das forças astrais animais.[9] Os sistemas indianos Ayurveda e ioga também consideram o leite um alimento de alta qualidade. Steiner elucida outro aspecto da nutrição espiritual no seu ensinamento de que a nutrição vegetal liga a humanidade às forças cósmicas inicialmente não reveladas. Ele acha que nada encobre o sistema nervoso quando a nutrição vem do reino vegetal, e que é pela nutrição vegetal que a humanidade pode escavar os inter-relacionamentos cósmicos que levam as pessoas para além da limitação constritora da personalidade mundana.[10]

Outras questões sobre a nutrição animal

Os animais podem ser nossos amigos, mas não se os comermos. No Gênesis 9:3 diz-se para não se comer nem a gordura nem o sangue dos animais. O sangue é normalmente cheio de adrenalina por causa do medo que o animal sente ao ser abatido. Quando comemos a carne, a não ser que se trate de *kosher* e o sangue seja escorrido, ingerimos adrenalina associada ao medo. Essa energia adrenalina-medo bloqueia o despertar do primeiro chacra no sentimento de confiança e estimula o sistema de uma maneira adversa à quietude interior para a meditação. Nos mercados de hoje, os animais estão impregnados de uma variedade de pesticidas, estilbestrol e outros hormônios, antibióticos, tranqüilizantes e até cimento.

Porque os animais se encontram no topo da cadeia alimentar, a poluição ambiental e a radiação, como o estrôncio 90, estão mais concentradas em suas carnes. Foi demonstrado que um vírus do câncer pode ser transferido de uma espécie para outra.[11] Em 1974 foi mostrado que chimpanzés alimentados desde o nascimento com o leite de vacas leucêmicas morreram de leucemia no primeiro ano de vida.[12]

No Capítulo 8 mencionei como os alimentos de proteínas concentradas "não queimam de maneira limpa", em parte por causa do seu conteúdo de nitrogênio. O nitrogênio é metabolizado em ácido úrico, que tem um efeito tóxico quando um excesso é depositado nos tecidos. Nosso corpo é capaz de expelir apenas oito partículas de ácido úrico por dia.[13] Comer carnes torna relativamente fácil a formação de um excesso de ácido úrico nos tecidos. Uma das razões de as pessoas gostarem de carne é que ela produz um efeito inicial estimulante do ácido úrico, talvez porque sua estrutura seja similar à cafeína. A proteína da carne também tem muito pouco oxigênio. Uma dieta rica em carnes parece estar relacionada com o rompimento da função mental, e em alguns casos descobriu-se que ela ou irrita ou causa esquizofrenia, segundo a pesquisa do Dr. Yuri Nikolayev do Instituto Psiquiátrico de Moscou. Ele foi bem-sucedido na supressão dos sintomas da esquizofrenia com jejuns à base de água.[14] Houve casos em que as pessoas retornaram para um alto consumo de carnes, e os sintomas da esquizofrenia voltaram a se manifestar.

Minhas observações trabalhando com a energia Kundalini e dieta são de que as carnes agem como "uma lama densa" para a purificação e espiritualização do fluxo da energia Kundalini. Por causa desse "efeito lama", o tratamento dietético é basicamente o que eu recomendo quando as pessoas acham que a energia Kundalini está muito intensa para elas. Se alguém quer diminuir a velocidade do processo espiritualizante Kundalini com dieta, uma dieta de carnes é a maneira mais eficaz.

Resumo do Capitulo 15

1. Por causa da liberação de Noé para comer animais, dada por Deus, não podemos dizer, de maneira dogmática, que a Bíblia ordena que sejamos vegetarianos, como o fez para Adão. Por causa da mensagem de Deus a Noé, o mandamento "Não matarás" não pode ser entendido como proibição total da matança de animais para nossa alimentação. A escolha é nossa.
2. Estatísticas mostram que os vegetarianos vivem mais e têm taxas menores de doenças crônicas degenerativas como artrite, doenças cardíacas e câncer.
3. A nutrição vegetal, quando compreendida como luz solar densificada, é bem diferente da nutrição animal.

4. A luz liberada pelas forças do alimento vegetal assimilado estimula uma luz interior espiritual que enriquece nosso crescimento espiritual.
5. Embora a maior parte das pessoas possa beneficiar-se de uma dieta completamente vegetariana, algumas, geneticamente, podem já não ter o poder digestivo para assimilar todos os nutrientes de uma dieta vegetariana.
6. Uma dieta vegetariana cria mais harmonia porque não temos de matar formas de vida sangüíneas. Existe um ciclo de vida sinergético de oxigênio e dióxido de carbono entre as plantas e os animais. As plantas contêm o espectro completo do arco-íris de luz solar condensada para o equilíbrio dos chacras e dos órgãos, glândulas e centros nervosos associados.
7. Há um perigo a mais em comer produtos animais por causa de todos os hormônios, antibióticos, tranqüilizantes e outras variedades de produtos químicos ingeridos pelos animais. Além disso, por estarem no topo da cadeia alimentar, os animais concentram as toxinas em seus tecidos.
8. A carne animal age como uma lama espessa no fluxo da energia Kundalini. Por isto, é um tratamento eficaz para reduzi-la.

16

O sistema Tridosha Ayurveda e a individualização da dieta

Definindo Tridosha

Existem vários fatores que guiam a escolha de uma dieta. O sistema Tridosha da ciência ayurvédica é especialmente útil para nos ajudar a manter nossa consciência sobre a nutrição como a interação entre as forças dos alimentos e as nossas próprias forças dinâmicas. Segundo o Ayurveda, os cinco elementos básicos da criação — ar, água, fogo, terra e éter — se manifestam no complexo psicossomático humano na forma de três essências *doshas*: *vata*, *kapha* e *pitta*. Todos nós nascemos como uma combinação constitucional das três. Elas governam todos os nossos aspectos biológicos e fisiológicos. Quando estão em equilíbrio, mantêm o corpo em estado fisiológico saudável. Se estão desequilibradas, o resultado pode variar de um leve sentimento de desarmonia no complexo corpo-mente até o desenvolvimento de uma doença.

Quando um *dosha* predomina como uma força constitucional, diz-se que a pessoa tem a constituição desse *dosha*. Existem sete tipos básicos constitucionais: *kapha*, *vata*, *pitta*, *vata-pitta*, *pitta-kapha*, *kapha-vata* e *kapha-pitta-vata*. Ocorrem variações sutis entre os diferentes tipos constitucionais. Conhecer nosso tipo constitucional nos ajuda a escolher os alimentos que devemos comer, quando devemos comê-los e como mudar nossas dietas segundo as estações do ano. Meu objetivo é dar ao sistema Tridosha um sentido capaz de nos levar a identificar nossa constituição específica para a organização de nossa dieta.

O *dosha vata*

O *dosha vata* é grosseiramente traduzido como ar ou vento, ou éter no sistema grego. É o princípio do movimento no corpo e da energia que governa o seu movimento biológico, sendo formada por dois dos cinco elementos: éter e ar. *Vata* regula a respiração, todos os movimentos dos músculos e dos tecidos, o músculo do coração, bem como todos os movimentos biológicos intra e extracelulares, incluindo os movimentos singulares dos impulsos nervosos.

As pessoas de constituição *vata* são geralmente magras, com tórax planos e com veias e tendões musculares visíveis. Têm uma tendência à pele seca, rachada. São muito criativas e têm uma mente ativa, alerta e agitada. Falam e se movem depressa, mas também se cansam com facilidade. São mentalmente ágeis na compreensão das coisas. Têm uma força de vontade fraca e tendem a ser tiradas de equilíbrio com facilidade. Os seus arquétipos animais são o coelho, o cachorro, o rato, a cabra, o camelo ou o corvo.[1]

Quando há um desequilíbrio *vata*, normalmente o reconheço, em um nível psicológico, como nervosismo, medo, ansiedade, insônia, dor, tremores e espasmos. Um desequilíbrio *vata* pode também se manifestar na forma de pele áspera, artrite, emagrecimento anormal, rigidez, prisão de ventre, sede, insônia, sensibilidade e excitação excessivas e dor física. Há uma tendência a disfunções do intestino delgado, como excesso de gases, a dores lombares, ciática, paralisia e neuralgias. As personalidades *vata* são afetadas de maneira adversa pelo tempo frio, ventoso, tempestuoso e chuvoso, que pode desequilibrar diretamente seu sistema nervoso. Por exemplo, certa vez ajudei uma pessoa com o *dosha vata* predominante a acabar com sua insônia fazendo com que ela desligasse o ventilador à noite. O vento do ventilador estava causando um desequilíbrio *vata*. Em geral, qualquer coisa que cause excesso, como exercício pesado ou trabalho mental, dietas severas, mágoa, raiva, repressão de desejos naturais, condições rigorosas de tempo, ou qualquer ação levada ao extremo, vai causar um desequilíbrio *vata*.

As pessoas *vata* gostam de sabores doces, salgados e azedos. Muitas são desequilibradas por comerem alimentos amargos, adstringentes (secos) ou picantes. Passar óleo de gergelim na pele, colocar um pouco de óleo na comida, usufruir de um ambiente estável, calmo, tranqüilo ajudam a trazer de volta o equilíbrio *vata*.

O *dosha pitta*

O *dosha pitta* é grosseiramente traduzido como fogo, sendo experimentado como energia do calor corporal. É a força que governa o metabolismo. Afeta a digestão, a assimilação e a temperatura do corpo. *Pitta* é formada pelos elementos fogo e água.

Aqueles que são predominantemente *pitta* caracterizam-se por uma digestão vigorosa, grande fome e sede, temperatura do corpo elevada e intolerância ao calor e ao sol. Têm uma transpiração abundante, força e porte físico moderados, fortes odores corporais e uma pele mais cúprica, com muitas sardas, verrugas e cravos. A pele é oleosa, e elas têm uma tendência a ficar grisalhas prematuramente. As mãos e os pés são normalmente quentes. Eles anseiam por bebidas geladas e alimentos doces, adstringentes e amargos. Psicologicamente, as pessoas com o *dosha pitta* predominante têm bom nível de compreensão e inteligência. Não se desgastam no trabalho. Entretanto, são ambiciosos. Têm uma tendência à vaidade, intolerância, orgulho, agressão, teimosia, ódio, raiva e ciúme. Sua personalidade se assemelha à dos arquétipos do tigre, gato, macaco, coruja ou urso.[2]

O verão ou o calor do meio-dia tendem a irritar o *dosha pitta.* Na Índia, durante o verão, observei que essas eram as pessoas que tinham resfriados de verão, palpitações cardíacas, disfunções da pele, como urticárias e brotoejas, e aflições em geral causadas pelo calor. Com freqüência, a situação era bem dramática. Meu filho, que é predominantemente *dosha pitta,* se manteve completamente saudável durante todas as estações que passamos na Índia até chegar o verão. Nos primeiros dias em que a temperatura variou de 38ºC a 48ºC, ele ficou doente, exausto, apareceram brotoejas por todo o corpo, e ele quase ficou impossibilitado de ir à escola. Assim que a estação fresca da monção começou, sua saúde voltou. Outros sinais de irritação *pitta* são a acidez, desmaios, transpiração excessiva, inquietação, aumento de sede e desejo por coisas geladas, palidez e, em casos extremos, delírios. Outras causas de descontrole *pitta* são a raiva, a mágoa, o esforço físico excessivo, o medo, a má digestão, um sistema ácido, excesso de alimentos picantes, ácidos, salgados e secos, excesso de sementes de mostarda, gergelim, óleo de linhaça, peixe, carne de carneiro, caule de vegetais verdes e vinho. Os alimentos doces, adstringentes e amargos ajudam a reequilibrar *pitta,* assim como a luz da lua, banhos frios, leite e ghee (manteiga clarificada).

O *dosha kapha*

O princípio *kapha* pode ser traduzido como a água biológica. Considera-se que seja formado pelos elementos terra e água. *Kapha* governa a força, o vigor e a estabilidade biológicas, e a resistência natural dos tecidos. Lubrifica as juntas, umedece a pele, dá energia ao coração e ao pulmão, ajuda a curar machucados e preenche os espaços do corpo. A *kapha* ativa as forças anabólicas ou de crescimento do corpo — uma das razões de as pessoas *kapha* engordarem. A *kapha* se manifesta como muco no tórax, garganta, nariz, cavidades ósseas, boca, juntas e citoplasma.

As pessoas de constituição *kapha* têm corpos bem desenvolvidos. Sua digestão é vagarosa, que se torna ainda mais lenta com alimentos oleosos ou gordurosos. Elas se dão bem com alimentos picantes, amargos e adstringentes, que normalmente ajudam a equilibrá-las. São particularmente desequilibradas por alimentos doces (que desejam com freqüência), azedos e salgados. As frutas excessivamente doces podem causar desordem. A única exceção é o mel cru, considerado o principal antídoto dietético contra o desequilíbrio *kapha*. Todos os produtos derivados do leite, com a exceção de alguns produtos de leite de cabra, tendem a causar desordem em *kapha*. O leite de cabra tem qualidades levemente adstringentes que ajudam a minimizar o desequilíbrio *kapha*. As pessoas *kapha* geralmente não têm muita sede e não tendem a beber os oito copos de líquido por dia supostamente tão saudáveis para todos.

O exercício é muito importante para as pessoas *kapha*. Elas têm um desempenho ruim se não se exercitam suficiente ou regularmente, ou se cochilam durante o dia. Foi um alívio para mim descobrir que minha constituição *kapha* predominante era a causa da minha necessidade de me exercitar, do meu mal-estar depois de cochilos durante o dia e da minha digestão vagarosa, ainda mais lenta com óleo.

A tolerância, a calma, o perdão e o amor são características *kapha* predominantes. As pessoas *kapha* também são caracterizadas como honestas, generosas, de amizade constante, de mente estável, dadas a uma fala medida e cautelosa, entusiastas e compreensivas. Têm tendências à ganância, ao apego, à inveja e à possessão. Intelectualmente, podem ser lentas na compreensão, mas quando entendem um conceito, ele é bem absorvido. Os seus arquétipos simbólicos são o touro, o leão, o elefante, o cavalo. As constituições *kapha* ficam desequilibradas em um tempo frio e úmido. Por exemplo, durante o meu primeiro ano na Índia, meu nariz nunca pingou, mas meia hora depois de sair do avião no clima frio e úmido de Londres meu nariz começou a escorrer. As pessoas *kapha* se beneficiam mais de uma dieta sem mucos. O exercício, o jejum e o calor também são tratamentos importantes para as pessoas com irritação ou constituição *dosha kapha.* Os sintomas de desordem *kapha* são a prostração, a sonolência, prisão de ventre, coceira, doença de pele, lentidão, depressão e produção excessiva de muco.

Os *doshas* e os ciclos

As estações do ano, a hora do dia e a idade também são forças que afetam o equilíbrio dos *doshas.* Do nascimento até a adolescência, o *dosha* predominante é *kapha.* Ela governa o crescimento. A manifestação mais óbvia disso é a tendência aos freqüentes resfriados e ao corrimento nasal observado nas crianças. Da adolescência até os 60 anos, *pitta* tende a predominar. Mais tarde, há uma tendência às desordens *vata,* como a artrite, pele seca, tremores, emagrecimento e perda de memória. À medida que ficamos mais velhos, não importando qual a nossa constituição, precisamos mudar nossa dieta e estilo de vida para nos ajustarmos ao poder crescente do *dosha vata* no complexo corpo-mente (Figura 7).

No ciclo diário, as forças *kapha* predominam em todos nós do nascer do sol até as 10h da manhã. Por isso, aqueles com forte constituição *kapha* são mais facilmente colocados em equilíbrio nesse período e fazem bem ao evitar produtos derivados do leite pela manhã, fazendo uma refeição leve ou não comendo nada. Das 10h até as 14h, *pitta* predomina. Esse é um ótimo período para se comer, principalmente para as pessoas *kapha.* Entretanto, em um dia quente, aqueles com uma desordem ou constituição *pitta* devem fazer refeições leves, porque *pitta* é intensificada perto do meio-dia, quando

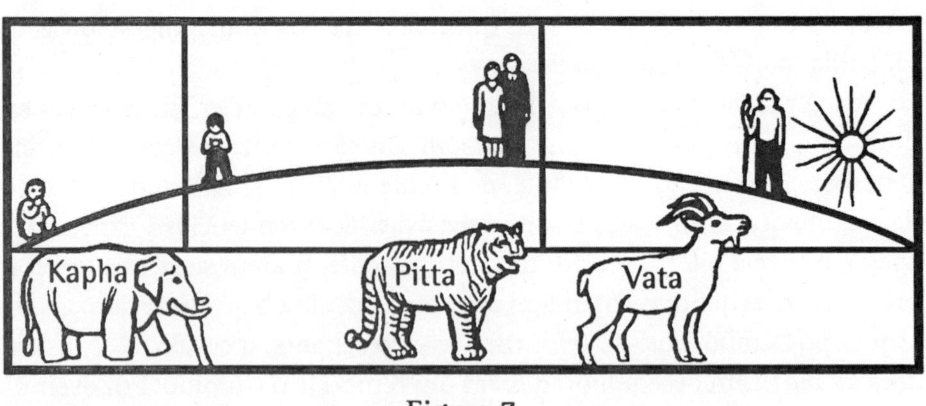

Figura 7

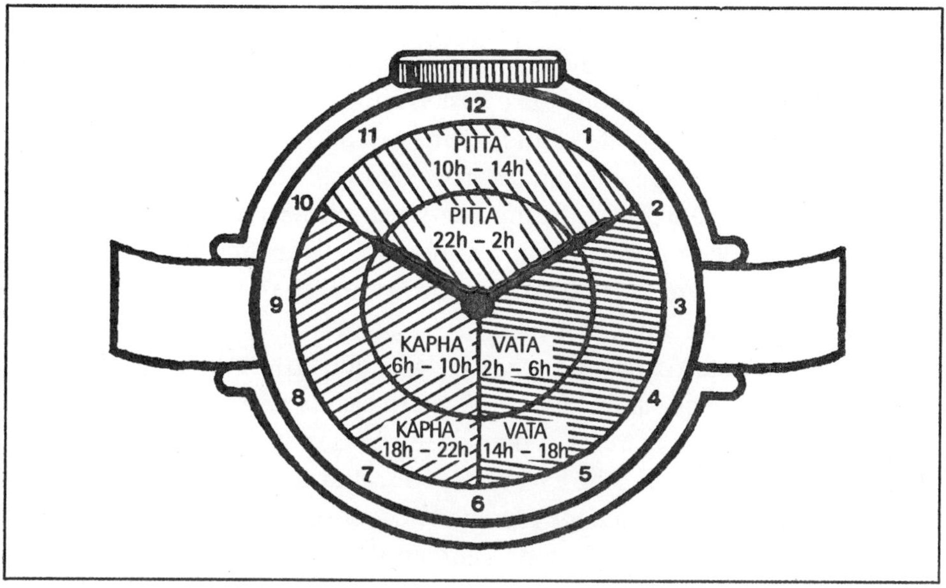

Figura 8 - *Ciclo de 24 horas*

o sol está mais quente. Das 14h até o pôr-do-sol, *vatta* predomina. Os desequilíbrios *vatta* são freqüentemente experimentados como cansaço e inchaço no fim da tarde. *Kapha* começa a predominar novamente do pôr-do-sol até às 22h. Por isso, é melhor para todos, particularmente para as pessoas *kapha*, comer por volta de uma hora antes do pôr-do-sol. Se comemos muito tarde, a chama digestiva diminuída associada à *kapha* pode não ser suficiente para uma boa digestão. O resultado é um aumento tóxico imediato que pode resultar em um sono ruim e na dificuldade de acordar cedo pela manhã para meditar. *Pitta* se torna ativa entre as 22h e as 2h, e *vatta* predomina das 2h até o nascer do sol. *Vata* cria movimento e leveza, e ajuda a acordar as pessoas. Esse também é um bom período para a meditação (Figura 8).

O ciclo de cada estação do ano tem o potencial de agravar um *dosha* determinado. Estando consciente das mudanças de energia *dosha* com as estações do ano, somos capazes de mudar nossas dietas para manter os *doshas* equilibrados. Essa prática saudável de comer de acordo com as estações do ano não é exclusiva do Ayurveda. O Dr. Elson Haas, em seu livro *Staying Healthy with the Seasons*, descreveu esse método do ponto de vista da acupuntura chinesa.[3] Observo que nos equinócios, 21 de março e 21 de setembro, e nos solstícios, 21 de junho e 21 de dezembro, as pessoas estão vulneráveis a desequilíbrios de saúde. Durante esses períodos, é harmonioso e também uma boa prática preventiva fazer refeições leves e um esforço extra para manter nossos estilos de vida e *doshas* equilibrados.

O outono, de março até junho, é um período de ventos; de queda de temperatura e preparação para o inverno. Durante esse período, a *vata* tem uma tendência a se agravar. É importante minimizar nossa exposição ao vento e ao frio. Podemos começar a aumentar o consumo de alimentos de paladar mais doce, azedo (ácido) e salgado, e aumentar o consumo de arroz, trigo, cevada, aveia e alimentos oleosos.

No frio úmido do inverno, *kapha* é o *dosha* que provavelmente vai se agravar. É o período em que as disfunções das mucosas, como resfriados, congestão e bronquite, tendem a aparecer. É hora de minimizar os alimentos gordurosos, os produtos derivados do leite e alimentos de sabor doce, salgado ou azedo. A única exceção é uma quantidade moderada de mel cru, que enfraquece *kapha*. Esse é um período para se comer mais alimentos secos, picantes, quentes e adstringentes, e manter um programa de exercícios e não cochilar durante o dia.

Os ensinamentos do Ayurveda descrevem *kapha*, no início da primavera, como se liquidificando. Esse é outro período crítico para *kapha*. Como médico, observo uma onda de disfunções *kapha*, como resfriados, gripes e bronquite. É um ótimo período para jejuar. O jejum, que equilibra *kapha*, nos permite esvaziar o acúmulo *kapha* do inverno, em vez de sermos esvaziados por uma irritação *kapha*. É um período importante para se fazer refeições leves e começar a mudar para frutas, vegetais e outros alimentos crus. O melhor é seguir o programa de equilíbrio *kapha* durante esse período.

No fim da primavera e no verão, à medida que o sol começa a esquentar e a secar a terra e nossos corpos, as irritações *pitta* iniciam seu surto. Vemos brotoejas, queimaduras de sol, pés que ardem, erupções na pele, palpitações cardíacas, pés inchados e irritabilidade mental. Alimentos de sabor doce, adstringente e amargo ajudam a equilibrar os *doshas*. Os alimentos salgados, azedos, picantes e quentes devem ser minimizados. O percentual mais alto na dieta deve ser de alimentos crus, com ênfase especial nas frutas. Tomar banhos frios, evitar a luz direta do sol das 10h às 14h e evitar o excesso de esforço físico ajuda a minimizar a irritação *pitta* (Figura 9).

Não há uma dieta única para todos

A ciência descritiva dos *doshas* ilustra um ponto fundamental sobre a nutrição: não há uma dieta única para todos em época alguma, nem uma dieta constante, abrangendo o ano inteiro, para uma única pessoa. As pessoas de constituição *kapha* ficam irritadas com uma dieta rica em arroz integral e sal. As pessoas *vata* se sentem bem com arroz integral e alimentos salgados. Algumas pessoas *vata* toleram alguns produtos derivados do leite, enquanto uma pessoa *kapha* pode ficar enfastiada. Existem alguns poucos alimentos que fariam bem em evitar. Por exemplo, em geral é melhor evitar doces concentrados processados como o açúcar branco, claramente um veneno para o corpo e para a mente. Aqueles com uma constituição *pitta* ficam irritados com o mel cru, que, todavia, equilibra os de constituição *kapha*. Durante muito tempo evitei todos os doces, incluindo o mel. Pela manhã, quando *kapha* tem a tendência de se agravar, eu de vez em quando tomava meia colher de chá de mel cru como uma tentativa e sentia uma diferença positiva sutil. A arte da seleção alimentar é se tornar sensível aos alimentos que mantêm o equilíbrio *dosha* entre as tendências internas de constituição *dosha* e os efeitos ambientais e cíclicos da natureza nos *doshas*. O que apresentei foram arquétipos singulares de *doshas*. Na realidade, somos uma mistura dos três *doshas*. Algumas vezes, um único *dosha* predomina; em outras, existem dois *doshas*, com uma um pouco mais forte do que a outra. Às vezes, as três têm a mesma força. De qualquer forma, seja qual for a combinação, somos todos afetados por mudanças cíclicas e precisamos prestar bastante atenção.

	V	P	K
Verão - Outono	▲	△	▼
Outono - Inverno	△	▼	▲
Inverno - Primavera	▲	▼	△

CÓDIGOS
△ = IRRITA *DOSHA*
▲ = EFEITO MÍNIMO NO *DOSHA*
▼ = EQUILIBRA *DOSHA*
V = *VATA* VENTO CABRA
P = *PITTA* FOGO TIGRE
K = *KAPHA* ÁGUA ELEFANTE

Figura 9

Os seis paladares e os seis tipos de alimentos

As refeições preparadas segundo o Ayurveda normalmente contêm porções de todos os seis paladares porque se diz que todos os seis juntos criam uma energia harmônica e um equilíbrio de nutrientes. Os seis paladares são: doce (leite, mel, arroz, pães, manteiga); azedo (limão e iogurte); salgado (sal); picante (alimentos temperados, gengibre, pimenta-de-caiena e cominho); amargo (espinafre e outras folhas verdes); e adstringente (feijões e lentilhas).

Como podemos ver na Figura 10, as energias associadas aos diferentes paladares irritam ou equilibram os *doshas* de formas diferentes.

Existem também seis tipos principais de alimentos a se considerar. Os pesados (queijo, iogurte e trigo); os leves (cevada, milho, espinafre e maçãs); os oleosos (produtos derivados do leite, alimentos gordurosos e óleos); os secos (cevada, milho, batatas e feijões); os alimentos e bebidas quentes, e os alimentos e bebidas frios. A Figura 11 mostra o efeito dos tipos de alimentos nos *doshas*.

	V	P	K
Doce	▼	▼	△
Azedo	▼	△	△
Salgado	▼	△	△
Picante	△	△	▼
Amargo	△	▼	▼
Adstringente	△	▼	▼

Figura 10

	V	P	K
Pesado	▼	▼	△
Oleoso	▼	▼	△
Quente	▼	△	▼
Leve	△	△	▼
Seco	△	△	▼
Frio	△	▼	

Figura 11

Com o passar dos anos, os médicos ayurveda desenvolveram uma lista de alimentos e de tipos de alimentos de acordo com seu efeito de irritação ou equilíbrio dos *doshas*. A Figura 12 é uma lista ligeiramente modificada, tirada do excelente livro do Dr. Vasant Lad, *Ayurveda, a ciência da autocura*.[4]

Perspectivas sobre o sistema Tridosha Ayurveda

Para realizar a dieta mais favorável à nossa vida espiritual, devemos estar sintonizados com nossas próprias necessidades constitucionais, diurnas, sazonais e de trabalho prático. Isso exige a criação de uma harmonia entre nossas necessidades internas e as brincadeiras externas da natureza. Não significa desistir da nossa intuição e poder para escolher dietas do tipo "esta é a solução", programas computadorizados de dietas, qualquer sistema de dieta que garanta ser o único caminho para a saúde, ou até mesmo listas ayurvédicas dos alimentos certos para os *doshas*. Nenhum sistema único, incluindo o Ayurveda, é integralmente correto. Por exemplo, o Dr. Rudoph Ballentine, que usa o Ayurveda no seu método, acha que a aplicação do sistema tem uma precisão de apenas 80%.[5]

Guia alimentício para os tipos constitucionais básicos

Nota: As orientações fornecidas nesta tabela são gerais. Talvez sejam necessários ajustes específicos para as necessidades individuais, i.é, alergias a alimentos, força da chama digestiva, estação do ano e grau de predominância ou irritação *dosha*.
(+ significa que irrita *dosha*) (– significa que equilibra *dosha*)

Vata +	Vata –	Pitta +	Pitta –	Kapha +	Kapha –
		FRUTAS			
Frutas secas	Frutas doces	Frutas azedas	Frutas doces	Frutas doces e azedas	Damasco
Maçã	Damasco	Damasco	Maçã	Maçã	Morango
Uva-do-monte	Abacate	Morango	Abacate	Abacate	Amora
Pêras	Banana	Amora	Coco	Banana	Framboesa
Caqui	Morango	Framboesa	Figos	Coco	Cereja
Romã	Amora	Banana	Uva (escura)	Figo (fresco)	Uva-do-monte
Melancia	Framboesa	Cereja	Manga	Grapefruit	Figo (seco)
	Cereja	Uva-do-monte	Melão	Uva	Manga
	Coco	Grapefruit	Laranja (doce)	Limão	Pêssego
	Figo (fresco)	Uva (verde)	Pêra	Melão	Pêra
	Grapefruit	Limão	Abacaxi (doce)	Laranja	Caqui
	Uva	Laranja (azeda)	Ameixa (doce)	Papaia	Romã
	Limão	Papaia	Romã	Abacaxi	Ameixa-preta
	Manga	Pêssego	Ameixa-preta	Ameixa	Passas
	Melão (doce)	Abacaxi (azedo)	Passas		
	Laranja	Caqui			
	Papaia	Ameixa azeda			
	Pêssego				
	Abacaxi				
	Ameixa				
		VEGETAIS			
Brócolis	Aspargo	Vegetais picantes	Vegetais doces/ amargos	Vegetais doces/ suculentos	Vegetais picantes/ amargos
Couve-de-bruxelas	Beterraba	Beterraba	Aspargo	Pepino	Aspargo
Repolho	Cenoura	Cenoura	Brócolis	Batata (doce)	Beterraba
Couve-flor	Pepino	Berinjela	Couve-de-bruxelas	Tomate	Brócolis
Aipo	Alho	Alho	Repolho	Abobrinha	Couve-de-bruxelas
Berinjela	Vagem	Cebola	Couve-flor		Repolho
Folhas verdes*	Quiabo (cozido)	Pimentas (picantes)	Aipo		Cenoura
Alface	Cebola (cozida)	Rabanete	Vagem		Couve-flor
Cogumelos	Batata (doce)	Espinafre	Folhas verdes		Aipo
Cebola (crua)	Rabanete	Tomate	Cogumelos		Berinjela
Nabo	Abobrinha		Quiabo		Folhas verdes
Ervilha			Ervilha		Alface
Pimentão			Nabo		Cogumelos
			Pimentão (verde)		Quiabo
Batatas (brancas)			Batata		Cebola
Espinafre*			Brotos		Nabo
Brotos*			Abobrinha		Ervilha
Tomates					Pimentão
					Batata (branca)
					Rabanete
					Espinafre
					Brotos

* Esses vegetais podem ser comidos com óleos de salada em quantidade moderada.

Vata +	Vata –	Pitta +	Pitta –	Kapha +	Kapha –
		GRÃOS			
Cevada Trigo-sarraceno Milho Painço Aveia (seca) Centeio	Aveia (cozida) Arroz Trigo	Trigo-sarraceno Milho Painço Aveia (seca) Arroz (integral) Centeio	Cevada Aveia (cozida) Arroz (basmati) Arroz (branco) Trigo	Aveia (cozida) Arroz (integral) Arroz (branco) Trigo	Cevada Milho Painço Aveia (seca) Arroz (basmati, pequena quantidade) Centeio
		ALIMENTOS ANIMAIS			
Carneiro Carne suína Coelho Carne de veado	Carne bovina Frango (carne branca) Ovos (fritos ou mexidos) Frutos do mar Peru (carne branca)	Carne bovina Ovos (gema) Carneiro Carne suína Frutos do mar	Frango (carne branca) Ovos (clara) Coelho Camarão (pequena quantidade) Peru (carne branca) Carne de veado	Carne bovina Carneiro Carne suína Frutos do mar	Frango (carne escura) Ovos (mexidos) Coelho Camarão Peru (carne escura) Carne de veado

Vata	Pitta	Kapha
	LEGUMINOSAS	
Nenhuma leguminosa, com exceção de munguba, tofu e lentilha preta e vermelha	Todas as leguminosas podem ser comidas, exceto lentilha	Todas as leguminosas são boas, exceto feijão-roxo, soja, lentilha preta, feijão munguba
	OLEAGINOSAS	
Todas as oleaginosas, moderamente. Oleaginosas maceradas	Mínimo de oleaginosas, exceto coco. Oleaginosas maceradas, moderadamente	Mínimo de oleaginosas. Oleaginosas maceradas, moderadamente
	SEMENTES	
Todas as sementes, moderadamente. Sementes maceradas	Mínimo de sementes, exceto de girassol e abóbora. Sementes germinadas e sementes maceradas, moderadamente	Mínimo de sementes, exceto de girassol e abóbora. Sementes germinadas e sementes maceradas, moderadamente.
	ADOÇANTES	
Adoçantes moderados, exceto açúcar branco	Adoçantes moderados, exceto melaço e mel	Mínimo de adoçantes, exceto mel cru
	CONDIMENTOS	
Todos os temperos são bons	Nenhum tempero, exceto coentro, canela, cardamomo, funcho, açafrão-da-índia e um pouco de pimenta-do-reino	Todos os temperos são bons, exceto o sal

	PRODUTOS DERIVADOS DO LEITE		
Todos os produtos com moderação	Leitelho Queijo Creme azedo Iogurte	Manteiga (sem sal) Queijo tipo cottage Ghee Leite	Nenhum produto, exceto chee e leite de cabra
	ÓLEOS		
Todos os óleos são bons	De amêndoas De milho De açafrão De gergelim	De coco Azeite De girassol De soja	Nenhum óleo, exceto de amêndoas, milho ou girassol, em poucas quantidades

Figura 12

O equilíbrio de energia com ervas

A ciência ayurvédica observou que cada alimento e erva têm qualidades específicas de energia que nos são sugeridas pela natureza dos seus sabores. Por exemplo, com uma constituição *kapha* predominante, aprendi a me manter afastado dos pepinos no inverno, que irritam *kapha*, e me voltei para vegetais e folhas verdes, como cenoura, aneto, rabanete, repolho, couve-flor, alface e espinafre, todos redutores de *kapha*. No meu método de dieta crua, adicionei algumas ervas para manter o equilíbrio *dosha* durante os ciclos anuais. Por exemplo, com uma constituição *kapha* predominante, uso gengibre, cardamomo, pimenta-de-caiena e cominho para equilibrar o *dosha kapha*, principalmente no inverno, quando se precisa de calor. As pessoas *vata* podem querer incluir nas suas dietas, no período adequado, a energia da canela, do cardamomo, do cominho, do gengibre, do sal marinho, dos cravos, da mostarda e do alcaçuz. As pessoas *pitta* se sairão melhor se evitarem os temperos, com exceção de canela, coentro e aneto.

A utilização de ervas dessa forma confirma o princípio citado no Capítulo 1: cada alimento tem sua própria essência de energia. O enfoque único da nutrição ocidental na classificação dos alimentos como simplesmente carboidratos, proteínas e gorduras aumenta nosso sentimento de separação dos alimentos e nossa desarmonia com a natureza.

Resumo do Capítulo 16

1. O sistema Tridosha, ao nos ajudar a identificar nossa mistura constitucional de *doshas kapha*, *pitta* e *vata*, oferece uma dieta harmoniosa para a vida espiritual.
2. A nutrição está preocupada com a interação dinâmica das forças dos alimentos com as forças dinâmicas de nossos próprios corpos.
3. Podemos organizar e mudar nossas dietas de acordo com as mudanças de energia dos *doshas* nos ciclos sazonais, diários, e das nossas próprias vidas.
4. Ao usar as diferentes energias das ervas para equilibrar nossos *doshas*, acrescentamos uma dimensão útil à dieta de alimentos crus.
5. As ervas confirmam o princípio de que cada alimento tem sua própria essência energética.

17

Equilíbrio alimentar

As três categorias de equilíbrio alimentar

Neste capítulo discutiremos três tipos de equilíbrio alimentar. O primeiro é o equilíbrio alcalino/ácido, que reflete o nível físico do alimento. O segundo é o equilíbrio yin/yang, que reconhece que o alimento tem ambos os atributos, de energia física e sutil, e é a chave para entender a qualidade da energia e a composição mineral geral do alimento. O sistema yin/yang é outro que codifica os alimentos segundo a cor, forma e outras características. Isto, claro, sustenta ainda mais o conceito da Dieta do Arco-íris. O terceiro tipo de equilíbrio alimentar tem ligação com o relacionamento entre as forças dos alimentos que ingerimos e as forças digestivas do nosso sistema. É chamado de combinação de alimentos.

Acidose

O equilíbrio certo ácido/alcalino no nosso consumo de alimentos é muito importante. Quase todas as autoridades concordam que quando o corpo se torna muito ácido constitui-se em solo fértil para doenças agudas e crônicas. Airola pensa que a acidose, uma alta concentração de ácido no corpo, é uma das causas básicas de todas as doenças, principalmente a artrite.[1] Outros acham que isso pode até contribuir para um meio celular produtor de câncer.[2] Um sistema ácido produz doenças por várias razões. No Capítulo 8 discutimos como o pólo negativo envia elétrons para o pólo positivo. Quando há oxigênio suficiente para a ocorrência desse processo oxidante metabólico, temos uma produção de energia muito eficaz. Se o processo é restringido por uma queda de oxigênio, então há menos energia para potencializar a função celular de maneira eficaz e as células começam a se romper e a morrer. Um sistema ácido é aquele que tem excesso de íons de hidrogênio (H+), que se combinam com o oxigênio para formar a água. Assim, os íons de hidrogênio em excesso causam um curto-circuito no ciclo do metabolismo oxidativo porque usam todo o oxigênio. A anoxia aparece como resultado, e há menos oxigênio disponível para sua função primária de metabolismo oxidativo, que é a produção de energia para o funcionamento adequado da célula.

Quanto mais ácido fica o sistema, menos capazes de manter o equilíbrio saudável ácido/alcalino do sangue se tornam os tampões bioquímicos do sangue. O pH, que mede esse equilíbrio ácido/alcalino, começa a ficar ácido. Uma das formas de o corpo compensar essa acidez é preservando a alcalinidade do sangue pelo depósito de substâncias ácidas em excesso nos tecidos e juntas.[3] Isto pode explicar por que a acidez aumenta a artrite. Quanto mais ácida a área de um tecido, mais degeneração e morte celular. As células mortas e as que estão morrendo tornam o sistema ainda mais ácido.

Outro mecanismo que trabalha em um nível celular é o potencial bioelétrico existente entre o núcleo celular naturalmente ácido e o citoplasma alcalino que envolve o núcleo celular.[4] Esses dois pólos criam uma bateria celular que mantém o potencial bioelétrico necessário para a função vital. O grau de polaridade entre esses dois pólos reflete a vitalidade da célula. Quando o sangue e o tecido extracelular se tornam ácidos, o citoplasma também fica ácido, e há menos potencial elétrico entre ele e o núcleo celular. A queda desse potencial bioelétrico significa menos vitalidade e função celular.

Em um nível mais denso, os alimentos produtores de ácido parecem criar um excesso de muco, que congestiona o sistema e bloqueia a entrada de oxigênio no nosso sistema. O resultado, mais uma vez, é a anoxia de tecidos e células. Isso ocorre com o excesso de ingestão de grãos, carne ou produtos derivados do leite, todos alimentos formadores de ácido.

A química do equilíbrio alcalino-ácido

Ao compreender o significado do equilíbrio alcalino-ácido, é importante saber que esse equilíbrio acontece basicamente no sistema fluido do nosso corpo. Os fluidos corporais abrangem 70% do peso do nosso corpo: os fluidos nas células constituem 55% do nosso peso, no sangue, 5% e nos tecidos envolvendo as células, 10%. Somos uma versão mais sofisticada dos organismos unicelulares nutridos pelas águas oceânicas, só que "o oceano" está dentro de nós. Como os corpos nos oceanos e nas águas doces que estão morrendo por causa da poluição, se nossos fluidos corporais ficam poluídos acontece um desequilíbrio ácido, que também nos mata. Um estudo interessante foi feito por Alexis Carrel, fisiologista francês. Guardando cuidadosamente o fluido no qual células cardíacas de um embrião de galinha estavam vivendo, mantido ligeiramente alcalino, ele foi capaz de preservar essas células vivas por 28 anos. Quando parou de manter esse fluido extracelular no equilíbrio bioquímico correto, as células morreram. O equilíbrio alcalino-ácido do nosso fluido é tão importante quanto o dessa experiência. O pH normal do sangue é 7,4. Se ele se tornar ligeiramente ácido, o corpo começa a falhar. Um pH neutro é 7,0; se o sangue chegar a um pH de 6,95, poderemos entrar em coma e morrer, porque o coração relaxa e não pode bater. Se o pH se tornar muito alcalino, numa ordem de 7,7, ficaremos irritáveis, espasmódicos, e poderemos ter tetania e convulsões.

Os alimentos ricos em fósforo e enxofre produzem ácido no sistema, metabolizando esses dois elementos em ácido sulfúrico e fosfórico. Para expelir esses ácidos venenosos sem lesionar os rins e os intestinos, o corpo os neutraliza com sais minerais formadores de álcali, basicamente o sódio, o potássio, o magnésio e o cálcio. Os alimentos ricos em sódio, potássio, cálcio e magnésio, como a maior parte dos vegetais e frutas, normalmente são alcalinos. Quando esses elementos são reduzidos, o sistema se torna ácido. Para manter os minerais alcalinos no corpo e, conseqüentemente, favorecer uma condição ligeiramente alcalina, precisamos ingerir certa quantidade de alimentos com elementos formadores de álcali.

Nossos corpos são, ao mesmo tempo, alcalinos e ácidos, com um ou outro predominando. O percentual correto de ingestão de alimentos alcalinos ou ácidos pode ajudar a ajustar esse equilíbrio dinâmico. O consenso dos nutricionistas ocidentais é que o equilíbrio ácido/alcalino mais saudável no corpo é mantido pela ótima razão de 80% de alimentos alcalinos para 20% de alimentos ácidos.[5] Quando esta razão é mantida, há forte resistência às doenças. As pessoas em convalescença estão normalmente mais ácidas, assim uma dieta ainda mais alcalina vai apressar a volta ao estado saudável. Airola acredita que quando a razão declina até três para um, a saúde corre risco.[6] No sistema do ioga, a razão ácido/alcalino para a dieta mais pura é de um mínimo de 70% para 30%; para uma dieta de qualidade média, 60% para 40%; e para uma dieta não tão saudável, menos de 50% de alimentos alcalinos para alimentos ácidos.

É uma boa idéia manter uma alta reserva de sais minerais alcalinos para poder neutralizar situações de emergência nas quais o corpo se torna ácido. Outra razão para se ingerir alimentos alcalinos é que uma dieta ácida é pobre em sódio e cálcio, o que, conseqüentemente, reduz os níveis de potássio e magnésio nas células nervosas, resultando no seu mau funcionamento. Se nos tornamos muito ácidos, nosso funcionamento celular diminui e perdemos a clareza mental. A mente fica vagarosa e, finalmente, ocorre o coma com um pH abaixo de 6,95. Um exemplo disso é o coma diabético, que ocorre com as pessoas que desenvolvem uma grave acidez diabética. Uma mente vagarosa e uma queda da clareza mental são típicos daqueles que têm uma dieta muito ácida.

Definição de alimentos alcalinos e ácidos

Alimento alcalino é aquele que cria uma condição alcalina no corpo, contendo alta concentração de sódio, potássio, cálcio, magnésio e ferro. Os alimentos ricos em enxofre, fósforo, cloro e iodo são ácidos. Eles são metabolizados no corpo para formar ácido. *Alimentos ácidos não são o mesmo que alimentos como os limões, que contêm alta concentração de ácidos orgânicos e apresentam um sabor ácido.* Esses ácidos orgânicos leves atuam como agentes purificadores no sistema. São oxidados em dióxido de carbono e água e portanto não criam uma condição ácida no sistema. Por trazerem uma alta concentração de minerais alcalinos para o corpo, as frutas ácidas aumentam a reserva alcalina do corpo e são, portanto, alcalinas. Os alimentos que diminuem a reserva mineral alcalina são considerados alimentos ácidos.

É bom compreender que todos os alimentos naturais contêm minerais alcalinos e ácidos. Se os minerais ácidos são em maior número, então o alimento é ácido, e vice-versa. O grau de elementos alcalinos ou ácidos no alimento pode ser medido em laboratórios. A natureza da matéria orgânica do alimento não parece fazer diferença nesta definição.[7] Para determinar o potencial ácido ou alcalino de um alimento, primeiro o queimamos até as suas cinzas minerais, e então o dissolvemos em água de pH neutro. Depois testamos o pH da solução para descobrir se é ácido ou alcalino. Os farmacêuticos são capazes de medir o grau de alcalinidade ou acidez da solução e, portanto, de determinar até que ponto é alcalino ou ácido o alimento. Existem várias tabelas que nos dão esta informação.[8, 9, 10, 11]

Alimentos ácidos e alcalinos

A maior parte das carnes é ácida, assim como a maior parte dos grãos, dos produtos derivados do leite (principalmente o queijo), grande parte das oleaginosas e sementes, feijões e ervilhas, açúcares simples, gorduras e proteína vegetal. Os óleos são quase neutros. Os alimentos alcalinos são os vegetais e as frutas. As exceções incluem o aspargo, uva-do-monte, ameixas-vermelhas e ameixas-pretas, que são ligeiramente ácidos.[12] Em geral, o processo metabólico dos organismos animais converte álcali em ácido, e o das plantas, ácido em álcali. Ao receber os minerais alcalinos necessários dos nossos amigos vegetais, continuamos o ciclo equilibrado e harmonioso entre humanos e reino vegetal.

Existem algumas exceções a estas generalidades sobre alimentos ácidos e alcalinos. O iogurte e o leite cru de cabra, vaca e humano são considerados ligeiramente alcalinos, mas se for pasteurizado o leite se torna ligeiramente ácido. Os queijos são ácidos. A manteiga é ligeiramente ácida, e por ser tão gordurosa provavelmente é mais ácida do que dá a entender a taxação química. A soja é considerada alcalina e o *tofu* é ligeiramente alcalino. O feijão-roxo e o *azuki*, a amêndoa e a castanha-do-pará, o milho verde e o painço são alcalinos. As pontas do aspargo, a couve-de-bruxelas e o ruibarbo são considerados vegetais ácidos.[13] As oleaginosas, sementes e grãos se tornam mais alcalinos macerados e no processo de cultivo de brotos por um mínimo de oito horas.

As proteínas, como uma classe, são as mais ácidas, pelas suas altas concentrações de enxofre e fósforo. Seu colapso metabólico produz também ácido úrico, que acidifica ainda mais o sistema, e uréia, que aumenta a excreção através dos rins, expelindo os minerais alcalinos que são necessários. O excesso de proteína também obstrui a membrana basal, causando a anoxia celular, que mais tarde aumenta a acidez. As gorduras, como uma classe em geral, são ácidas porque, ao serem metabolizadas, produzem ácido acético. Os carboidratos simples, como o açúcar branco, são ácidos porque entram no sistema e queimam muito rápido. Nesse processo desequilibrado, eles produzem ácidos como o lático, o butírico e o acético, que acidificam o sistema. Os carboidratos de complexos metabolizam mais devagar e uniformemente e portanto não formam ácidos orgânicos. Pesquisas em animais mostram que os alimentos de conteúdo rico em vitamina B ajudam a manter o equilíbrio ácido/alcalino correto quando ocorre um consumo excessivo de proteína.[14] Os alimentos contendo vitamina A ajudam a reequilibrar a acidez do consumo excessivo de gordura. Os alimentos ricos em vitamina C ajudam a compensar a acidez causada por muito açúcar e outros carboidratos simples. Essa pesquisa também mostrou que um excesso de vitaminas sintéticas tende a tornar o sistema ácido.[15] Os alimentos refinados, as drogas medicinais, as drogas psicodélicas, os refrigerantes e as drogas sintéticas são ácidas porque nunca tiveram minerais alcalinos ou os minerais foram lixiviados durante o processamento químico e o refinamento.[16] Seu consumo exige minerais alcalinos para neutralizar seus produtos finais ácidos. Isso esgota as reservas de minerais alcalinos do corpo, criando, assim, uma mudança ácida no corpo.

O yin e o yang dos alimentos

Os termos yin e yang se referem ao sistema filosófico oriental cujo pressuposto é que tudo no universo tem um relacionamento dinâmico entre os atributos yin e yang, que se completam como partes de um todo. Os atributos yang são contrativos ou centrípetos, quentes, densos, pesados, achatados e baixos. Os atributos yin são expansivos ou centrifugais, frios, dilatados, leves, verticais e finos. Os alimentos e as pessoas podem ser categorizados segundo o equilíbrio desses atributos. Por exemplo, os jogadores de basquete são mais yin do que os bandeirinhas de futebol americano. Os homens são ditos yang, e as mulheres, yin. As frutas são yin e os produtos da carne bovina, yang. Os alimentos a seguir estão listados em ordem relativa de yin e yang: aditivos químicos, considerados os mais yin; depois, os alimentos processados, as frutas vegetais e as algas; o yang começa a predominar com as sementes, oleaginosas, feijões, grãos, produtos derivados do leite, peixe, aves, carne suína, carne bovina, ovos, miso* e, finalmente, sal, o mais yang.

Uma maneira de classificar esses alimentos quimicamente é medir a diferença entre as quantidades de potássio e sódio no alimento e calcular a razão. Os alimentos ricos em potássio normalmente são yin, e os ricos em sódio em geral são yang. Aihara nos dá uma tabela completa e regras matemáticas para isso.[17] O equilíbrio yin/yang nos alimentos também é julgado por características como suas cores, modelos de crescimento, clima onde crescem melhor, altura, densidade e consistência. A classificação dos alimentos por cores é bastante interessante; eles são classificados de acordo com o espectro do arco-íris. A cor mais yang é o vermelho, a mais yin a violeta, o que corresponde ao chacra da coroa, que é a maior distância do chão, e o estado mais yin. É importante lembrar que as frutas, por mais tendenciosas ou vermelho-laranja-amarelo que sejam, continuam sendo basicamente yin no espectro total dos alimentos yin e yang. O branco é um sinal de vegetal yin, e o preto, um sinal de vegetal yang. Os vegetais e as frutas mais pesados, duros, curtos e de crescimento mais lento e horizontal são considerados yang. Os vegetais yin são mais leves, macios, mais compridos e finos, e crescem mais rápido e verticalmente. Os alimentos que ficam maiores e vingam melhor em climas mais quentes são mais yin. Os alimentos yin são predominantemente alcalinos, mas podem ser tanto alcalinos como ácidos. Os alcalinos são as frutas, os vegetais e o mel. Os alimentos saudáveis yin e ácidos são os feijões, as oleaginosas e as sementes. Os alimentos bioácidos yin e ácidos são o açúcar, as drogas químicas, os refrigerantes e o álcool. Os alimentos yang, embora geralmente ácidos, podem ser ácidos ou alcalinos. Os alimentos básicos yang alcalinos são o rabanete, o picles, miso e o sal. Os alimentos saudáveis yang tendem a ser mais ácidos, enquanto os alimentos saudáveis yin, exceto os feijões, as sementes e as oleaginosas, têm propensão a ser mais alcalinos (Figura 13, na p. 188).

A consciência yin/yang é importante por reconhecer que os alimentos têm energias diferentes. É outro sistema observando que os alimentos são codificados pela natureza segundo a cor, forma e outros atributos para que

* Pasta usada na preparação de sopas e outros alimentos. É feita moendo-se e depois deixando-se fermentar uma mistura de arroz cozido no vapor, grãos de soja cozidos e sal. (*N. da T.*)

possamos nos orientar quanto às suas qualidades energéticas e suas composições minerais gerais. Isto reforça o princípio da Dieta do Arco-íris.

O equilíbrio adequado do yin e do yang é sempre uma questão relativa. A resposta depende dos nossos atributos constitucionais, nosso trabalho no mundo, nossas condições ambientais e práticas espirituais. Com a consciência dessas energias yin/yang podemos criar um equilíbrio evolutivo que melhor nos ajude a desenvolver a espiritualidade. Tenho a impressão de que no processo espiritual tendemos a mudar espontaneamente para alimentos yin que auxiliem essa evolução mais expansiva (yin). Se estamos saindo de uma dieta mais yang de carnes, o equilíbrio yin/yang, meio a meio, de uma dieta macrobiótica como descrita por Michio Kushi pode ser um dos primeiros passos para essa transição de cura.[18] As pessoas muito acidificadas por uma dieta rica em carnes podem precisar até de mais alimentos yin alcalinos na forma de frutas e de vegetais crus e menos grãos ácidos do que o equilíbrio meio a meio yin/yang sugerido para reequilibrar o efeito ácido causado pela contínua ingestão de carnes.

À medida que continuamos a crescer espiritualmente e nosso corpo se torna mais saudável, tendemos a comer mais frutas e vegetais crus, yin, alcalinos, para sustentar a expansão yin da nossa vida espiritual, assim como as necessidades mais leves, supercondutoras do nosso corpo. Os grãos yang formadores de muco, ácidos, desprovidos de enzimas, e os alimentos cozidos tendem a diminuir a velocidade da energia transformadora e espiritualizante Kundalini, em contraste com o efeito altamente purificante e energizante dos alimentos biogênicos de que falamos. Na verdade, quando uma pessoa acha que ficou yin muito depressa para o processo espiritualizante, costumo recomendar os grãos mais yang para diminuir a velocidade do processo. A cada passo do processo evolutivo é importante manter um equilíbrio vital que pareça harmonioso. O uso equilibrado dos alimentos yin e yang pode ser útil quando sentimos a necessidade de contrabalançar suavemente certos estados yin ou yang, físicos ou mentais.

A combinação de alimentos

A combinação de alimentos de modo selecionado para melhorar o processo digestivo é historicamente registrada na época de Moisés. O Êxodo 16:8 diz: "E Moisés disse: (...) o Senhor vos dará esta tarde carnes para comer, e pela

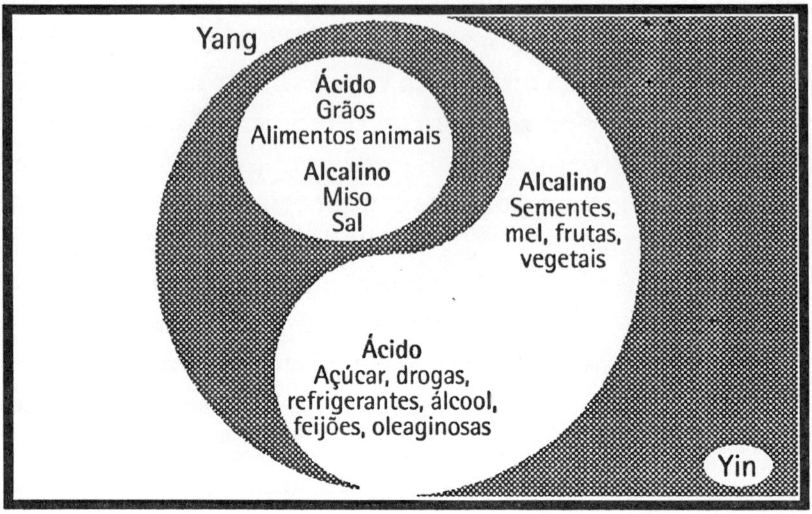

Figura 13

manhã pães com fartura." Isto pode ser extrapolado para significar que não se deve misturar amido e proteína pesados na mesma refeição. Também é uma lei *kosher* que não se comam produtos derivados do leite e produtos animais na mesma refeição. O princípio atrás da combinação de alimentos é o de que classes diferentes de alimentos exigem enzimas diferentes, diferentes taxas de digestão e diferentes pHs digestivos para a digestão adequada. Se os alimentos das diversas classes alimentícias são combinados erradamente, as exigências específicas para sua digestão adequada tendem a se cancelar. Por exemplo, as carnes necessitam de um meio ácido para a digestão, enquanto o leite é altamente alcalino, podendo portanto neutralizar o ácido necessário para a digestão da carne. Foi por compaixão de Deus que os judeus não tiveram de vagar pelo deserto durante quarenta anos e ter indigestão ao mesmo tempo.

A digestão da fruta resulta na liberação de uma secreção alcalina que neutraliza as secreções ácidas necessárias para a digestão da proteína. Por isso, não é uma boa idéia comer frutas e proteínas na mesma refeição. Alguns alimentos são digeridos mais rapidamente que outros. Se alimentos de digestão rápida, como as frutas, são detidos no sistema digestivo por um período de tempo maior que o necessário por estarem combinados com alimentos de digestão mais lenta, haverá uma fermentação. Por esta razão, é bom para a digestão comer frutas e amido, que são digeridos devagar, em refeições separadas. As frutas e os vegetais exigem diferentes enzimas digestivas, que tendem a neutralizar umas às outras; por isso, é melhor comê-los também separadamente.

Tantas regras para a combinação de alimentos foram desenvolvidas que as pessoas se confundem e se esquecem do fato de que cada indivíduo tem de desenvolver suas próprias regras a partir de experiências diretas. *A regra mais simples da combinação dos alimentos é a de comer alimentos ou combinações de alimentos que, a partir da sua experiência direta, sejam fáceis de digerir.* Uma paciente sentia horror de comer por causa da infinidade de regras que pensava ter de seguir. Em vez de confiar na sua sensibilidade interior, deixara que um livro lhe dissesse como tinha de ser. Para pessoas do tipo *pitta*, que têm um grande poder digestivo, essas linhas de combinações de alimentos têm pouco significado. Para outros, entretanto, com sistemas digestivos delicados, as linhas guias são muito úteis.

No centro da linha combinatória de alimentos na Figura 14, na p. 190, existe uma nova categoria de alimento que oferece mais combinações dentro das linhas guias gerais. É a categoria chamada de proteínas pré-digeridas. A tabela é do livreto *Live Food Longevity Recipes*, de Viktoras Kulvinskas. A nova categoria de alimento de Kulvinskas inclui o pólen de abelha, oleaginosas e sementes maceradas e germinadas, fermentos de oleaginosas e sementes, como queijo e iogurte de semente. (Veja o Apêndice I para uma explicação desses alimentos.) Esses alimentos combinam bem com frutas doces ou subácidas, brotos de grãos e vegetais. Essas oleaginosas e sementes maceradas pela manhã com frutas são boas para pessoas com hipoglicemia. Em geral, por já serem divididas em aminoácidos, essas proteínas pré-digeridas são de fácil digestão.

Para acelerar a experimentação pessoal quanto aos alimentos mais fáceis de se digerir, algumas orientações gerais são úteis. Geralmente é fácil digerir alimentos do mesmo grupo alimentar ou de dois grupos alimentares compatíveis. Entretanto, muita quantidade até mesmo de um único alimento exige demais do sistema digestivo. As combinações de fácil digestão incluem as proteínas pré-digeridas com vegetais, frutas doces ou subácidas. Brotos de grãos e vegetais, vegetais e amidos leves e amidos leves e pesados normalmente são de fácil digestão. As combinações de alimentos de digestão relativamente fácil para se explorar são proteínas e folhas, e abacate

COMBINAÇÃO DE ALIMENTOS

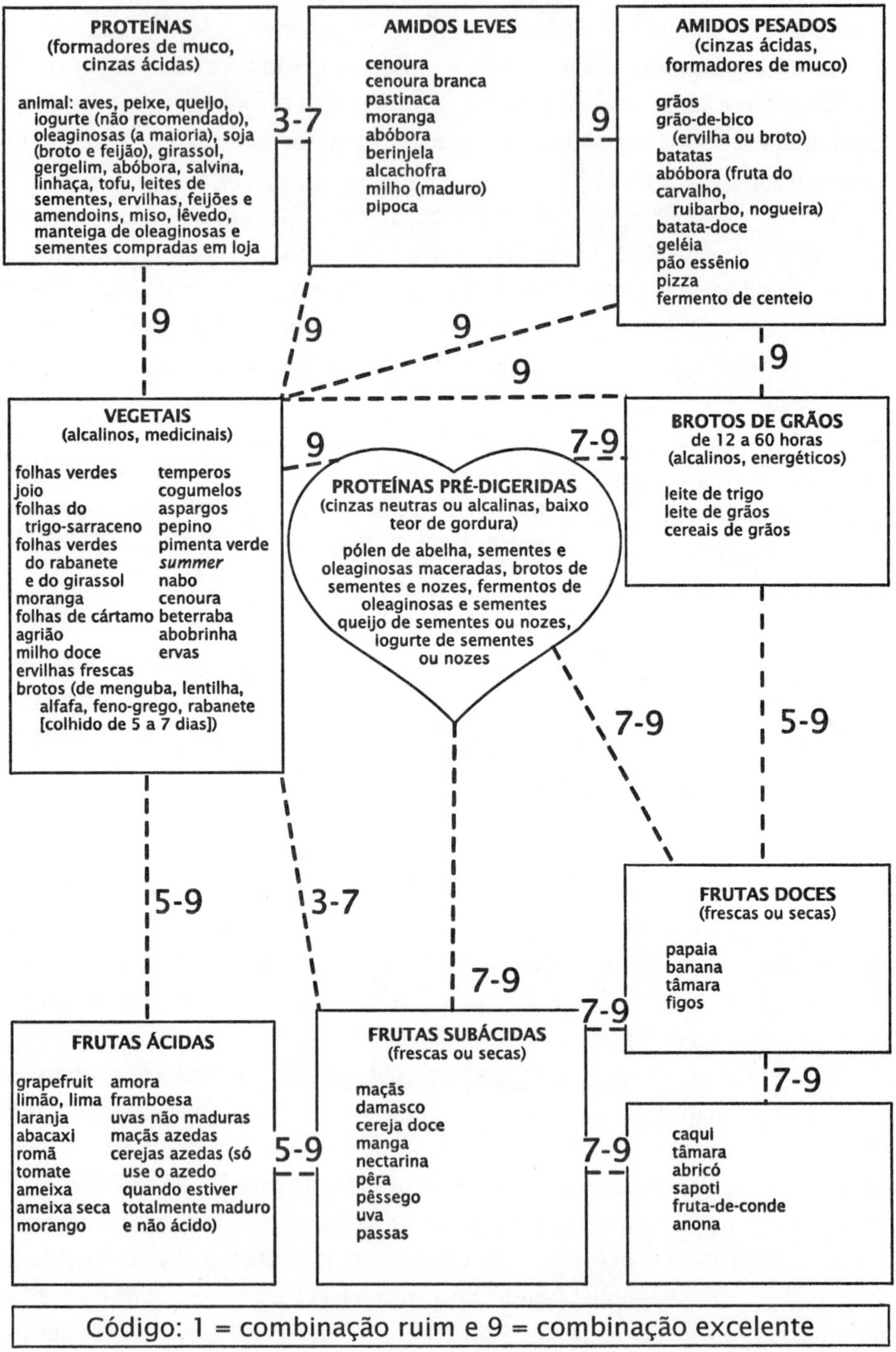

Figura 14

combinado com folhas, frutas ácidas ou subácidas. As combinações que devem provocar putrefação e fermentação são proteínas e amidos, óleo e proteína, proteína e fruta ácida ou subácida, óleo e fruta doce ou subácida, frutas e vegetais, e melões com qualquer tipo de alimento. Para algumas pessoas, estas combinações podem não ser um problema se ingeridas em pouca quantidade. Papaia e limão vão bem com qualquer outro alimento. No livro *O evangelho essênio da paz*, Jesus frisa as idéias para a combinação alimentar sucintamente:

> Tomai cuidado, portanto, e não sujeis o templo de vossos corpos com todos os tipos de abominações. Ficai satisfeitos com dois ou três tipos de alimentos, que irão sempre encontrar sobre a mesa da vossa Mãe Terra. E não desejeis devorar tudo que virdes ao vosso redor. Pois Eu em verdade vos digo, se misturardes todos os tipos de alimentos em vossos corpos, a paz de vossos corpos terminará, e uma guerra sem fim irá devastar-vos.[19]

O momento de comer os alimentos também é importante. Se você está comendo uma salada e uma proteína, e a salada for ingerida primeiro, o ácido hidroclórico necessário para digerir a proteína é bloqueado. A digestão será melhor se a salada for comida após a proteína ou junto com a proteína. Também é melhor beber líquidos pelo menos 20 minutos antes da refeição, em vez de durante ou após, porque os líquidos diluem as enzimas digestivas.

A maneira de saber se nossas combinações e a ordem que comemos os alimentos são favoráveis é por seus efeitos. Se ficamos com gases, prisão de ventre, diarréia, e nos sentimos inchados, nauseados e irritados depois de comer, temos uma pista de que o que estamos comendo não está sendo digerido com facilidade e de que precisamos prestar mais atenção à combinação ou excesso dos alimentos. É difícil aproveitar o fluxo das energias cósmicas e a paz da meditação quando a flatulência está devastando nosso estômago e nossos intestinos. Acredito que seguir a Dieta do Arco-íris — apenas com frutas ou frutas e proteínas pré-digeridas pela manhã, uma salada verde e oleaginosas e sementes maceradas ou queijo de semente no almoço, e uma refeição leve de vegetais roxos no jantar — seja uma maneira fácil para mim de observar essas regras sem prestar nenhuma atenção a elas. A chave para se chegar a bom termo com a consciência da combinação dos alimentos é desenvolver uma rotina de alimentação que nos faça comer naturalmente o que é de fácil digestão. Em outras palavras, confie na sua própria experiência e use a inteligência para tornar a vida fácil.

Resumo do Capítulo 17

1. O equilíbrio alcalino/ácido correto é de 80% de alimentos alcalinos e 20% de alimentos ácidos.
2. Um sistema muito ácido é um solo fértil para doenças.
3. Os alimentos ácidos são os ricos em enxofre, fósforo, cloro e iodo. Esses minerais são transformados em ácidos fortes dentro do corpo.
4. Os alimentos alcalinos, ricos em cálcio, magnésio, potássio, sódio e ferro, formam sais minerais alcalinos que neutralizam os ácidos.
5. Todos os alimentos naturais contêm ambos os elementos: ácido e alcalino.
6. As proteínas são os alimentos mais ácidos, em razão de sua alta concentração de enxofre e fósforo.
7. Os vegetais e as frutas são os alimentos mais alcalinos, por causa da sua alta concentração de cálcio, magnésio, potássio e sódio.
8. Os alimentos também são classificados segundo seus atributos yin e yang, que nos indicam sua energia e conteúdo mineral geral.
9. O sistema yin e yang reconhece que os alimentos têm diferentes energias que são codificadas pela natureza de acordo com suas cores, formas e outros atributos. Assim, ele apóia os princípios da Dieta do Arco-íris.
10. Os alimentos ricos em potássio tendem a ser yin, enquanto os ricos em sódio tendem a ser yang.
11. A maioria dos alimentos yang é ácida, exceto as oleaginosas, sementes e feijões, que são alcalinos.
12. O equilíbrio adequado entre os alimentos yin e yang é sempre uma questão relativa, dependendo dos nossos atributos constitucionais, o ambiente e nossa evolução espiritual.
13. A combinação de alimentos é uma maneira de ingerir os alimentos mais fáceis de digerir; conseqüentemente, os mais saudáveis para o sistema.
14. O princípio básico da combinação de alimentos é o de que certas classes alimentícias exigem diferentes enzimas, diferentes taxas digestivas e diferentes pHs para uma digestão adequada.

15. A regra mais importante da combinação de alimentos é comer alimentos e combinações de alimentos que, segundo nossa experiência, são mais fáceis de digerir.
16. A chave para a combinação simples de alimentos é desenvolver uma rotina de alimentação que nos faça comer, naturalmente, o que seja fácil de digerir.

18

A mente e a nutrição

Dieta e cultura

O historiador grego Heródoto, freqüentemente chamado de o pai da história, sustentava que as culturas vegetarianas consumidoras de grãos ultrapassavam as culturas consumidoras de carne na arte, na ciência e no desenvolvimento espiritual. Ele observou que as nações consumidoras de carne tendiam a ser guerreiras e a se relacionar através da raiva, da alienação e de paixões sensuais. Ele também comentou que os comedores de carne tinham bravura, coragem e audácia.[1] Rudolf Steiner acreditava que o progresso espiritual da humanidade dependia do aumento progressivo do número de pessoas que seguiam uma nutrição vegetariana. Para ele, uma ênfase demasiada na nutrição animal afastaria, por fim, as pessoas do interesse pela vida espiritual. Existe um indício de que a queda do Império Romano estaria ligada também à prática decadente da glutonia. Talvez isto também seja válido para a Revolução Francesa. Conta-se que num jantar aristocrático servido na noite anterior à Revolução Francesa havia nove pratos feitos de um tipo de carne que fora preparado de 22 maneiras diferentes.[2] Quando observamos que até 1985 aproximadamente 32 milhões de americanos entre as idades de 25 a 74 anos eram considerados gordos, temos uma verdadeira preocupação quanto ao estado espiritual do país.[3] Existem algumas indicações de que na Antiguidade os envolvidos nos vários tipos de sacerdócio sabiam dos efeitos de certas dietas no desenvolvimento espiritual e guardavam isso como segredo para manter seus próprios poderes sobre as populações. Atualmente, isso pode ser observado na Índia, onde os sacerdotes brahmin comem separados das pessoas de outras castas. O que se deduz é que a dieta de um grupo social afeta sua consciência espiritual.

A dieta e a mente

No Ayurveda, é estabelecido que certos alimentos afetam demasiadamente as qualidades mentais. As qualidades ou estados mentais estão latentes em cada um de nós. No Ayurveda, as qualidades e estados são divididos em três categorias chamadas gunas. Qualquer um que esteja no corpo físico está sujeito às forças sutis das três gunas, que são chamadas *sattvica, rajásica* e tamásica. Um estado de mente sattvico é limpo, pacífico e harmonioso, sendo representado pelo aspirante espiritual com uma vida pura. O estado rajásico é ativo, inquieto e agressivo — o estado mental de guerreiros e executivos empresariais. O estado tamásico é letárgico, impulsivo, cruel e moral e fisicamente degenerado. É representado pelo nosso estereótipo do viciado em drogas e dos ladrões.

A dieta influencia o estado mental, que influencia a escolha da dieta. A classe guerreira faz uso da dieta rajásica especificamente porque ela estimula sua mente e corpo a um estado guerreiro. Os aspirantes espirituais escolhem normalmente a dieta e o estilo de vida sattvicos. Consciente ou inconscientemente, as pessoas tendem a escolher a dieta que reforça e reflete seus estados mentais e espirituais de consciência. A escolha de uma dieta sattvica pode refletir o estado de harmonia de uma pessoa ou refletir o desejo da pessoa de influenciar a si mesma para chegar àquele estado escolhendo alimentos sattvicos. A armadilha de se buscar uma dieta sattvica para criar o estado mental desejado é que isso pode se tornar farisaísmo, prendendo o aspirante em seus próprios conceitos. O objetivo da vida espiritual não é o de se ajustar a uma certa forma conceitual ou estilo de vida. É de simplesmente ser. Nesse estado de ser, criamos um espaço saudável para a evolução de uma dieta individualizada que seja a melhor para aquele momento. No Ayurveda, diz-se que os alimentos também têm três qualidades de densidade: uma fina e sutil, que constrói a mente; outra um pouco menos fina, que constrói o corpo; e uma grosseira, basicamente de restos descartáveis.

Alimentos sattvicos

Os alimentos que têm grandes quantidades dessa finíssima qualidade sutil são chamados de sattvicos. São considerados alimentos puros, que mantêm o complexo corpo-mente-espírito equilibrado, limpo, harmonioso e forte. São de fácil digestão, e seu consumo não resulta na acumulação de toxinas no sistema. A ingestão desses alimentos ajuda a manter a mente em paz. Os alimentos sattvicos, em vez de retirar, acrescentam energia aos COES para nossa assimilação — uma energia equilibrada e harmoniosa que nos é transmitida. A experiência da dieta sattvica é de força, harmonia, paz e equilíbrio interior. No sistema ayurvédico, os alimentos sattvicos incluem todas as frutas, vegetais, folhas verdes comestíveis, verduras, feijões, leite, creme de leite, mel e pequenas quantidades de arroz ou massas de pães. Uma dieta completamente vegetariana. O equilíbrio alcalino-ácido é de 70% para 30%.[4]

Para os nossos corpos ocidentais, uma dieta sattvica significa pelo menos 80% de alimentos biogênicos e bioativos e 20% de alimentos cozidos ou bioestáticos. Existe um mínimo de condimentos estimulantes. A dieta tem uma abundância de diferentes brotos de leguminosas e grãos, alimentos verdes não maduros e verduras, frutas frescas e vegetais e oleaginosas e sementes maceradas, assim como oleaginosas e sementes secas cruas, todos os grãos e leguminosas, mel e, às vezes, leite cru fresco e iogurte. A razão alcalino/ácido é de 80% para 20%.

Alimentos rajásicos

Os alimentos rajásicos estimulam mais o sistema nervoso. Ao comê-los, a pessoa sentirá freqüentemente um imediato aumento de energia. Café, chá, tabaco, carnes frescas e grandes quantidades de temperos estimulantes, como alho e cebolas, são exemplos de alimentos rajásicos. Esses alimentos nos energizam para nossas atividades terrenas, mas essa energização não acontece sempre da maneira mais limpa e equilibrada. Tais alimentos nos estimulam a manter-nos ocupados e ativos, mas a atividade pode se transformar em agitação e inquietude. Eles tendem a forçar a mente e o corpo para além dos seus limites. Se isso se torna um hábito, ficamos desequilibrados, e doenças começam a se manifestar. Um exemplo desse caso são os viciados em café, que precisam de mais e mais café para manterem os corpos ativos a fim de realizarem seus trabalhos. Finalmente, o viciado se torna cada vez mais fisicamente esgotado, até que nem mesmo o café ajuda. A hipoglicemia, que discutiremos mais adiante neste capítulo, é um resultado típico de desequilíbrio rajásico, principalmente com o uso excessivo de café e açúcar. Os alimentos rajásicos tendem a estimular o corpo e a mente para um estilo de vida mais competitivo, guerreiro, sensual, e de busca do prazer. No sistema tradicional de castas, os brahmins, representados pelos sacerdotes, os professores e os aspirantes espirituais, eram proibidos de comer alimentos rajásicos. Uma dieta rajásica era considerada a dieta dos reis e guerreiros.

Os alimentos rajásicos incluem não apenas alguns alimentos biogênicos e bioativos, mas também carnes e muitos alimentos cozidos, temperados com molhos suculentos e oleosos. Esta dieta inclui manteiga, queijo, óleos, alimentos fritos, bolos, açúcar e ovos, sendo de 50% a 60% alcalina.[5] A estimulação gustativa desses alimentos tende a nos afastar de nossas sugestões interiores, levando-nos facilmente para o desequilíbrio, como o consumo excessivo de café e os vícios em açúcar. Essa dieta, conseqüentemente, leva a uma saúde precária e a desequilíbrios crônicos degenerativos.

Alimentos tamásicos

Os alimentos tamásicos são velhos, estragados, decompostos, inutilizados, cozidos em excesso, restos reaquecidos e alimentos processados. Esses alimentos sintéticos são quimicamente alterados com preservativos, pesticidas, fungicidas, adoçantes, corantes artificiais, sulfatos, nitratos e produtos químicos similares. Todos os fast foods tão populares hoje em dia caem na categoria tamásica, assim como as bebidas alcoólicas — que são fermentadas, decompostas — e todas as outras drogas. Todas as carnes não frescas são consideradas tamásicas: isso inclui a maioria das carnes que encontramos nos supermercados. Apenas presas selvagens e peixes pescados na hora são considerados rajásicos. Os alimentos tamásicos não têm força vital remanescente. Seus COES foram gravemente rompidos, e uma dieta desse tipo não chega a ser 50% alcalina.[6] Esses alimentos têm uma qualidade residual mínima e uma taxa de desperdício máxima. Ainda por cima, nos fornecem produtos químicos tóxicos que se rompem e afetam o funcionamento da mente e irritam o sistema nervoso. Por subtraírem energia dos nossos COES para a digestão e assimilação, eles diminuem nossa força vital, levando-nos, mais rapidamente do que os alimentos rajásicos, a doenças crônicas, degenerativas. Eles tendem a trazer à tona nossas piores características psicológicas, por causa do estado degenerativo de letargia irritável que criam em nós. Pelo menos uma vez, a maioria de nós já ingeriu grandes quantidades de alimentos tamásicos e se sentiu impura e tóxica. Esse é o estado tamásico, um estado no qual é extremamente difícil meditar ou estar em harmonia com o próprio eu ou com o ambiente. Uma avaliação rápida da dieta popular nos Estados Unidos torna óbvio o fato de que é uma dieta fortemente tamásica, o que tem como resultado a colocação do país em 21º lugar na lista de expectativa de vida de países industrializados.[7] A dieta tamásica também pode estar contribuindo para a degeneração da fibra moral da nossa sociedade.

Os efeitos de excessos e deficiências de alimentos específicos na mente

A mente e o sistema nervoso são particularmente afetados por certas deficiências vitamínicas, como a de tiamina (beribéri), que causa danos aos nervos periféricos e certos centros cerebrais, levando à desorientação, confusão mental e a um andar desequilibrado. Uma deficiência de vitamina B3, ou niacina, foi associada à pelagra cerebral, com sintomas lembrando a esquizofrenia. O trabalho dos Drs. Hoffer e Osmond mostrou que muitas pessoas diagnosticadas como esquizofrênicas superaram os sintomas da doença com doses elevadas de niacina. Isso indica a importância dos nutrientes no funcionamento da mente.[8] Outras pesquisas descobriram que doses elevadas de vitaminas B6, B12 e C podem melhorar o funcionamento mental em algumas pessoas. Duas especialidades, chamadas de medicina ortomolecular e psiquiatria ortomolecular, se desenvolveram pelo mundo como resultado de todas essas descobertas.[9] O Dr. Carl Pfeifer, Ph.D., em seu livro *Mental and Elemental Nutrients*, mostra o papel das deficiências minerais, como a baixa taxa de zinco, magnésio, cromo, molibdênio, e do excesso de cobre, ferro, cádmio, chumbo e mercúrio nas funções mentais afetadas.[10] Foi estabelecido que as concentrações de metais tóxicos no corpo podem causar hiperatividade ou retardamento mental.[11, 12] A questão aqui é que os nossos nutrientes, em excesso ou em falta, podem afetar a função mental.

A função mental também pode ser afetada pelo que agora é chamado de alergias cerebrais. Normalmente pensamos em alergias apenas como causadoras de narizes entupidos, escorrendo, e olhos vermelhos, mas há um campo na medicina chamado de ecologia clínica que mostrou que a função mental de algumas pessoas pode ser afetada pelos alimentos que elas comem e pelos poluentes que respiram. Os sintomas incluem depressão aguda e crônica, síndrome de tensão-fadiga, mínima disfunção cerebral, inquietação, ansiedade, insônia, hiperatividade, acessos de comportamento inapropriado, medo, pânico, sentimentos irreais, mudanças de personalidade, esquizofrenia, psicoses, alucinações e incapacidade de se concentrar.[13] Se nos tornamos conscientes das nossas reações interiores aos alimentos, somos capazes de evitar os sintomas de alergia alimentar. O livro *5-Day Allergy Relief System*, do Dr. Mandell, inclui uma boa discussão sobre como detectar e tratar essas alergias alimentares.[14]

Por causa de uma mente e de um estilo de vida desarmoniosos, nossos corpos são levados a um estado de desequilíbrio que pode se manifestar como alergias alimentares ou deficiências vitamínicas e minerais. Por exemplo, ao levar uma vida estressante podemos gastar muitas vitaminas do tipo B, que precisam ser repostas em doses elevadas para que o equilíbrio seja mantido. A longo prazo, o uso de vitaminas do tipo B, próprias para suportar um estilo de vida com alto nível de estresse, torna-se um estímulo rajásico que empurra nossos corpos para além de um rendimento normal, escondendo a desarmonia essencial que está criando o desequilíbrio. Para alguns, o problema pode ser simplesmente uma necessidade genética de doses elevadas de vitaminas segundo os princípios da individualidade bioquímica. Mas para muitos não é o caso. Isso não significa que não devemos tomar doses elevadas de vitaminas como um esforço imediato para reequilibrar e remediar a situação. Significa, isto sim, que precisamos detectar as causas do desequilíbrio, introduzir mudanças mais profundas no estilo de vida, aumentar nosso tempo de meditação e fazer alterações saudáveis na dieta, se convenientes. Dessa forma poderemos continuar nosso desenvolvimento espiritual de uma maneira firme.

Hipoglicemia

A hipoglicemia, que muitos dizem ser de alta incidência nos Estados Unidos, é algo que precisa ser compreendido, já que uma taxa estável de açúcar no sangue é importante para o funcionamento normal do cérebro e do sistema nervoso.[15] No tratamento de muitos meditadores, observei que quando a hipoglicemia é curada, a capacidade de meditar e a estabilidade da meditação melhoram. Só isso já faz da hipoglicemia uma condição importante, da qual se tem de ter consciência.

A hipoglicemia é conhecida como a grande imitadora. Ela pode se manifestar em uma variedade de sintomas como fadiga crônica, exaustão, fraqueza, depressão, dores de cabeça, mudanças de humor inexplicáveis e ataques de ansiedade, dificuldade de concentração, confusão mental transitória e até alergias. Um problema acerca da hipoglicemia é que apenas parte da classe médica reconhece que ela existe. Ela foi primeiramente descrita em 1924 pelo Dr. Seale Harris, num trabalho que lhe proporcionou uma medalha de ouro, concedida pela Associação Médica Americana (AMA) em 1949. Mais tarde, em 1973, a AMA decidiu oficialmente que a hipoglicemia não era uma doença. Uma história interessante, ilustrando essa confusão, é a do Dr. Steven Gyland. Ele desenvolveu os sintomas da hipoglicemia a um ponto tal que teve de parar de praticar a medicina. Em um esforço para diagnosticar o problema, ele foi examinado por 14 especialistas e três grandes clínicas médicas, incluindo a Clínica Mayo. Ninguém nunca diagnosticou hipoglicemia. Depois de três anos de sofrimento, incapaz de trabalhar, e visitando um psiquiatra, ele descobriu o trabalho de Seale Harris sobre hipoglicemia. Após uma dieta hipoglicêmica, seus sintomas desapareceram. Curiosamente, o médico-perito que o examinara na Clínica Mayo declarou publicamente que em 25 anos nunca havia visto um caso de hipoglicemia. A declaração foi feita alguns anos depois de ele ter tentado diagnosticar o problema do Dr. Gyland. Se alguém não reconhece a existência da hipoglicemia, como diagnosticá-la? Como o Dr. Gyland, muitos clientes chegam a mim com a reclamação: "Eu já fui a vários médicos. Todos os meus testes de laboratório estão normais. Eles dizem que estou bem, mas me sinto péssimo." É difícil alguém se interessar pela vida espiritual quando se sente péssimo. Muitas vezes essas pessoas têm alguma forma de hipoglicemia como parte do seu desequilíbrio.

Classicamente, o teste de tolerância de seis horas de glicose é considerado como o procedimento padrão para se diagnosticar a hipoglicemia, mas alguns médicos ortomoleculares descobriram que ele pode, às vezes, indicar uma falsa normalidade. Algumas pessoas podem desenvolver sintomas de hipoglicemia durante o teste, mas apresentar uma curva de tolerância de glicose normal. Parece que certas pessoas são muito sensíveis a mudanças na taxa de açúcar no sangue, enquanto outras podem ter mudanças dramáticas na taxa de açúcar no sangue e não apresentar nenhum sintoma. Uma explicação para isso pode ser encontrada no livro *Biochemical Individuality*, do Dr. Roger Williams, que enfatiza o fato de termos diferentes sensibilidades biológicas. O diagnóstico da hipoglicemia exige julgamento clínico. No meu trabalho, também usei sistemas de testes mais sutis, como a pulsologia chinesa e várias formas de testes musculares para ajudar a confirmar o diagnóstico.

As causas da hipoglicemia reativa

A compreensão da hipoglicemia é facilitada se entendermos que não é uma doença, mas um sintoma de um desequilíbrio fisiológico no sistema que se manifesta como taxa baixa ou irregular de açúcar no sangue. Pode ser causada por uma reação alérgica, por alguma forma de disfunção da glândula endócrina ou até mesmo alguma dificiência nutricional de cromo, zinco, ácido pantotênico, magnésio, potássio ou vitamina B6. Existem causas graves da hipoglicemia, como tumores pancreáticos, doença de Addison e tumores cerebrais e da glândula pituitária, mas estas não são as causas da hipoglicemia reativa, que é nosso foco principal. A causa alérgica pode ser desencadeada por qualquer substância, mas freqüentemente é o açúcar branco.

A forma mais freqüente de hipoglicemia reativa que costumo observar é um desequilíbrio endócrino sutil ou brutal. Trata-se de um desequilíbrio do metabolismo da glicose regulado pelas glândulas pituitária, tiróide, pâncreas, adrenal, fígado e outras. Uma versão simplificada da dinâmica do equilíbrio endócrino e da hipoglicemia dará uma idéia do significado da hipoglicemia. Quando comemos açúcar branco ou outros doces a taxa de açúcar no sangue sobe rapidamente. Se o sistema endócrino está bem, pode compensar essa situação reduzindo suavemente a taxa de açúcar no sangue com a liberação cuidadosamente controlada de insulina. Se a secreção de insulina é excessiva, as glândulas adrenais e um fígado saudáveis liberam mais glicose para compensar a queda excessiva desse açúcar. Se o sistema endócrino não está equilibrado, então será incapaz de compensar o estresse excessivo causado pelo açúcar branco, nossa taxa de açúcar ficará muito baixa e observaremos os sintomas. Isto não significa apenas uma disfunção do pâncreas por excesso de secreção de insulina. A hipoglicemia não é simplesmente o contrário do diabetes. Com bastante freqüência, o pâncreas está normal, e outra parte do sistema endócrino se encontra desequilibrada. É importante compreender que, assim como os chacras, as glândulas funcionam como um sistema total. Podem ser as glândulas adrenais, a tireóide, a glândula pituitária, o ovário, o fígado, o pâncreas, ou uma combinação delas. Isto é importante, porque as glândulas endócrinas são reflexivas do equilíbrio do sistema chacras. Já tive como experiência alguns casos de hipoglicemia em que os corpos sutis estavam desordenados de tal maneira que os pacientes sofriam de um fenômeno físico incomum que freqüentemente os assustava.

No tratamento da hipoglicemia, os chacras são reequilibrados, e a vulnerabilidade psíquica e o desconforto desaparecem.

Em um estudo que fiz com cem pessoas em 1981-82, descobri que apenas 20% tinham um desequilíbrio exclusivo do pâncreas. Mais de 36% daquelas com sintomas hipoglicêmicos tinham um desequilíbrio do pâncreas associado a outros desequilíbrios endócrinos. Desequilíbrios exclusivamente adrenais causaram 25% da hipoglicemia, e outros 36% tinham desequilíbrios adrenais associados a outros desequilíbrios endócrinos. Em 6%, a tiróide era a única fora de equilíbrio, e em 21% das vezes isso ocorria em combinação com outros órgãos. A glândula pituitária, o ovário e o fígado só apresentavam problemas em combinação com outros órgãos endócrinos. Freqüentemente, uma disfunção do fígado é a principal causa da hipoglicemia em alcoólatras ou pessoas com hepatite, mas não trabalhei com alcoólatras nesse estudo. Uma boa maneira de se entender o alto índice de hipoglicemia nos Estados Unidos é pensar nela como o sistema endócrino e o sistema chacra desafinados. A alta incidência de hipoglicemia é outra indicação da importância do sistema chacra estar equilibrado. O estresse crônico da vida, que tende a desequilibrar o sistema chacra e limitar a quantidade de energia cósmica que o recarrega, pode causar hipoglicemia. Cheguei a observar cerca de 20 casos de estresse repentino, como um acidente de carro ou até mesmo o nascimento de uma criança, provocarem hipoglicemia em pessoas que já estavam à beira de um desequilíbrio dos sistemas chacra e endócrino. Pessoas que levam uma vida sattvica harmoniosa e se alimentam com uma dieta sattvica saudável são mais resistentes a estresses repentinos ou até mesmo alguns estresses prolongados. Já as que vivem com parcos recursos são mais vulneráveis a terem seus sistemas chacra e endócrino desequilibrados por estresses repentinos.

Outra peça para o quebra-cabeça da hipoglicemia é o conceito de sensibilidade variável às mudanças do açúcar no sangue. O Dr. Buckley, um psiquiatra e pesquisador clínico, descobriu que existem receptores sensíveis à glicose no centro hipotalâmico do cérebro, que atua como um sistema de realimentação para um centro de ansiedade específico no cérebro chamado *locus coeruleus.*[16] Quando a taxa de açúcar cai abaixo de um certo ponto, o centro receptor de glicose não pode controlar adequadamente o centro de ansiedade no *locus coeruleus.* Isso resulta em sintomas de ansiedade representados por agitação física e mental, medo, aumento dos batimentos cardíacos e irritabilidade. O grau de sensibilidade biológica desse receptor de glicose é a chave para determinar até que ponto cada indivíduo é sensível à queda da taxa de açúcar no sangue. O fator determinante dessa sensibilidade individualizada parece ser uma predisposição genética. A hipersensibilidade a alterações da taxa de glicose no sangue, com comportamento irregular associado, pode estar ligada ao crescente número de pessoas sofrendo de ansiedade inexplicada e ataques de pânico.

A causa do alto índice da hipoglicemia

A questão que perdura é: o que causa a hipoglicemia, que vários informes estimam ser algo que acomete pelo menos 10% das pessoas nos Estado Unidos?[17] E as evidências da alta incidência de hipoglicemia estão se avolumando. Por exemplo, o Dr. Michael Lesser afirma que 67% dos seus pacientes psiquiátricos sofrem de hipoglicemia.[18] Em outro estudo com uma população diferente, 25% dos 5 mil reservistas militares ditos saudáveis apresentaram taxas de açúcar no sangue compatíveis com o diagnóstico da hipoglicemia.[19] Não é provável que a causa de um fenômeno com a magnitude de 24 milhões de pessoas seja simplesmente uma deficiência vitamínica ou alergias alimentares; a probabilidade maior é que um estilo de vida estressante prolongado e uma dieta tamásica rica em açúcar branco e outros estimulantes causem o desequilíbrio.

A hipoglicemia é o resultado de viver o sonho americano de se mover rápido, de querer coisas maiores e melhores e de manter um estilo de vida altamente competitivo e agressivo que está em desarmonia com o nosso Eu interior e com a Mãe Natureza. Como combustível para esse estilo de vida corrido, comemos alimentos processados e de energia instantânea de açúcar branco. Para aliviarmos a dor desse estilo de vida e para nos energizarmos temporariamente, usamos álcool, café, cigarros, doces e drogas estimulantes. O consumo de açúcar nos Estados Unidos é de 64,5kg anuais por pessoa, que estão escondidos em comidas ou são consumidos diretamente, como no café.[20] Paavo Airola certa vez descreveu isso como um "desatino nutricional completamente inacreditável; nada menos do que um ato não intencional de suicídio nacional".[21] Nossos corpos não foram projetados para metabolizar esse alto consumo contínuo de açúcares refinados. A pressão dessa ingestão alta de açúcar, assim como a "normalidade" de batermos com a cabeça na parede, levará por fim a uma dor de cabeça de disfunção metabólica que conhecemos como hipoglicemia. Outras substâncias que têm ligação com a criação de desequilíbrio hipoglicêmico são o café, o álcool e o cigarro. O café e outras substâncias que contêm cafeína, como o chá preto, as bebidas com xarope de cola, compostos da aspirina e compostos semelhantes à cafeína no chocolate, causam uma estimulação excessiva das glândulas adrenais; estas, então, liberam substâncias de adrenalina que estimulam o fígado a liberar excesso de glicose no sangue. Isso causa um rápido aumento da taxa de açúcar no sangue, mais ou menos como quando se come açúcar branco. As bebidas alcoólicas, especialmente licores doces e vinho, contribuem para a hipoglicemia. Uma média estimada de 70% dos alcoólatras são hipoglicêmicos. A maioria não sabe, mas estudos mostraram que a taxa de glicose no sangue também aumenta depois de se fumar um cigarro. Todas essas toxinas atuam diretamente no desequilíbrio do sistema endócrino.

Apesar de a hipoglicemia ser resultado de causas múltiplas, o motivo básico de sua alta incidência é um estilo de vida desarmonioso, estressante e uma dieta tamásica rica em carboidratos refinados, café, álcool e cigarros. É por isso que pesquisadores descobriram que muitos delinqüentes juvenis melhoraram de comportamento quando entraram em uma dieta corretiva para hipoglicemia. Por exemplo, um estudo descobriu que 82% dos 106 delinqüentes juvenis na condicional tinham hipoglicemia. Quando foram postos em uma dieta corretiva, quase todos melhoraram sensivelmente sua função social.[22] Existem numerosos estudos mostrando que a hipoglicemia altera nosso comportamento mental e social para o estado tamásico, criando tendências de comportamento irregular, violento e anti-social nos planos emocional, mental e moral.[23, 24] O estilo de vida e a dieta que criam a hipoglicemia são das primeiras coisas que as pessoas interessadas em uma dieta para a vida espiritual fariam bem em mudar.

O tratamento da hipoglicemia

Com o tratamento homeopático e dietético hipoglicêmico apropriado de aproximadamente seis refeições por dia — uma dieta com baixa taxa protéica, rica em complexos de carboidratos naturais, sem doces ou frutas doces —, as pessoas ficam curadas rapidamente. Para detalhes da dieta hipoglicêmica, por favor, consultem o livro *Hypoglycemia: A Better Approach*, de Paavo Airola. Se as pessoas têm dificuldades com uma dieta rica em carboidratos naturais, eu aumento as oleaginosas e sementes germinadas, que agem como proteínas pré-digeridas e ajudam a equilibrar a taxa de açúcar no sangue. Isso pode se dar na forma de molhos de sementes (Apêndice I) ou simplesmente oleaginosas ou sementes maceradas. Quanto mais crua for a dieta, mais rápida será a cura. Em um estudo de cem casos em 1981-82, pude observar que 53% das pessoas tiveram um alívio completo dos sintomas em três semanas, enquanto 74% tiveram ausência dos sintomas depois de um mês. Os outros 26% levaram de um a quatro meses para ficarem curados por completo. Todos os pacientes continuaram livres dos sintomas em uma dieta regular, porém mais saudável, durante a manutenção de dois e quatro meses. Apenas com a dieta, a cura, na minha pesquisa, leva em média de seis meses a um ano. Minha definição de cura da hipoglicemia não significa apenas uma completa ausência de sintomas, mas a capacidade de resumir a alimentação para apenas duas ou três vezes ao dia e comer frutas doces, frutas secas e até mesmo um pouco de mel na dieta sem que os sintomas de hipoglicemia voltem. Para que a cura perdure, a mudança para um estilo de vida mais harmonioso é necessária. Precisamos mudar para uma dieta de estilo de vida mais sattvico se pretendemos manter uma cura verdadeira e aumentar nosso desenvolvimento espiritual.

Hipoglicemia, meditação e energia Kundalini

Tenho a impressão que a meditação exige uma taxa extra de combustível de glicose no sangue. Muitas pessoas que observei pareciam ter seu desejo por doces aumentado depois de começar a meditar. A glicose cristalina é um dos nutrientes mais eficientes para levar e transferir prana no sistema. O erro que os meditadores freqüentemente cometem é procurar mais glicose para o sistema ingerindo alimentos refinados processados e repletos de açúcar branco, um alimento tamásico que desequilibra o corpo a favor da hipoglicemia e de uma vasta variedade de doenças. Uma dieta rica em carboidratos complexos, com bastantes grãos, oleaginosas e sementes maceradas, vegetais e frutas fornecerá uma liberação gradual de glicose na corrente sangüínea sem a irregularidade do açúcar branco. Essa dieta rica em carboidratos complexos preservará nossa saúde bem mais do que se comêssemos açúcar branco. Tive a oportunidade de tratar de alguns monges e de aspirantes espirituais envolvidos em práticas espirituais intensas que desenvolveram hipoglicemia porque não entendiam esse ponto básico. Em quase todos aqueles que seguiram o tratamento para hipoglicemia houve um aumento na habilidade de se concentrar e foi documentada uma estabilidade aperfeiçoada na experiência da meditação. Um estado emocional mais estável, desperto e consciente também foi experimentado. Uma vez curadas, essas pessoas conseguiram parar de beliscar entre as refeições e retornaram para uma dieta normal porém mais sattvica. Elas puderam incorporar à sua dieta frutas doces e um pouco de mel sem que a hipoglicemia voltasse.

Quando a energia Kundalini é despertada, ocorre, às vezes, uma liberação um pouco maior de energia prânica que pode causar algum desconforto. Um dos principais tratamentos imediatos para acalmar a energia Kundalini é ingerir mel. Minha teoria é de que a capacidade da glicose de absorver e transmitir prana, como foi discutido no Capítulo 11, permite que a glicose atue como um "absorvente de choque de energia prânica" no sistema. A energia Kundalini, quando é inicialmente desperta, parece exigir bastante da reserva de glicose enquanto ativa e energiza espiritualmente uma pessoa. Se um indivíduo não tem reserva suficiente de carboidrato complexo, o mel fornece glicose extra para manter o sistema nervoso equilibrado.

A mente como alimento

O que comemos é mais do que nutrientes e mais até mesmo do que a energia específica do alimento. Comemos também o estado mental daqueles que cultivaram, colheram, prepararam o alimento, e até o nosso. O alimento que é cultivado, colhido, preparado e comido com amor tem uma qualidade diferente daquele que passa por esses processos com outra consciência em relação a ele. Recordemos a história de um monge que levava uma vida pura, tinha pensamentos puros e comia alimentos puros. Um dia, um rei que possuía uma natureza gananciosa quis que o monge fosse à sua corte e ficasse por lá. O monge concordou em ficar por pouco tempo. Durante esse período, a estação da monção veio, e o rei insistiu para que o monge ficasse até o fim dela. Durante todo esse tempo, o monge comeu os alimentos sattvicos preparados pelo cozinheiro ganancioso do rei ganancioso. Com o tempo, a mente pura do monge começou a ser impregnada de pensamentos gananciosos. Um dia, em um momento impulsivo, ele roubou o colar de pérolas da rainha. Com a mente agora perturbada, ele insistia que tinha de partir. Enquanto isso, todo o castelo estava alvoroçado com o roubo do colar, mas, naturalmente, ninguém suspeitava do monge. Quando ele voltou a se alimentar com sua própria comida, preparada com pensamentos puros e amor, sua mente voltou a clarear. Após algumas semanas, ele começou a se perguntar o que estava fazendo com aquele colar de pérolas inútil. Quando finalmente se deu conta do que tinha acontecido, resolveu devolvê-lo ao rei. O rei exigiu uma explicação. O monge, tendo retornado à sua condição anterior, sem medo, explicou que os alimentos que tinha comido no castelo do rei, impregnados da sua consciência gananciosa e preparados por seu cozinheiro ganancioso, tinham-no contaminado temporariamente com a ganância. Quando retornou para o seu alimento puro, preparado com amor, sua mente voltou a ficar sattvica e ele devolveu o colar.

O preparo alimentar e a mente

O alimento preparado com amor e comido com amor gera ainda mais amor na pessoa que o está ingerindo. Se uma pessoa prepara o alimento com amor, como uma oferenda a Deus, e com a consciência de que ela, o alimento e a pessoa que vai comê-lo são um só em Deus, quem ingeri-lo vai sorver tal consciência. Nos *ashrams* de Muktananda, as pessoas que preparavam os alimentos eram ensinadas a cantar ou repetir o nome de Deus enquanto preparavam a comida, de maneira que, não importava o que fosse preparado, era sempre gostoso e cheio de amor. Isso me causou uma ótima impressão.

Quando preparo minha própria comida, costumo ir até o jardim ver o que está maduro e descobrir aquilo a que sou atraído. Agradeço à planta em particular por estar me alimentando e pego-a com amor, como uma oferenda a Deus. Uma vez feita essa conexão harmoniosa com a natureza, fico inspirado a criar qualquer refeição que me pareça estar baseada na minha sensibilidade interior do alimento e de mim mesmo. Dessa forma, meu relacionamento com o alimento, como uma interface com a natureza, é pessoal e cheio de amor. O alimento para mim não é anônimo. No mundo dos supermercados e das lanchonetes de fast food, alimentos congelados, irradiados, fritos e multiprocessados, o alimento perde suas raízes e a imagem da sua fonte na Divina Mãe. O alimento vive em um contexto das energias do sol, do vento, da terra, da cor e da chuva da Mãe Natureza. Como honrar nossa mãe, obedecendo ao mandamento divino, se comemos suas oferendas sem a consciência ativa de que o que estamos comendo vem da sua terra generosa e não da prateleira do armazém ou de um saco de fast food? Eu tento comer tudo com o sentimento de estar recebendo vida. Quando sento para comer, reflito sobre a subsistência. Comer é uma maneira de se concentrar em todos os níveis de nutrição que é por fim o Amor.

Quando a comida é servida de maneira anônima, como em um restaurante, eu recrio a energia e a imagem do meu jardim. Isso me a ajuda a entrar em conexão com as oferendas da Mãe com amor. Ajuda também a emprestar poesia à comida, transformando-a em uma experiência consciente. Faço isso até mesmo em casa, onde como a quase 2 metros do jardim do qual acabei de colher os vegetais frescos. Esse processo é uma bênção à comida de uma maneira que honra a Mãe Natureza e nossa conexão harmoniosa com ela. Abençoar o alimento formalmente com amor e agradecer a Deus nos coloca na freqüência certa para recebermos a graça dadivosa que está na mesa, além de ajudar a nos manter presentes o suficiente para receber as vibrações de amor de cada ingrediente como um todo. Epicuro ficou famoso como um grande comedor, mas na verdade ele era um grande professor espiritual. Um dia, um próspero rei, tendo ouvido falar de suas refeições extraordinárias, foi visitá-lo. Ele ficou espantado ao encontrá-lo jantando pão e sal. Mas ao se sentar à mesa para a refeição ficou admirado com a consciência com que o alimento era comido. Ao final, o rei gostou tanto da refeição que ofereceu a Epicuro qualquer presente que ele quisesse. Mas recebeu outra lição quando Epicuro pediu apenas meio quilo de manteiga. Perguntado por que só isso, Epicuro respondeu: "Apenas ser já é o suficiente, nada mais é preciso." Sua última lição para o rei foi a de que uma boa refeição depende de quem come e de como a celebra.

Os ensinamentos de *O evangelho essênio da paz*

"Pois os poderes dos anjos de Deus vos penetram com o alimento vivo que o Senhor vos dá da Sua mesa real. E quando comerdes, tenhais acima de vós o anjo do ar e, abaixo, o anjo da água. Respirai longa e profundamente em todas as refeições, para que o anjo do ar possa abençoar vossos alimentos. E mastigai bem vossa comida com os dentes, para que se torne água, e para que o anjo da água a transforme em sangue no vosso corpo. E comei devagar, como se fosse uma oração que fizésseis ao Senhor. Pois Eu em verdade vos digo, o poder de Deus vos penetrará, se comerdes dessa maneira na mesa Dele. Mas Satanás transformará em um lamaçal efervescente o corpo daquele sobre o qual os anjos do ar e da água não descenderem em suas refeições. E o Senhor não mais tolera ele em Sua mesa. Pois a mesa do Senhor é um altar, e aquele que come na mesa de Deus está em um templo. Pois Eu em verdade vos digo, o corpo dos Filhos do Homem é transformado em um templo, e seu interior em um altar, se eles seguem os mandamentos de Deus. Portanto, não coloqueis nada sobre o altar do Senhor quando vosso espírito estiver irritado, nem penseis em ninguém com raiva no templo de Deus. E entrai no santuário do Senhor apenas quando sentirdes dentro de vós o chamado dos Seus anjos, pois tudo que vós comerdes com desgosto, ou com raiva, ou sem desejo, se tornará um veneno no vosso corpo. Pois a respiração de Satanás a tudo corromperá. Colocai vossas oferendas com prazer no altar do vosso corpo, e deixai todos os pensamentos maléficos saírem de vós quando receberdes dentro do vosso corpo o poder de Deus vindo de Sua mesa."[25]

Resumo do Capítulo 18

1. Uma dieta afeta a vida espiritual de culturas inteiras, assim como dos indivíduos.
2. No sistema ayurvédico existem três classificações básicas de dietas: *sattvica*, *rajásica* e *tamásica*. Essas dietas diferentes afetam a mente, o corpo e o espírito de modos diferentes. A escolha espontânea de um determinado tipo de dieta reflete a condição de ser de uma pessoa.
3. Uma dieta sattvica é a que traz mais melhorias espirituais e físicas. É a dieta escolhida pela maioria das pessoas que está no caminho espiritual.
4. A dieta rajásica é estimulante e ativante para o desempenho de muitas atividades mundanas. É a dieta do guerreiro ou do executivo empresarial.
5. A dieta tamásica é uma dieta degenerativa para o corpo, a mente e o espírito.
6. O excesso ou a deficiência de vitaminas ou minerais pode afetar o funcionamento da mente e do corpo.
7. As alergias alimentares podem afetar nosso estado mental e psicológico.
8. Uma taxa de açúcar equilibrada ajuda a capacidade de meditar.
9. A hipoglicemia é um sintoma de um desequilíbrio no sistema endócrino total que resulta em um desequilíbrio na regulagem da taxa de açúcar. As causas que precipitam essa condição podem ser o estresse de alergias alimentares, o estresse físico ou mental ou deficiências nutricionais.
10. As causas do alto índice de hipoglicemia são nosso estilo de vida cultural desarmônico e estressante e comer uma dieta tamásica excessivamente cheia de açúcar branco.

11. O tratamento da hipoglicemia exige uma mudança para um estilo de vida mais moderado, harmonioso, e uma dieta de baixa taxa protéica, rica em carboidratos naturais, com abstinência completa de doces.
12. O despertar da energia Kundalini parece aumentar a necessidade de glicose. Essa necessidade pode ser facilmente suprida aumentando-se a quantidade de complexos ricos em carboidratos naturais na dieta.
13. Às vezes, a energia Kundalini fica muito ativa, e foi descoberto que a glicose do mel a acalma. Pode ser que ele atue como um absorvente de choque prânico.
14. Os pensamentos daqueles que recolhem, preparam, servem e comem os alimentos afetam a qualidade sutil do alimento e daquele que o come.
15. O alimento anônimo perdeu seu contato com a natureza. Ao honrar nosso alimento como um presente da Mãe Natureza, personificamos o alimento de um modo que refaz nosso contato com a natureza.

19

O jejum e a vida espiritual

O JEJUM, PRATICADO COMO DISCIPLINA FUNDAMENTAL para a obtenção de uma sabedoria verdadeira, tem uma história nas práticas espirituais de quase todas as religiões. Sócrates, Platão e os filósofos estóicos e neoplatônicos, como Epicteto e Plotino, faziam uso do jejum para purificar o espírito e perceber melhor a verdade. Sócrates e Platão praticavam jejuns de dez dias.[1] Pitágoras, o grande matemático, praticava jejuns de 40 dias.[2] O jejum é praticado em religiões como o judaísmo, cristianismo, hinduísmo, islamismo e budismo com uma variedade de propósitos, como penitência, conciliação, rito preparatório para iniciações e casamento, luto, desenvolvimento de poderes mágicos, purificação e saúde e desenvolvimento espiritual. Em hebraico, a palavra para jejuar é *tsoum*. Significa a abstinência voluntária de alimentos com um fim religioso. Esta é uma boa definição de jejum espiritual.

O jejum mais importante para os judeus é a abstinência de comida e água durante o dia prescrito pela Torá como o Dia do Sacrifício. O jejum era prescrito como penitência para os pecados, existindo ainda os jejuns de devoção prescritos nas segundas e quintas-feiras. Os jejuns eram feitos para aplacar Deus, para desviar as punições e para buscar a proteção de Deus. Os jejuns mais famosos na tradição judaica são os jejuns de 40 dias de Moisés e de Elias. O profeta Daniel jejuou em preparação para receber suas revelações. Ester e todas as pessoas judias na Pérsia jejuaram para se libertar da destruição física. Diz-se que Judite jejuou todos os dias da sua vida (Judite 8:6). Com exceção desses jejuns famosos, a maioria dos jejuns judaicos era prescrita como cumprimento da Torá, até os judeus alexandrinos desenvolverem a filosofia de que os desejos corporais interferem na espiritualidade e jejuar ajuda a liberar as energias mentais do nível material para o espiritual.

Os essênios, que eram comunidades judaicas ascéticas, esotéricas e escolásticas vivendo perto do Egito e do mar Morto, e que foram os autores dos Pergaminhos do Mar Morto, praticavam o jejum como um método importante para purificar o corpo e melhorar a comunhão com Deus. Diz-se que o profeta Elias lançou as bases da comunidade essênia no monte Carmelo. O nome essênio significa "o que espera aquele que está por vir". Eles eram famosos como profetas e curandeiros. Essênio também significa "o que cura", e seus membros eram chamados com freqüência de terapeutas. Muitos deles viveram até mais de 120 anos.[3] O grupo central secreto dos essênios jejuava por 40 dias uma vez por ano.[4] Consta que Jesus foi criado em uma comunidade essênia no Egito depois de ter escapado de Herodes, o Grande. Ele levou o ensinamento do jejum para seus discípulos por sua própria prática do jejum de 40 dias e outras referências ao jejum para a purificação e a cura do corpo e da alma. Ele ensinou em *O evangelho essênio da paz* que:

> (...) a palavra e o poder de Deus não irão penetrar-vos, porque todas as formas de abominações têm sua moradia em vossos corpos e em vossos espíritos; pois o corpo é o templo do espírito, e o espírito é o templo de Deus. Purificai portanto o templo, que o Senhor do templo poderá habitá-lo e ocupar um lugar que é merecedor dele. (...) Renovai-vos e jejuai. Pois Eu em verdade vos digo, que Satanás e suas pragas só podem ser expulsos através do jejum e da oração (também em Marcos 9:29). Ide sozinhos e jejuai sozinhos. (...) O Deus vivo verá e grande será vossa recompensa. E jejuai até que Belzebu e todos os seus espíritos maus saiam de vós, e todos os anjos da nossa Mãe terrena venham e sirvam a vós (harmonia com a natureza). Pois Eu em verdade vos digo, a não ser que jejueis, nunca sereis libertados do poder de Satanás e de todas as doenças que vêm de Satanás. Jejuai e orai com fervor, buscando o poder do Deus vivo para as vossas curas.[5]

Nos dois séculos seguintes, os primeiros cristãos praticaram várias formas de jejuns voluntários e prescritos sem nenhuma regra fixa. Os principais jejuns eram o jejum pascal e os jejuns semanais das quartas e sextas-feiras.

De 200 a 500 d.C., a prática do jejum entrou para a disciplina eclesiástica. Nesse processo de jejum organizado, como no judaísmo, o jejum perdeu a característica de prática voluntária, apesar de em ambas as religiões a tradição do jejum voluntário ter chegado até os tempos modernos. Durante muito tempo dizia-se que o *baal* Shem Tov, o mestre hassídico, jejuava durante a semana e comia apenas no *sabbath*. Do mestre hassídico Rabbi Nachman diz-se que jejuava de *sabbath* a *sabbath* até 18 vezes em um ano.[6] De acordo com o Segundo Concílio do Vaticano, a Igreja agora só mantém uma autoridade eclesiástica sobre o jejum cerimonial. Ela encoraja o jejum voluntário como uma prática espiritual legítima, mas escolheu não manter autoridade sobre as especificidades das práticas individuais de jejum. Existem monges cristãos que jejuam voluntariamente como uma prática espiritual, como na prática de Mateus, o Pobre, da Igreja Ortodoxa Copta (egípcia), assim como as ordens monásticas dos cistercienses, das carmelitas e dos cartusianos.

No hinduísmo, o jejum é praticado com a idéia de união com Deus, assim como de cumprir as prescrições religiosas. Os Upanishads, parte das escrituras sagradas hindus, se referem ao jejum como um meio de união com Deus. No hinduísmo, o jejum é usado como penitência — antes do casamento, antes de iniciações religiosas, para receber uma bênção ou dádiva de Deus e nas luas novas e cheias. O uso do jejum na tradição hindu é parecido com a tradição judaico-cristã no que diz respeito à penitência, como um momento para lembrar e honrar eventos importantes, como sacrifício e para a união com Deus.

Jejuar para melhorar a vida espiritual

O jejum permite que nossos corpos físicos se voltem para a assimilação da energia prânica, em vez da energia bioquímica. Ao acelerar a purificação do corpo, o jejum permite que o corpo físico se torne melhor condutor da energia Kundalini. Isso melhora o alinhamento dos chacras e dos corpos sutis, o que facilita a penetração do prana cósmico no corpo e aumenta a possibilidade do despertar da energia Kundalini Shakti. Ao remover as toxinas do sistema, não apenas ficamos mais saudáveis, como removemos os bloqueios do corpo melhorando, portanto, o movimento energético de todo o sistema, assim como da força espiritualizante da energia Kundalini. Com a prática do jejum também nos tornamos canais mais limpos para a assimilação da energia cósmica no nosso sistema. Aumentamos ainda nossa sensibilidade ao movimento da energia Kundalini. Quanto mais contato tivermos com o sentimento dessa Força Divina, mais seremos motivados a viver de uma maneira que continuará a melhorar esse desenvolvimento.

Apesar de ser formalmente definido como abstinência total de alimentos e água, o jejum, em um contexto mais amplo, significa abster-se daquilo que é tóxico para mente, corpo e alma. O jejum pode ser entendido como a eliminação de toxinas físicas, emocionais e mentais do nosso organismo, em vez de simplesmente diminuição ou ausência de ingestão de alimentos. Jejuar com propósitos espirituais normalmente envolve certo grau de afastamento das responsabilidades terrenas. Pode significar um silêncio completo e um isolamento social, traduzindo-se possivelmente numa grande renovação para aqueles que têm exteriorizado suas energias. Gandhi costumava cumprir um dia de silêncio por semana. Jejuar ajuda a manifestar um saudável equilíbrio corporal, mental e espiritual, trazendo para fora, portanto, o conhecimento interior de Deus em forma de amor.

Depois dos primeiros dias de jejum, nosso apetite normalmente desaparece, e o apego à comida diminui. Isso libera a mente para injetar mais energia no nível de consciência do nosso Ser Divino, em vez de no nosso apetite. No jejum, a conexão estreita entre o instinto e os desejos corporais é reduzida, permitindo que fiquemos livres dos desejos físicos do corpo. Nesse estado de renúncia, a mente está livre para mergulhar em estados mais elevados de comunhão com Deus. Isso não é feito para que o corpo sofra, porque na realidade ele também está ficando mais saudável com o jejum. O jejum é feito porque, até que alcancemos certo grau de comunhão espiritual, os desejos do complexo corpo-mente se mostram freqüentemente mais fortes do que o desejo de comunhão com Deus. Quanto mais passamos pela experiência de estarmos livres desses desejos corporais pela prática do jejum, mais fácil se torna manter essa liberdade sem estar jejuando. Cristo aludiu a esse poder quando disse: "Esta casta não pode sair com coisa alguma, a não ser com oração e jejum" (Marcos 9:29). Mateus, o Pobre — um monge copta dos dias modernos de grande realização espiritual, que serve como pai espiritual no Monastério de São Macarius, no deserto de Scete —, interpreta esta afirmação como significando que jejuar e orar nos torna capazes de afastar Satanás (toxinas, doenças e desejos corporais) da carne.[7] Jejuar se torna uma maneira de renunciar à "tentação da carne" e de entrar na luz corporal completa do êxtase da comunhão com Deus sentida em cada célula cintilante. Assim, jejuar é um ato de amor.

É significante que o primeiro ato de Cristo após seu batismo tenha sido o de iniciar um jejum de 40 dias no deserto sem comida ou água. O ato do batismo concede a plenitude do espírito, e esta, pelo jejum, concede a vitória sobre os desejos corporais. Este é o ensinamento direto do jejum de 40 dias de Cristo. A libertação dos desejos corporais e mundanos torna então possível mergulhar na satisfação, plenitude e Amor da comunhão com Deus. Esta seqüência de batismo, plenitude do espírito, jejum, vitória sobre os desejos corporais e comunhão com Deus foi o que Cristo ensinou por meio de sua própria prática de vida.

O ato de jejuar, principalmente no jejum de 40 dias, é um sacrifício místico do corpo. Ao lado da meditação, que em certo nível é um sacrifício da mente, jejuar se torna um sacrifício místico do ego, do corpo e da mente. O jejum, acompanhado por uma aceitação mística da morte, é experimentado como a morte parcial do corpo. "Qualquer um que perder sua vida por minha causa a salvará" (Lucas 9:24). No seu jejum, Cristo sacrificou seu corpo misticamente e mostrou sua vontade de fazer o último sacrifício na cruz. Seu sacrifício não foi involuntário. Seu valor consiste no fato de ter sido uma livre oferenda a Deus, simbolizada pelo oferecimento do seu corpo a seus discípulos, tendo o pão como seu corpo e o vinho como seu sangue. Através do seu jejum de 40 dias e da Última Ceia, ele foi voluntariamente crucificado antes da oferenda final a Deus da vontade total do seu ego.

A oferenda do ego no jejum exige que alcancemos o nível que Abraão alcançou quando levantou a mão para sacrificar seu filho Isaac, comandado por Deus. Embora apenas parcial com o ato de levantar a mão, foi um sacrifício completo na intenção. Assim como Abraão, não podemos oferecer nada além de nós mesmos quando jejuamos. Nenhum dinheiro, bons atos ou palavras de renúncia terão valor. Somos obrigados a deixar de lado nosso complexo corpo-mente-ego. Jejuar dessa maneira íntima supera o ego e nos unifica com o Divino. É o sacrifício místico do corpo, como exemplificado por Moisés, Elias e Jesus. Tendo essa compreensão, o ato de jejuar nos leva a aceitar a morte do corpo físico e a superar o medo da morte em si. Este é o significado do jejum espiritual, que não objetiva nossa saúde, mas a complementação do sacrifício do ego. O jejum espiritual começa com um sentido de comunhão com Deus e normalmente termina com um sentido mais profundo dessa comunhão.

A fisiologia do jejum

No nível físico do jejum existem muitas técnicas e métodos. Meu objetivo aqui é apresentar uma estrutura geral para a compreensão do processo do jejum. O jejum tem várias definições, podendo significar desde um jejum seco, que é a abstinência de todo alimento e água, até um jejum de alimentos em níveis menos densos do que os que vínhamos ingerindo anteriormente. Por exemplo, um jejum deste último tipo, para um consumidor de carnes, seria uma dieta vegetariana. Outro modo de jejuar é se abster daquilo que é tóxico para o corpo e para a mente, eliminando assim as toxinas do sistema. A fisiologia do jejum favorece as células saudáveis. Em um processo chamado autólise, as células com um funcionamento deficiente são destruídas primeiro no processo do jejum, sendo seus componentes rompidos e depois metabolizados. Isto normalmente começa depois de três dias de jejum. Outra definição de jejum inclui qualquer processo que desencadeie este processo de autólise. Paramos de jejuar quando a eliminação de produtos descartáveis se completa e a autólise acaba com as células doentes, começando a romper as células saudáveis. Este ponto é normalmente indicado pela volta do apetite e pelo desaparecimento da camada branca na língua.

O funcionamento saudável do corpo começa a deteriorar quando o processo normal de regeneração e construção da célula ocorre mais lentamente do que o rompimento das células doentes no corpo. Isto normalmente está a tal ponto ligado à acumulação de toxinas nos tecidos e nas células que interfere com a nutrição adequada e reconstrução das células. A doutrina Wendt de ingestão excessiva de proteínas, que causa uma doença de armazenamento protéico ao bloquear a membrana basal, é uma descrição clara de como isso funciona. Quando a membrana basal está obstruída, os nutrientes, incluindo o oxigênio, não podem chegar até as células, e os resíduos não podem sair destas para a corrente sangüínea capilar. O resultado é que as células começam a funcionar mal e a degenerar. Com excesso de toxidez e sem nutrientes suficientes, o processo de novo crescimento celular diminui. Quando a degeneração das células é mais rápida do que a regeneração das novas células, passamos por um processo de envelhecimento e enfermidades. Diz-se que nas nações industrializadas morrem muito mais pessoas por excesso de nutrição do que por subnutrição. O jejum ajuda a limpar a membrana basal, permitindo que os nutrientes comecem a chegar às células e que um novo crescimento celular possa ser estimulado. As proteínas das células rompidas são metabolizadas e usadas para reconstruir novas células durante o jejum, de modo que, mesmo sem a ingestão de proteínas exógenas para a construção das células, elas se regeneram.

Durante um jejum, os sistemas eliminatórios do corpo — a pele, os pulmões, o fígado, os rins e os intestinos — ficam mais ativos. Já que não está gastando energia digerindo e eliminando toxinas frescas do sistema, o corpo é capaz de direcionar toda a sua energia para a eliminação de velhas toxinas acumuladas e resíduos. A liberação intensificada é normalmente evidenciada por mau hálito, odores corporais, urina escura, secreções mucosas aumentadas e fezes malcheirosas. Por causa da energia extra liberada pelo descanso do sistema digestivo e da desintoxicação e obtenção de minerais frescos de um jejum suculento, o jejum tem um efeito regulador do equilíbrio bioquímico e mineral nos tecidos e é um tonificador do sistema nervoso.

O jejum é, provavelmente, o método de cura mais antigo de que se tem notícia. É especialmente bom para reequilibrar problemas causados pela alimentação excessiva. Em 1986, o Comitê de Monitoração Nutricional da Junta Congressional do Estados Unidos informou que 28% dos americanos (32 milhões) entre 25 e 74 anos estavam com excesso de peso, incluindo 11,7 milhões já obesos. Só por esta razão, o jejum já seria importante. Na verdade, ele tem sido usado terapeuticamente através dos tempos, com o aval de grandes médicos como Hipócrates, Galeno e Paracelso. Na América, por causa da influência do método terapêutico com drogas para a cura e de uma falha fundamental da nossa sociedade de alta tecnologia em compreender os simples processos da natureza, a prática do jejum desapareceu. Isto não aconteceu na Europa. Na Suécia e na Alemanha existem centenas de clínicas de jejum. Na casa de saúde Buchinger, em Bad Pyrmont, na Alemanha, mais de 80 mil jejuns foram supervisionados.[8]

Quando jejuar e quando não jejuar

O jejum intencional durante curtos períodos de tempo como de sete a dez dias é considerado completamente seguro por muitos especialistas em jejum. Em algumas experiências com jejum em hospitais suecos, os pacientes jejuaram até 55 dias sem qualquer dificuldade.[9] Paavo Airola afirma que o jejum de água até 40 dias e o jejum de sucos até cem dias são geralmente considerados seguros por médicos especializados na Europa.[10] Jejuns terapêuticos de 14 a 21 dias são considerados comuns nas clínicas européias de jejum.[11]

Se uma pessoa tem algum tipo de enfermidade séria ou uma doença aguda ou crônica, é bastante recomendável que pratique o jejum assistida por um profissional médico que conheça bem a ciência dessa prática. Pessoas com forte constituição *dosha vata*, pessoas muito sensíveis a mudanças vitais, pessoas que perdem peso facilmente e têm dificuldade em recuperá-lo, pessoas com doenças malignas progressivas, doenças degenerativas, e por esta razão com má nutrição ou emagrecimento excessivo, ou pessoas com doenças debilitantes, seguramente não devem jejuar. Mas se mesmo assim insistirem em jejuar, devem procurar a orientação de um profissional médico com experiência. Em geral, mulheres grávidas e lactantes, pessoas que não atingiram a maturidade física completa e aquelas que estão cinco quilos ou mais abaixo do peso não devem jejuar. Também não devem jejuar aqueles que operam máquinas pesadas, desempenham tarefas mecânicas perigosas ou até mesmo que têm de dirigir muito. Durante o jejum, nossos corpos e nossas mentes ficam mais calmos e vagarosos do que é exigido por segurança para tais tarefas.

É melhor não interromper o jejum no meio de uma crise de desintoxicação, sendo preferível tentar superá-la calmamente com a ajuda de todos os sistemas eliminatórios e técnicas como a massagem nos pés para estimular os órgãos à eliminação. É importante suspender o jejum se um estado grave nervoso ou mental se manifestar ou se a pessoa começar a entrar em um ciclo de febres altas. Estas não são ocorrências usuais.

Orientações gerais para o jejum

Um dos aspectos mais importantes do jejum é estimular todos os canais eliminatórios para as toxinas saírem do sistema. Minhas orientações são as seguintes:

1. Faça enema até que os intestinos estejam limpos pelo menos uma vez por dia. Algumas clínicas recomendam até três enemas por dia.
2. Escove a pele de cinco a 15 minutos duas vezes por dia, tome um banho e esfregue a pele para remover o excesso de células mortas e atrair mais toxinas para fora do sistema.
3. Tome bastante sol e faça exercícios de respiração profunda para ajudar a desintoxicar a pele e os pulmões.
4. Faça exercícios de vigorosos a moderados durante o jejum, objetivando ajudar a ativar o sistema para eliminar as toxinas. Algumas

pessoas recomendam até três horas por dia de exercícios, como uma caminhada em um ritmo vigoroso e natação.

5. Faça sauna por certos espaços de tempo para aumentar a transpiração, que ajuda o processo de desintoxicação.
6. Abstenha-se de atividade sexual, a fim de que toda a energia seja usada para a cura e para a regeneração.
7. Use essências florais e elixires de pedras durante o jejum para ajudar a equilibrar e alinhar os corpos sutis e os chacras, e para despertar os chacras. Isso pode aumentar a harmonia do complexo corpo-mente-espírito durante o jejum. "Erva-férrea, *silversword*, papaia, lótus, safira astéria e quartzo parecem ser os melhores. A erva-férrea auxilia o processo natural de absorção do prana durante o jejum. O *silverword* alinha todos os corpos sutis e equilibra o chacra do coração. O papaia é excelente para o equilíbrio emocional e sexual, permitindo-nos entrar no reino espiritual com mais facilidade. O lótus estimula o alinhamento e o equilíbrio em todos os níveis do nosso ser e é ótimo para jejuar e meditar. A safira astéria ativa todos os chacras, principalmente o da coroa, e estimula especificamente a abertura espiritual durante o jejum. O quartzo elimina os pensamentos negativos e cria calma emocional."[12, 13, 14] Recomendo os elixires de pedras e as essências florais dos produtos Pegasus, porque são os únicos feitos com água biologicamente ativa.

É muito importante suspender o jejum cuidadosa e conscientemente. Durante essa prática, o sistema digestivo é desligado, devendo portanto ser religado cuidadosamente. No fim do jejum, o corpo absorve tudo com mais facilidade; assim, o que vamos introduzir no nosso corpo deve ser aquilo com que realmente queremos que ele seja reconstruído. O fim de um jejum é uma ótima oportunidade para nos reorganizannos com uma nova qualidade de dieta. Como pude constatar, a razão de um dia de interrupção do jejum para cada dois ou três dias de jejum é uma boa orientação, embora cada corpo possua suas próprias necessidades. O livro *How to Keep Slim and Healthy with Juice Fasting*, de Paavo Airola, indica um procedimento passo a passo sobre como jejuar e quebrar o jejum. O livro *Survival Into the 21st Century*, de Viktoras Kulvinskas, é outro que fornece várias indicações sobre diferentes tipos de jejum e procedimentos para esse fim. Por exemplo, Kulvinskas sugere terminar um jejum ao meio-dia com um suco cítrico para estimular o fluxo dos sucos gástricos, usando ervas como o gengibre e a erva-doce para acelerar o processo de eliminação de gases tóxicos do sistema.

Tipos de jejum

O livro de Airola enfatiza que os sucos de vegetais e de frutas e mais um caldo especial alcalinizante são a melhor maneira de jejuar terapeuticamente e para o rejuvenescimento. Ele esclarece que este é o método usado na Europa em todas as clínicas de jejum. O enfoque de Kulvinskas é mais direcionado ao jejum de água para a purificação e transmutação do corpo. Ambos estão corretos. O jejum admite diferentes níveis e propósitos. O conceito de diferentes níveis de jejum é também um reconhecimento de que jejuar muito severamente aumenta a possibilidade de uma crise mais desconfortável de cura das toxinas que são expelidas. Um jejum não desintoxica por completo nem cura o corpo necessariamente. Em geral, estamos falando de um processo de purificação que leva anos. Já que o objetivo da vida espiritual não é medir o grau de rapidez com que podemos nos desintoxicar, escolher o jejum mais radical de início nem sempre é a melhor solução. Por esta razão, sugiro vários níveis progressivos de jejum para a purificação:

Nível 1: Aqueles que comem carne podem se abster dela uma semana, duas vezes por ano.

Nível 2: Aqueles que comem carnes sangrentas podem mudar para o jejum de três dias uma vez por mês, ou jejuar uma vez por semana e duas vezes por ano durante sete dias. Este jejum pode ser uma mistura de frutas, vegetais e sucos.

Nível 3: Aqueles com uma dieta lactovegetariana podem seguir o mesmo modelo do nível 2, mas usando apenas o jejum de sucos de frutas e vegetais.

Nível 4: Aqueles com uma dieta vegetariana e usando o jejum como prática espiritual podem seguir o modelo de quatro jejuns de dez dias por ano e mais, ou jejuar uma vez por semana ou três dias no mês. Estes jejuns podem progredir de sucos de frutas e vegetais para suco de clorofila e, finalmente, para água destilada.

No nível 4 estamos entrando na prática do jejum, da meditação e da oração como parte de um caminho espiritual, em vez de uma simples manutenção psicológica do corpo. É importante entender a diferença. Também é importante estar consciente do risco de o corpo se tornar muito puro na nossa sociedade tóxica. Quanto mais limpa se torna a membrana basal, mais sensíveis ficamos ao nosso ambiente poluído, porque as toxinas podem entrar direto no nosso sistema. Um pouco de muco no sistema, por exemplo, pode servir para nos proteger da poluição. Se alcançarmos um grau de pureza em que ficamos muito vulneráveis, não seremos capazes de funcionar efetivamente no plano físico para servir à vontade de Deus neste planeta. O mais importante, quando esse equilíbrio é alcançado, é estabelecer uma dieta que mantenha um nível de integridade psicológica e pureza, de modo que a prática do jejum — que no nível físico serve para compensar a alimentação excessiva e a toxidez do nosso planeta — possa ser gradualmente abandonada como ferramenta de desintoxicação. Se não sobrecarregarmos o sistema, com a dieta correta o corpo poderá se livrar de praticamente qualquer toxina e manter uma boa saúde. Este é um grande desafio e será discutido no Capítulo 20. Quando essa dieta é estabelecida, usamos o jejum principalmente como uma prática espiritual.

O jejum espiritual de 40 dias

O objetivo desse jejum é melhorar a vida espiritual e transmutar o corpo. Embora as pessoas façam jejuns terapêuticos com essa duração ou até mais longos, tanto o contexto como o significado são diferentes. Jesus Cristo e Moisés, que jejuaram por 40 dias sem comida e água, não objetivavam a saúde física. O ponto que predominava era a comunhão com Deus. Tal é a orientação desse jejum. É nele que confrontamos a morte diretamente e oferecemos o corpo, a mente e o ego a Deus. Os outros jejuns purificadores ajudam na preparação para esse. Mesmo assim, o melhor é se preparar ingerindo apenas frutas e vegetais durante pelo menos uma semana antes do jejum, além de tomar um laxante. O tipo do jejum pode ser tão rigoroso como o de um jejum seco sem comida e água, não obstante esse ser muito rígido para as pessoas no seu primeiro jejum de 40 dias. Diz-se que os essênios começavam sua prática do jejum de 40 dias com 20 dias de frutas suculentas, depois de dez a 17 dias com sucos de frutas, e finalmente de três a dez dias com água destilada. Durante os primeiros 20 dias, exercícios vigorosos são recomendados. Nos outros 20 dias, recomenda-se exercícios mais leves. Durante os últimos 20 dias, um número bem maior de estados emocionais tóxicos é liberado. Nesse período, é importante ser orientado por alguém que conheça esse tipo de jejum. Os últimos três a cinco dias do jejum são os mais críticos, pois nesse período nosso estado é mais limpo e as impressões absorvidas ficam profundamente gravadas no nosso sistema total de corpo-mente. É melhor passar esse período em isolamento completo, de preferência em contato com a natureza.

A cada jejum de 40 dias, a parte de água se torna maior, e a parte das frutas, menor. Diz-se que muitos da alta cúpula dos essênios faziam um jejum de 40 dias uma vez por ano, acompanhado de muita meditação e de abstinência das atividades mundanas para maximizar a concentração em Deus. Segundo documentos, depois de cinco anos de jejuns de 40 dias e vivendo como frugívoros com muita meditação e outras práticas espirituais, 1% dos essênios era capaz de jejuar em prana, como fizeram Jesus e Moisés.[15] Embora viver em prana não seja o meu objetivo, isso prova que com um processo gradual de jejum e meditação o corpo se transforma em um supercondutor perfeito de prana, de modo a não necessitar de outra forma de nutrição.

Junto ao jejum de 40 dias de suco e água está a idéia do jejum relativo progressivo de 40 dias a cada ano. Por exemplo, para um consumidor de carnes, seriam 37 dias de alimentação vegetariana seguidos de três dias de sucos; para um lactovegetariano, 37 dias de vegetais e frutas segundo os princípios do Arco-íris, terminando com três dias de água destilada; para um vegetariano, 30 dias de frutas e vegetais segundo os princípios do Arco-íris, e depois três dias de sucos vegetais, quatro dias de sucos de frutas e três dias de água destilada. Para a prática de um jejum de apenas suco e água durante 40 dias a cada ano, é exigida uma orientação espiritual muito experiente e bastante prática anterior em jejuns, e ela deve ser feita com uma reflexão cuidadosa. Para todos esses jejuns, é mais seguro ter a supervisão de um profissional de saúde holística.

Minha experiência pessoal do jejum espiritual de 40 dias

Esse jejum foi profundo para mim. Eu não tinha nenhuma idéia específica do que queria do jejum a não ser aumentar a comunhão do Amor Divino. Aproximei-me do jejum com certo grau de curiosidade e com um sentido claro de uma direção interna para fazê-lo. Arranjar tempo e espaço para fazer o jejum em meio a uma prática médica assoberbante e às responsabilidades familiares foi uma das primeiras tarefas do meu jejum, que exigia um pouco mais de dois meses. Comecei com frutas suculentas, passei para sucos frescos de vegetais e depois de frutas e, finalmente, para três dias de água destilada. Minha razão para apenas três dias de água destilada foi a de que o jejum era basicamente um período para recolhimento e meditação, e quando passo mais de três dias a água, o que faço geralmente no fim de outros jejuns de sucos, minha energia para a meditação tende a cair.

Depois das duas primeiras semanas de desintoxicação, minha energia se mostrava alta e estável. Foi fácil aumentar meu tempo de meditação. Depois dos primeiros 20 dias, minha energia começou a se interiorizar mais distintamente. Nas duas semanas seguintes, o tempo de meditação aumentou gradualmente até nove horas por dia. Durante esse período eu fazia longas caminhadas para tonificar o corpo. O estado de comunhão com Deus, de consciência da unidade, de não-dualidade, de harmonia e de amor parecia estar alcançando um percentual cada vez mais alto da minha consciência desperta. Meu corpo estava se tornando claramente melhor como supercondutor. Eu podia sentir a energia pulsando em mim com freqüência durante o dia. Por volta do 35º dia, fiquei consciente do fluxo do néctar interno (como é chamado no ioga) no meu sistema psicoespiritual. Psicologicamente falando, isso está provavelmente ligado à liberação de endorfinas do fluxo aumentado de prana no sistema. Esse néctar parecia aumentar ainda mais o grau de bem-aventurança. É uma forma de nutrição interna.

O ponto crítico do jejum se deu nos últimos três dias de água destilada. Passei esse período longe de casa, em silêncio total, num retiro isolado nas montanhas. Para minha surpresa, foi relativamente fácil meditar as nove horas por dia, que é mais do que eu tinha meditado antes. Às vezes, quatro horas de meditação contínua não pareciam mais que poucos minutos. Minha mente se tornou tão isenta de pensamentos que na meditação simplesmente se dissolvia na luz de Deus durante horas a cada vez. Não havia corpo, desejos, pensamentos, mente... apenas Deus, uma comunhão contínua com Deus durante horas. Está claro que os essênios sabiam o que faziam. Nesses três últimos dias de meditação, apenas o sentido vago de uma consciência Eu Sou desfigurada permaneceu como um restinho de identidade. Eu me tornei uma massa divina nessa comunhão. Meditando formalmente ou simplesmente sendo, o Amor existia como a única consciência. Apenas Ser era totalmente suficiente. As flores desabrocham, a luz irradia e Eu Sou.

Durante os períodos entre o mergulho da mente na luz enquanto meditava, o prana cósmico parecia penetrar até o DNA microcósmico de minhas células. Foi um sentimento completo de unidade ressonante com o cosmo.

O meu chacra da coroa parecia totalmente desperto e ativado. O fluxo de energia dentro dele, que tinha aumentado nos 18 meses passados, estava entrando pelo topo da minha cabeça em um incrível pulso sem pulsação. Toda a coroa se tornou um vórtice de redemoinho de energia me colocando em conexão com a dança do cosmo. Desde então, nunca diminuiu. Esses três dias marcaram a abertura completa do meu chacra da coroa. Durante esses dias, bebi muito pouca água, pois esse prana e a luz do sol se tornaram meus alimentos. Eu não tinha uma preocupação especial de manter o protocolo do jejum, então, sem ter de beber ou movimentar meus intestinos, apenas descansei como uma massa divina extasiada. É possível que, se isso tivesse continuado por mais um longo tempo, eu teria deixado meu corpo permanentemente. A maravilhosa comunhão de amor com Deus foi tão forte que a morte corporal parecia completamente secundária. Esta foi a minha não-confrontação com a morte. Na transcendência, a morte é uma piada. Não há morte para o Ser Transcendente; o corpo pode morrer, mas claramente não somos o corpo ou mesmo a mente. Pensar que somos a personalidade e o corpo é um caso de identidade equivocada. Muitas percepções espirituais e compreensões foram cristalizadas para mim durante esse período. Era claro que Deus tinha me dado três dias de transcendência. Também era claro que ficar deitado como uma massa transcendente Divina ressoando como cosmo em comunhão contínua com Deus não constituía o meu papel neste teatro do mundo. *Ser uma pessoa livre é ser a vontade de Deus, e não se deixar ficar em um estado determinado, mesmo que esse estado seja a transcendência extasiada direta da comunhão total.* Entretanto, desde então descobri que meu complexo corpo-mente foi suficientemente transmutado por esse jejum de 40 dias e que após alguns dias de jejum e retiro é possível entrar em estados sustentados de massa transcendente Divina. O que existe para mim, enquanto desempenho meus deveres no mundo, é a consciência sólida, intuitiva, viva, transcendente da unidade, harmonia e singularidade do mundo como Amor, e como meu Eu.

Simultaneamente com essa consciência de singularidade, há um confortável reconhecimento ativo da aparente dualidade em que todos nós vivemos. Ainda que a motivação desse jejum tenha se revelado como uma sintonia com a vontade de Deus, não como um objetivo abstrato, não sei se algum dia sentirei o direcionamento interno para fazê-lo novamente. Não posso fazer uma recomendação de maneira responsável contra ou a favor de jejuns desse tipo como uma prática espiritual regular anual. Isto por causa da minha falta de experiência em jejuns de 40 dias repetidos e pelo desconhecimento de alguma pessoa com informações correntes sobre tais jejuns. Gostaria de dizer também que os resultados desse jejum tiveram, provavelmente, uma grande relação com os anos de meditação e disciplina espiritual, e não estou dizendo que simplesmente jejuando 40 dias vamos imediatamente ter experiências transcendentais.

Resumo do Capítulo 19

1. O jejum tem sua história nas observações espirituais e religiosas de quase todas as religiões do mundo. É parte da nossa herança judaico-cristã, como exemplificado por Moisés, Elias e Jesus. O jejum e a meditação eram das principais práticas espirituais das comunidades judaicas essênias místicas nas quais se acredita ter vivido Jesus.
2. O jejum, no sentido mais estrito, é a abstinência completa de comida e água. Em um contexto mais amplo, significa abster-se do que é tóxico para a mente, o corpo e o espírito. Jejuar também pode significar nos abstermos dos níveis mais densos da nossa dieta, como o jejum de carnes para um carnívoro ou de produtos derivados do leite para um lactovegetariano.
3. Jejuar permite que nosso corpo se volte para a absorção de densidades menores de energias cósmicas, em vez da densa energia biomolecular dos alimentos.
4. Aumentando a quantidade de prana cósmico que entra no corpo, o jejum aumenta o potencial para se alcançar a energia crítica necessária para o despertar da energia Kundalini. O aumento do prana cósmico aumenta também a energia de uma Kundalini já desperta.
5. Ao acelerar a purificação do corpo, o jejum permite que a força espiritualizante da energia Kundalini opere mais completamente na transformação do corpo.
6. Jejuar nos ajuda a vencer as atrações dos desejos corporais na mente, facilitando a esta o mergulho em estados mais elevados de comunhão com Deus.
7. O jejum, principalmente o de 40 dias com meditação, é um sacrifício místico do corpo e da mente para Deus. Uma morte mística do ego.
8. A fisiologia normal do jejum é baseada na excreção das toxinas e na autólise de células mortas e degeneradas. A autólise não ocorre em célu-

las saudáveis até que todas as células mortas e degeneradas tenham sido destruídas. A hora de se terminar um jejum é quando essa primeira etapa está concluída.

9. Durante um jejum, devemos ter um cuidado extra em auxiliar os sistemas eliminatórios do corpo, como a pele, os rins, o fígado, os intestinos e o pulmão.
10. Os peritos em jejum acham que jejuns de sete a dez dias são totalmente seguros. Os jejuns terapêuticos de 14 a 21 dias são a norma nas clínicas européias.
11. Mulheres grávidas e lactantes, pessoas com mais de cinco quilos abaixo do peso normal, aqueles com doenças malignas progressivas, má nutrição grave e doenças degenerativas normalmente não devem jejuar.
12. O leitor recebe orientações para jejuns espirituais e purificadores, com programações recomendadas.
13. Há uma diferença entre o jejum como apoio geral à vida espiritual e o jejum como prática espiritual ativa.
14. É feita uma exposição sobre o jejum espiritual de 40 dias e a experiência pessoal do autor.

20

A regra mais importante da nutrição espiritual: Comer pouco!!!

A importância de comer pouco

Moisés Maimônides (1135-1204 d.C.), grande erudito e um dos curandeiros judeus mais celebrados, ensinou que "comer demais é como um veneno mortal para qualquer constituição, sendo a causa principal de todas as doenças".[1]

Sai Baba, de Shirdi, um grande santo muçulmano-hindu do início da década de 1900, sempre aconselhou a "comer simploriamente e pouco".

Paavo Airola ensinou que "comer pouco sistematicamente é o segredo NÚMERO UM de saúde e longevidade. Por outro lado, comer demais, mesmo que comidas saudáveis, é uma das causas principais de doenças e do envelhecimento precoce".[2]

No livro *O evangelho essênio da paz*, Jesus disse: "E quando comerdes, nunca comais até ficardes cheios. Evitai as tentações de Satanás, e escutai a voz dos anjos de Deus. Pois Satanás e o seu poder sempre vos tentam a comer mais e mais. Mas vivei pelo espírito e resisti aos desejos do corpo. E o vosso jejum será sempre prazeroso aos olhos dos anjos de Deus. Então prestai atenção à quantidade que vós comestes quando ficastes saciados, e comei sempre um terço menos."[3] Minha própria consciência de comer pouco foi elevada quando trabalhei como médico na Índia. Aos domingos, normalmente havia um banquete, e com a mesma regularidade nas segundas, terças e quartas-feiras as pessoas chegavam com diarréia e disenteria. Elas ficavam fracas, desconfortáveis, tinham suas vidas desorganizadas e sentiam dificuldade em meditar, como resultado do seu mal-estar. Existe um velho provérbio árabe que diz: "Ao comer, ficamos doentes, e ao digerir ficamos saudáveis." Se estamos muito fracos para assimilar as forças e os organismos dos nossos alimentos, eles nos superam. Aqueles que costumavam comer muito pouco em tais banquetes normalmente não ficavam doentes, porque havia menos comida e menos forças bacterianas e parasitas a vencer. Este é um dos segredos de não ficar doente em viagens.

Uma das razões mais práticas para comer pouco é que se torna difícil meditar se nossa energia ainda está envolvida na digestão dos alimentos. Isto é verdadeiro principalmente quando queremos levantar cedo de manhã para meditar, tendo comido demais na noite anterior. Descobri também que, mesmo enquanto estava em um ciclo de meditação de seis horas por dia, e desde que comesse pouco, o alimento à minha disposição (vegetais cozidos e *chapatis*, um pão achatado) não esgotava minha energia de meditação de maneira alguma. Esta regra tem primazia sobre todos os outros conselhos dietéticos. Isto não significa que podemos fazer uma dieta de comer poucos alimentos ruins e não esgotar nossa energia. Se os alimentos crus, integrais, orgânicos estão disponíveis, ainda são a escolha para otimizar nossa dieta para a vida espiritual.

Provas científicas que sustentam o comer pouco

Em sua pesquisa sobre a longevidade, o Dr. Pelletier descobriu que em culturas nas quais as pessoas tinham uma vida longa e saudável — como na região de Vilcabambam, no Equador, entre os *hunza* do Paquistão Ocidental, os índios *tarahumara* do México e os russos da região de Abkházia —, as dietas apresentavam baixa taxa protéica e eram ricas em carboidratos naturais que continham aproximadamente metade da quantidade de proteínas que os americanos comem e apenas de 50% a 60% das calorias totais.[4] Airola prova em *How to Get Well* que não se tem notícia de um centenário gordo.

O Dr. Clive McCay, da Universidade de Cornell, descobriu que a expectativa de vida dos ratos dobrou quando a alimentação foi cortada pela metade.[5] O professor Huxley aumentou a expectativa de vida das minhocas, que passou a ser calculada por um fator de 19, alimentando-as menos periodicamente.[6] Pesquisas mostraram também que comer pouco aumenta a expectativa de vida de moscas de frutas, pulgas-d'água e trutas.[7]

Existem muitos casos históricos sobre os benefícios de uma dieta frugal para a saúde e a longevidade. São Paulo, o ermitão, viveu 113 anos comendo apenas tâmaras e bebendo unicamente água. Thomas Carn, nascido em Londres em 1588, que viveu 207 anos, e um Sr. Jenkins, nascido em Yorkshire, na Inglaterra, que viveu de 1500 até 1670, não tomavam café, se alimentavam com leite cru ou manteiga com mel e frutas no almoço (Carn talvez tenha comido pão também) e leite cru ou fruta no jantar. A condessa Desmond Catherine, que viveu 145 anos, comia apenas frutas. O Dr. Szekely informou que todas essas pessoas praticavam o comer pouco.[8]

Um dos casos mais famosos foi o de Luigi Cornaro, que viveu de 1464 até 1566. Ele era um nobre veneziano e administrador da diocese de Pádua. Até seus 40 anos, ele praticamente comia demais. Certa vez, ao ser atendido pelo Dr. Father Benedict, que o aconselhou sobre a arte da vida natural e comer pouco, mudou sua alimentação para apenas 373 gramas de comida e 435 gramas de bebida por dia, jamais saindo desse regime de comer pouco. Ele foi citado como tendo dito: "Para o sábio, uma palavra basta." A única exceção que fez foi aos 78 anos, quando sua família insistiu para que se alimentasse mais. Ele aumentou 62 gramas e imediatamente ficou doente. Depois disso, reduziu sua dieta para 248 gramas de comida e 342 de líquido por dia até morrer, com 102 anos. Seus escritos sobre comer pouco podem ser resumidos em duas sentenças: *Quanto menos eu comia, melhor me sentia* e *A ciência da saúde é não se saciar com comida.*[9] Szekely diz que Luigi Cornaro é um elo da transmissão dos ensinamentos essênios.[10] Esta transmissão aconteceu com a tradução de São Jerônimo de *O evangelho essênio da paz*, de Constantino, o Africano, que estudou esses textos no monastério no monte Cassino, e ensinou as maneiras naturais dos essênios na Escola de Medicina de Salerno, onde o Dr. Father Benedict foi treinado. Parte da transmissão dos ensinamentos essênios era a ênfase de Cornaro na sobriedade, que partilhava com todos, inclusive com o papa, que se tornou seu discípulo. A sobriedade e a arte de comer com moderação podem ser reduzidas a duas orientações: primeiro, evitar comer mais do que o nosso sistema pode digerir e assimilar com facilidade; segundo, evitar alimentos e bebidas incompatíveis com o estômago. Sobriedade significa prestar uma atenção inteligente à quantidade e qualidade dos alimentos que comemos. Na prática, significa levantar da mesa enquanto ainda se deseja comer e beber mais. Há um velho provérbio que diz: "O que deixamos de comer depois de uma refeição saudável nos faz mais bem do que o que comemos."

A arte da nutrição espiritual

A arte da nutrição espiritual é ingerir a quantidade certa de comida e bebida para nossas necessidades individuais. Significa consumir exatamente o que é necessário para assimilar a energia e as estruturas biomoleculares exigidas para manter nossos corpos como um cristal humano completo. É comer de uma maneira que sustente por completo nossa transmutação em supercondutores da energia espiritualizante Kundalini. É comer de forma que melhor nos permita atrair, conduzir, armazenar e transmitir a energia cósmica que entra em nosso sistema. Nos capítulos precedentes, vimos orientações qualitativas para isso. A medida quantitativa é bastante individual, determinada apenas por ensaios e erros. Nós nos tornamos ambos, pesquisadores e objetos de pesquisa, um método que ajuda a desenvolver uma sensibilidade interior para as nossas necessidades biomoleculares e energéticas. Pela meditação e pelo jejum, nossos corpos se transmutam continuamente. À medida que nos purificamos nos níveis corporal, mental e espiritual, mais energia cósmica entra no nosso sistema, reduzindo nossa necessidade de energia da natureza via alimentos. Por meio do jejum e de dietas leves, nossa membrana basal fica mais limpa e mais porosa. Com isso, os nutrientes que ingerimos chegam às células com mais facilidade, diminuindo nossa necessidade de alimentos para obter a mesma quantidade de nutrição biomolecular. Isso é bem diferente do conceito de alimentação mínima ou de diminuição progressiva de consumo de alimentos como um esforço matemático obsessivo para alcançar um mínimo. Isso é uma prática de privação-mortificação que não leva necessariamente ao crescimento espiritual. Não tem o mesmo efeito que o método altamente intuitivo de comer a quantidade mais apropriada para estimular ao máximo a evolução espiritual. Esse último método não é baseado no conceito materialístico de valor alimentício.

A arte da nutrição espiritual é estar sintonizado com as mudanças sutis que ocorrem com o tempo e ajustar nossas dietas de acordo com elas. Existem dois finais relativos nesse processo. O primeiro é quando, como resultado do jejum e de uma alimentação apropriada, nossos corpos atingem certo nível de purificação e entram em homeostase com nosso meio ambiente poluído, permitindo a desintoxicação natural sem o jejum. O segundo é encontrar uma dieta que não nos torne tão puros a ponto de ficarmos demasiado sensíveis ao nosso meio ambiente poluído e incapazes de funcionar. Quando esse equilíbrio é alcançado, o jejum espiritual, e não o de purificação, se torna a prática básica de jejum dado que nos sentimos atraídos a ele como parte da nossa vida espiritual. A arte da nutrição espiritual é uma pedra essencial na fundação da nossa vida espiritual. É importante para o desenvolvimento da dieta certa objetivando a manutenção da vida espiritual. A exemplo de qualquer princípio, uma vez alcançada, não precisamos mais nos concentrar nela. Ela é incorporada dentro do nosso ser. Torna-se uma expressão da nossa consciência e modo de ser.

Resumo do Capítulo 20

1. A regra mais importante na nutrição é comer pouco.
2. Estudos culturais, histórias de casos e estudos animais mostram que comer pouco prolonga a expectativa de vida.
3. Não se saciar com comida é a ciência da saúde.
4. A arte da nutrição espiritual é estar suficientemente sintonizado com nossas necessidades internas e com nossa vida externa, de forma que saibamos qual a quantidade certa de alimentos que devemos comer. É necessário que estejamos sintonizados com as mudanças sutis que ocorrem com o tempo e que ajustemos nossas dietas de acordo com elas.

21

A química do estresse, da alquimia e da meditação

A química do estresse

Uma vasta maioria da humanidade vive na química do estresse. Para muitos, o mundo se tornou um lugar muito perigoso: terrorismo patrocinado por indivíduos e nações, guerras constantes, armas nucleares, ruas tomadas pela violência, poluição alimentar e do ar, testes nucleares e reatores explodindo em nuvens de material radioativo, nações inteiras pensando em irradiar seus alimentos voluntariamente, epidemias de gripe, pessoas jogando fora irresponsavelmente lixo radioativo tóxico nas fontes de água, negócios e pessoas indo à falência, a taxa de divórcio perto dos 50%, à medida que as pessoas inconscientemente repetem seu modelo automático de defesa contra dar e receber amor. Para a maioria, estes são tempos difíceis. Nós existimos em uma fisiologia do fazer em vez do ser. O fazer é centrado no pensamento de que devemos acumular alimentos, riquezas, sexo ou poder para sobrevivermos. Nossos três primeiros chacras geralmente estão completamente desequilibrados, ou, como se diz comumente, "fora do centro". No primeiro chacra, estamos fixados na sobrevivência e no medo, e não, como seria correto, numa consciência mais saudável de confiança de que, seja lá o que Deus fizer, é para melhor. Esse medo nos bloqueia e não deixa que experimentemos nosso propósito mais elevado. No segundo chacra, estamos presos a obsessões sexuais, e não às funções mais evoluídas da procriação e da criatividade. O terceiro chacra, cuja maior sabedoria é a integração sensível e emocional, está em desequilíbrio reativo emocional, com desejos em excesso e apego ao poder. Até que esses três chacras estejam em equilíbrio e nossa consciência fique imersa e integrada em seu funcionamento mais elevado, a consciência do coração ou o chacra do coração, e o quinto, sexto e sétimo chacras superconscientes não podem imergir completamente ou estar totalmente integrados de forma a criar a química da meditação.

Em todos os níveis do nosso ser, o estresse cria a degeneração e o envelhecimento. Em capítulos anteriores descrevemos o sistema sétuplo de corpos sutis. O estresse mental, emocional e físico causa a perda de alinhamento dos corpos sutis entre si e bloqueia o fluxo de entrada da energia cósmica ou prana. À medida que os vórtices dos chacras são privados da força vital prânica energizante, a velocidade de suas vibrações vorticosas é diminuída, e a expansão de energia dos corpos sutis, que é uma função do vórtice do chacra, fica contraída. Quanto mais o corpo sutil é contraído, mais difícil se torna a passagem da força vital prânica para energizar os chacras e, conseqüentemente, as funções vitais do corpo. Os COES com o prana esgotado são desorganizados mais facilmente, aumentando o processo de envelhecimento da entropia. Essa contração do corpo sutil é um reflexo da contração emocional do corpo e da mente que experimentamos através do medo da sobrevivência, desconfiança e raiva do mundo, em relacionamentos, e nosso estado geral de alienação. O cerne desse medo está enraizado na nossa incompreensão e medo da morte.

Como resultado, vivemos nossas vidas na síndrome de estresse adrenal do homem das cavernas que está sendo espreitado pelo tigre-dentes-de-sabre. Vivemos como se nossas vidas estivessem em perigo iminente. A secreção adrenal causada por essa falta de harmonia, medo, sentimento de separação e alienação do mundo contribui diretamente para o processo de envelhecimento. No nível fisiológico, experimentamos isso como uma superestimulação constante do sistema nervoso simpático, causando um excesso de secreção de adrenalina no sangue. Isso é conhecido comumente como sentimento de "aperto" na mente e no corpo. Tensão muscular, nervos à flor da pele, digestão parada, estômago nervoso e mente acelerada são sintomas psicológicos dessa síndrome de estresse adrenal. Nesse estado de superestimulação simpática, nosso sistema psicológico digestivo é parcialmente desligado. Não só o fluxo de prana em nossos COES é minimizado, como ficamos impossibilitados até mesmo de absorver a energia dos alimentos no estômago. Recebendo o constante alarme falso de que está se travando uma luta pela vida, a mente e o corpo, com uma superestimulação simpática contínua, finalmente se cansam. Se esse processo se alonga por muito tempo, há um colapso corporal e mental, um aumento da taxa de envelhecimento corporal e um risco maior de eventuais doenças.

A bioquímica do estresse é congruente com o processo total de envelhecimento. Ela é paralela ao colapso dos modelos de COES e à dissipação da sua energia. A adrenalina é uma catecolamina de ocorrência natural, e quando é liberada pelo corpo sob estresse se rompe em formas metabolizantes ativas, como o adrenocromo, um radical livre conhecido que em concentrações excessivas tem sido, pelo menos livremente, associado à esquizofrenia.[1] Esses radicais livres metabolizantes de adrenalina e outros compostos de radicais livres parecidos rompem as estruturas da membrana celular e destroem o sistema básico de transferência de elétrons do nosso metabolismo de energia celular. O resultado é um vazamento de elétrons no sistema normal de transporte dessas partículas, que leva à criação de radicais livres superóxidos, outros radicais livres ativos de oxigênio produtores de moléculas e radicais livres adicionais.[2] Esses radicais livres se oxidam ainda mais no nosso sistema. O resultado é um aumento dos estragos feitos por radicais livres nas membranas celulares, sistemas enzimáticos e, principalmente, células endoteliais das artérias (um possível precursor da aterosclerose).[3] Este estrago oxidativo, mediado pelo radical livre, resulta em um envelhecimento acelerado e em um processo de doença crônica, degenerativa.[4] Representa o ponto final bioquímico de todos os tipos de estresse no sistema.

Uma maneira simplificada e útil de se entender esse mecanismo é a de que os radicais livres, basicamente, secam a energia do sistema molecular do corpo ao roubar energia na forma de elétrons. A energia do elétron que os radicais livres "roubam" é importante para a manutenção da estrutura da membrana celular. O Dr. Levine chama esses elétrons de "cola molecular", que mantém juntos todos os níveis de estruturas biológicas, desde o DNA e o RNA até as membranas celulares.[5] Se a "cola" que mantém a estrutura biológica unida é retirada, temos uma desorganização das funções e reprodução celular, que se manifesta como uma crescente entropia e, conseqüentemente, envelhecimento.

É muito importante compreender que a superestimulação do sistema nervoso simpático tem o mesmo final com efeito destrutivo de todas as outras fontes de estresse, como trauma físico, infecções bacterianas e viróticas, e o estresse ambiental da poluição que é descarregada em nós por nossa sociedade. Esse efeito comum é a destruição de membranas celulares oxidadas devido à atividade de radicais livres. Alguns dos outros estressantes ambientais que causam um excesso de radicais livres são o ozônio, dióxido sulfúrico e outros componentes da fumaça, precipitação radioativa, toxinas químicas e radioativas descarregadas na Terra e nas fontes de água, e alimentos que passaram por um processo de aumento de radicais livres.[6] Alimentos que foram irradiados, expostos a microondas (esta é minha hipótese), adulterados, processados, manipulados, ou que passaram por outras preparações de fast food têm uma quantidade aumentada de radicais livres e de outros produtos radiolíticos rompidos. Foi mostrado que o estresse de infecções viróticas causa o aumento de radicais livres no sistema.[7] Traumas físicos que causam estragos à membrana celular, como a inchação de pancadas e contusões, causam a mesma produção de radicais livres, como resultado do rompimento da membrana celular.

Há uma afirmação bioquímica básica que pode ser feita sobre o significado da química do estresse e de todas as suas causas. Sob qualquer causa de estresse, emocional, mental ou ambiental, o equilíbrio bioquímico normal oxidante/antioxidante é abalado. Com o aumento dos radicais livres, a capacidade antioxidante do corpo ou a energia bioquímica regenerativa é esgotada. O resultado é que experimentamos uma queda da capacidade de nos adaptarmos e sobrevivermos aos estresses de radicais livres oxidantes. Isso resulta na degeneração da membrana celular e em outras formas de degeneração biomolecular. Temos então um processo de envelhecimento acelerado e maior incidência de doenças manifestas. Isso é evidenciado no aumento epidêmico de doenças auto-imunizadas, alergias alimentares e hipersensibilidades químicas, agora freqüentemente chamadas de doenças ecológicas. O desequilíbrio da razão oxidante/antioxidante e a concomitante sensibilização aos nossos próprios corpos e ao meio ambiente são os corolários bioquímicos da desarmonia fundamental e da alienação de nosso meio ambiente, das pessoas que estão nele e de nós mesmos que uma consciência estressada cria. A pergunta persiste: como isso pode ser transcendido?

A química da alquimia

A alquimia envolve o trabalho consciente com a energia para transmutar elementos. Para nós, ele se inicia com uma escolha consciente para começar a reorganizar nossos COES rompidos aumentando a energia cósmica ou prana que adentra nosso sistema. Devemos também nos alinhar com as leis naturais do corpo, da mente e do espírito para permitir que a força vital nos transmute. Essa força vital, essa energia cósmica, esse prana, é a energia de Deus absolutamente necessária para transcendermos a química do estresse. Essa energia de Deus é o melhor alimento, sendo a meditação o melhor processo digestivo.

A meditação alinha e expande os corpos sutis, permitindo que o prana cósmico entre nos chacras e nos COES com pouca resistência. Quando esse poder de Deus entra no nosso sistema, somos rejuvenescidos em todos os níveis. O reverso da entropia começa e a fisiologia do estresse e do envelhecimento é revertida ou desacelerada. Centenas de estudos feitos por pesquisadores de Meditação Transcendental desde o início da década de 1970 têm validado o fato de que a meditação reverte ou desacelera o processo de envelhecimento. Esses pesquisadores mostraram que a meditação cria um metabolismo mais vagaroso e equilibrado com um descanso maior do sistema nervoso simpático e maior equilíbrio simpático/parassimpático. Foi mostrado que o consumo desnecessário de oxigênio, a taxa de batimento cardíaco e a taxa respiratória foram diminuídos. Nos estudos, os meditadores demonstraram queda da pressão alta, aumento da tolerância a exercícios (naqueles com angina no peito), maior eficiência cardiovascular, tempo melhor de reação do sistema nervoso, melhor desempenho atlético, melhor resposta ao estresse — medida por mudanças galvânicas na pele —, melhoramento do limite auditivo (o que reflete um nível melhor do funcionamento neurofisiológico), maior habilidade em tarefas sensoriais motoras, melhores resultados em testes de criatividade, aumento de pontos em testes de inteligência, aumento da velocidade mental e precisão, aumento de memória a longo prazo, aumento de sincronicidade e coerência EEG e diminuição geral da ansiedade.[8] No nível bioquímico, os pesquisadores descobriram que os meditadores têm uma queda na cortisona plasmática (é um dos principais hormônios do estresse), uma queda em metabolizantes de adrenalina e noradrenalina e uma queda na taxa de colesterol no sangue.[9] Na fisiologia do estresse e do envelhecimento, descobriu-se que todos esses parâmetros se movem na direção oposta à dos meditadores. Isso faz a meditação parecer um elixir da vida. E é!

Um estudo impressionante sobre os efeitos da meditação no processo de envelhecimento, feito por R. K. Wallace, apóia essa afirmação. Ele reuniu 47 pessoas com uma média de idade de 52,8 anos, que praticavam a técnica de Meditação Transcendental e as técnicas TM-Siddhi, e comparou-as com um grupo controlado e com os dados normais estabelecidos de tal grupo. O sistema de teste que ele usou foi tirado do *Morgan Adult Growth Examination*, que dá indicações confiáveis sobre idade biológica. Wallace descobriu que, entre as pessoas de mesma idade cronológica, os meditadores que vinham meditando há menos de cinco anos tinham uma idade biológica inferior em 7,1 anos em relação aos dados do grupo controlado. A inferioridade de idade biológica daqueles que meditavam há cinco anos ou mais era de 15 anos em relação à dos modelos. A idade biológica de quatro desses meditadores era pelo menos 27 anos menor do que o esperado para as idades cronológicas normais.[10]

Como criar a alquimia da transformação espiritual

Quando jardineiros zelosos plantam mudas de árvores, normalmente as protegem com uma cerca de arame para manter os animais afastados. Freqüentemente eles amarram as árvores a uma estaca de apoio para que o vento não as derrube. Para superar a química do estresse, as mudas espirituais são mais bem auxiliadas por uma cerca espiritual de proteção ou por um santuário. Na Antiguidade, e até mesmo agora, os poucos aspirantes espirituais sérios se recolhiam em cavernas, monastérios e *ashrams*, na esperança de encontrar tal santuário. Existe até um processo ayurvédico antigo e malcompreendido chamado *kaya kalpa*, no qual o participante vivia em isolamento completo durante períodos de 40 dias a um ano. Era o maior dos descansos. Durante esse período, ervas e alimentos purificadores e depois regeneradores eram fornecidos. Esse processo *kaya kalpa* é descrito na biografia do sábio Shriman Tapasviji Maharaj, um grande asceta que viveu 185 anos. Ele passou por esse processo três vezes e experimentou o que o biógrafo descreve como uma regeneração espantosa, incluindo o renascimento de dentes e cabelos novos. Diz-se que quando ele fez isso pela primeira vez, com pouco mais de 100 anos, adquiriu a aparência de um jovem perto dos 30 anos.[11] Talvez isso represente a intensidade máxima de reversão do processo de envelhecimento. Obviamente, não é qualquer um que pode viver isolado em um quarto escuro durante um ano sem ter a mente afetada pela química do estresse. Isso exige um desenvolvimento espiritual avançado.

A diferença hoje é que estamos entrando em uma idade coletiva de iluminação neste planeta. Isso exige um método que seja útil para um grande número de pessoas, e não apenas para o aspirante espiritual raro. Precisamos transformar nosso próprio cotidiano em um santuário espiritual, um estilo de vida meditativo harmonioso que alinhe nossos corpos físicos e sutis, um estilo que nos permita conhecer a completa graça de Deus, que permita que a energia cósmica ou prana penetre todos os níveis do nosso ser corpóreo, mental e espiritual, que encha nossas vidas com o êxtase do amor. Esta é a iluminação completa pessoal. É o nosso destino. É a nossa última função e propósito. É a química da meditação que é o amor. É o prodígio da consciência da unidade. É conhecer o caminho, sendo o caminho.

Como é possível construir um santuário espiritual no cotidiano? Vivendo nas circunstâncias comuns de uma vida de 18 anos de casado, com dois adolescentes, um cachorro, um gato, uma hipoteca mensal e um trabalho diário regular como médico holístico vivendo no campo, perto de uma cidade com 36.500 habitantes, tive a oportunidade de explorar a criação de tal santuário. Para a maioria das pessoas, um mundo em paz tornaria bem mais fácil a criação de uma experiência de paz e harmonia interior. À medida que ficamos mais enraizados na verdade, a aparente condição turbulenta do mundo exterior desaparece no jogo harmonioso da consciência. Ainda assim, para a iluminação em massa se desenvolver neste planeta, o caminho para a paz interior seria mais fácil com um ambiente pacífico. Finalmente, devemos começar experimentando a paz do nosso próprio ser Divino. Este poema de Lao Tsé descreve maravilhosamente como criar esse santuário espiritual começando por nós mesmos:

O Tao sustenta a imobilidade.
Mas tudo é realizado.
Se reis e lordes observassem isso,
As dez mil coisas se desenvolveriam naturalmente,
Se desejassem agir,
Retornariam à simplicidade da substância sem forma,
Sem forma não há desejo.
Sem desejo há tranqüilidade.
E dessa maneira todas as coisas estariam em paz.[12]

Na meditação, podemos experimentar diretamente essa realização completa de satisfação. Ela decorre de diferentes níveis da experiência da meditação: tanto da bem-aventurança interior da ressonância e do preenchimento com a energia cósmica Divina, quanto do êxtase da unidade com Deus como a substância sem forma e como a criação, ou do estado sublime de ser da consciência direta da Verdade. Na meditação, podemos passar pela experiência direta do Amor, nos conhecer como Amor e senti-Lo pelo nosso verdadeiro Eu interior e, conseqüentemente, o Eu de tudo que reside em todas as pessoas. Essas várias experiências de bem-aventurança interior, gozo sublime, paz e amor nos realizam tão maravilhosamente que ficamos felizes além dos nossos desejos. Sem desejo, existe a paz. A prática da meditação reforça essas experiências. *Por fim, a experiência se torna nossa consciência desperta e saímos da prática de meditar para um estado de estar na vida como em uma meditação.* Essa é a verdadeira meditação. Então, experimentamos diretamente os ensinamentos da Torá e de Jesus no sentido de que devemos amar o Senhor com todo o nosso coração e poder, e amar aos outros como a nós mesmos. É por meio dessas experiências diretas da meditação, e da conseqüente consciência direta estabilizada da realidade sem forma de Deus, que perdemos o desejo pelas coisas e pelo poder do mundo. Sem o desejo, há a tranqüilidade. Quando existe tranqüilidade baseada nessa consciência, "todas as coisas estão em paz". Baseado em minha experiência pessoal de meditação e de observação das experiências de outros meditadores, afirmo que isso é absolutamente verdadeiro. Uma sabedoria estabilizada na Verdade não-dualista pode não acontecer de uma só vez. Talvez leve muitos anos até se tornar a consciência predominante na nossa vida, mas com persistência vai acontecer. É importante lembrar que não nos tornamos nada. O que acontece é que simplesmente ficamos conscientes da Verdade do que já somos.

Anteriormente falamos da transmutação dos três primeiros chacras para que possamos despertar para os seus níveis mais elevados de sabedoria. No primeiro chacra, somos confrontados pelo medo em vez da confiança, enraizados no medo da morte. Na meditação, muitas pessoas têm finalmente a experiência direta da construção de uma consciência de que não há morte para o Eu. O Eu é imortal. Com tal consciência, o medo da morte é gradualmente dissipado e ficamos livres para confiar. Livros inteiros são escritos sobre esta questão, mas novamente afirmo, com base em minha própria experiência direta, que essa consciência destemida se desenvolve.

A verdadeira compreensão

É possível meditar, ter experiências iluminadas e ainda assim não desenvolver a verdadeira compreensão. Isto porque as pessoas, às vezes, têm padrões profundos que resistem à compreensão que surge na meditação. Às vezes, elas ficam presas ao poder e à energia das experiências e não à Verdade por trás delas. Ficam aprisionadas no sentir "o barato". A verdadeira compreensão, parte importante da evolução espiritual, é a integração das nossas experiências com o cotidiano; é a meditação como uma prática e modo de ser. É a sabedoria de distinguir a essência verdadeira da vida das ilusões da vida.

A companhia adequada

A companhia adequada é extremanente importante no desenvolvimento da verdadeira compreensão. Pode surgir na forma tradicional do relacionamento guru/discípulo, pelas pessoas que servem de guias ou professores espirituais, pelos grupos regulares de meditação ou pelos processos espirituais em grupo como o processo de cerne grupal sugerido por Barbara Max Hubbard.[13] De onde quer que venha, é parte muito importante da criação de um santuário espiritual. Shivapuri Baba ensinou que o auxílio externo mais importante para a criação de um santuário espiritual ou para uma vida correta era a companhia de almas realizadas. Muitos têm, por curtos períodos de tempo, experiências mais elevadas de consciência, estados sensoriais alterados ou estados alterados de consciência que de fato os levam para além do ego, mas não ficam estáveis em suas experiências diárias. É raro alcançarmos tal consciência estabilizada como a orientação básica da nossa vida. Acontece mais facilmente quando a intenção direta e única da nossa vida é estabilizarmos a consciência da Verdade como a consciência não-dual, holográfica e pura da Luz de Deus e do Amor. Isso exige disciplina espiritual. É uma das partes mais difíceis ao se criar um santuário espiritual em uma vida regular mundana. Muitos são bem-sucedidos numa situação protegida em um *ashram*, mas quando saem para o mundo descobrem que não interiorizaram sua disciplina, e ela começa a sumir aos poucos. A companhia certa, em qualquer forma, inspira as pessoas a manter sua disciplina espiritual e a desenvolver a verdadeira compreensão. A companhia adequada é uma forma da graça de Deus. Isso é importante porque, apesar de nosso professor interior estar sempre trabalhando, nem sempre queremos segui-lo. O professor interior de outro, no momento oportuno, pode dar o reforço positivo certo para o nosso próprio direcionamento espiritual. A companhia adequada sustenta, reforça e estimula o professor interior. Ajuda a criar uma situação na qual pode haver uma troca de ensinamentos e presença entre semelhantes.

Cercar-nos de boa companhia é parte extremamente crítica da construção do santuário espiritual. Nesta época de crescente iluminação das massas, torna-se um princípio ainda mais importante.

Da consciência sintonizada do professor interior e da companhia adequada pode-se dizer que se igualam ao que é conhecido como a graça do guru ante os discípulos espirituais dos orientais. Freqüentemente, as pessoas procuram um guru para despertar mas, com a elevação da consciência e energia dos aspirantes espirituais em geral, o despertar da energia Kundalini pode ocorrer como um resultado do aumento de energia que ocorre em um grupo de meditação ou até mesmo em um encontro de grupos espirituais, como em uma meditação mundial pela paz. Podemos despertar uns aos outros simplesmente transferindo essa energia mutuamente. Ela vem da graça de Deus e da companhia adequada. Certa vez Muktananda disse isso de um modo gracioso, contando-nos como o seu cachorro, que tinha acumulado energia por estar à sua volta, passou *shaktipat* para o veterinário. As pessoas com freqüência atribuem essa energia aumentada e essa graça exclusivamente ao professor, guia ou guru que está concentrado no grupo, em vez de atribuí-la ao resultado da energia espiritual total do grupo. A graça de Deus vem sob várias formas e de várias maneiras: da energia cósmica aumentada do professor exterior, do prana de uma pessoa, de práticas como a meditação e o jejum ou de se atingir um ponto crítico suficientemente intenso para despertar a energia Kundalini espontaneamente. Pode vir também do prana elevado de um grupo inteiro, ou de uma combinação das energias prânicas do professor interior, do professor exterior e de um grupo de meditação.

A ocupação adequada

A ocupação adequada é nosso alinhamento com a vontade de Deus. Nós já somos perfeitos. O que realmente buscamos é nos tornar a expressão Divina da nossa perfeição interior no mundo. Esta é a essência da ocupação adequada. Quanto mais a energia cósmica flui por nós, mais ficamos sintonizados com a vontade de Deus e mais nos tornamos capazes de nos envolver no trabalho certo ao nosso propósito. Tornamo-nos a expressão criativa da vontade divina. Nesse processo, o segundo chacra desperta e nossas mentes mergulham na energia criativa evolutiva que sempre foi nossa. A ocupação adequada é em si assunto para um livro, mas existem algumas orientações que devem ser consideradas, tendo em vista a criação do santuário espiritual. A primeira é o lembrete de que, apesar de a ocupação adequada ser extremamente importante, nossa função mais elevada é a de permanecer completamente na consciência da nossa realidade transcendental como nossa consciência básica. Por fim, alcançamos o estágio no qual pouca diferença faz para nosso estado espiritual quanto tempo e energia colocamos no nosso trabalho mundano. Para muitos, entretanto, exceto aqueles nos estágios mais avançados de evolução espiritual, muito tempo e energia gastos no trabalho pode retardar as experiências de crescimento da Verdade. Podemos nos tornar agentes de vontades egoístas em vez de estar em estado de graça. Como agentes, ficamos apegados às recompensas do nosso trabalho, e nesse apego a experiência extasiada do nosso ser transcendente é perdida. Ao trabalhar muito, podemos esgotar a energia mental e física. Nesse estado de esgotamento, é mais difícil ficar desperto. Os antigos essênios tinham um sistema no qual só trabalhavam quatro horas em uma ocupação econômica e passavam o resto do seu dia em várias formas de comunhão.[14] Por viverem simploriamente, quatro horas era o suficiente para suprir suas necessidades. Os essênios eram conhecidos por produzir uma abundância que dividiam com outros. O que observo é que as pessoas em geral não foram feitas para passar de oito a 12 horas trabalhando, por mais especial que seja o seu trabalho. Um dia de seis horas de trabalho parece ser aproximadamente o máximo que a grande maioria é capaz de gastar no trabalho com segurança e se mantendo consciente. Ramakrishna, famoso santo do século XIX, aconselhou as pessoas a manterem uma das mãos no pé de Deus e a outra no mundo. Shivapuri Baba nos aconselhou a fazer nossos deveres mínimos corretamente e manter a mente em Deus. Tradicionalmente, servir a outros ajuda a equilibrar nosso trabalho criativo. Para alguns se torna a expressão mais criativa e evolutiva. Madre Teresa é um exemplo inspirador.

A paz mundial é um resultado da paz interior. Com nosso estado de meditação, criamos paz sendo a paz. Para que todo o mundo seja elevado a um estado de consciência transcendental, é necessário que todos participem na criação da paz na Terra. Eu acredito que essa missão de paz mundial está se tornando uma expressão planetária da vontade de Deus. Ao construir um santuário espiritual fora do mundo, a evolução espiritual de todos será acelerada. Ficaremos mais perto do salto quântico na consciência que nós, como todas as crianças de Deus, daremos algum dia. Ao servir à paz mundial, estamos servindo ao desenvolvimento da paz interior de todos. Ao dar nosso amor ao mundo, nos tornamos esse amor. Como amor nos tornamos o santuário espiritual que buscamos.

O relacionamento adequado

Como amor, e apenas como amor, podemos viver um relacionamento adequado com nossa companheira, filhos e todos os outros à nossa volta. O amor incondicional e incontestável é o único alicerce do santuário espiritual. Ao construir relacionamentos adequados, é necessário também organizar nosso tempo, espaço e energia de maneira inteligente, para que eles sejam suficientes para as expressões individuais, conjuntas, familiares e sociais desse amor. Quando pensamos em relacionamentos adequados, as pessoas freqüentemente pensam em problemas de comunicação. Ainda assim, em um dos meus papéis como terapeuta familiar, raramente vejo um problema de comunicação. Através das contrações do coração, da abstenção e dos atos de retribuição, as pessoas comunicam muito bem seus medos de intimidade e amor. É muito difícil manter o coração aberto diante da rejeição e da dor que o outro projeta para manter nossa distância de intimidade segura. Esse é o nó da questão do terceiro chacra: como sair da dor emocional, do desequilíbrio e das disputas pelo poder para o estado de sensibilidade emocional equilibrado e de compaixão que reflete a consciência mais elevada do terceiro chacra? Conseguimos isso mantendo o coração aberto, não importando a dor que possamos sentir. É essa ferida no coração que nos leva ao despertar não apenas do quarto chacra, ou do coração, mas também dos outros chacras direcionados espiritualmente. Assim, torna-se mais fácil situarmo-nos na consciência da Verdade sobre quem somos e vermos esse jogo da Verdade em todas as nossas interações do cotidiano, transformando-as em lições valiosas como presentes de Deus. Se permitirmos que nosso coração se contraia, então nossos corpos sutis também se contrairão e ficarão desalinhados. Essa contração diminuirá a força vital prânica à nossa disposição. A química do estresse se alojará e o processo de envelhecimento começará novamente. Mais importante que tudo: nos fecharemos para a energia cósmica — a energia do amor de Deus, a fonte da nossa vida espiritual, a fonte da sabedoria espiritual. Esse será o preço a pagar pelo hábito enraizado de contrair nossos corações. Como amor, tornamo-nos o santuário espiritual. Sem ele, o santuário sobrevive como uma casca frágil de consciência intelectual.

A sintonia com as leis naturais da Mãe Natureza

Parte do nosso santuário espiritual já está presente, esperando que a percebamos: são as leis naturais do universo. Mas raramente estamos em sintonia com elas, como um apoio para nosso santuário. As comunidades essênias conheciam o valor da harmonia com as leis naturais e passavam muito tempo estudando, entrando em comunhão e principalmente vivendo em harmonia com elas. Como resultado, os essênios não só tiveram suas vidas espirituais melhoradas, mas atingiram níveis altíssimos de saúde. Diz-se que para eles era normal chegar a idades de mais de 120 anos.[15] Se não estamos sintonizados com essas leis naturais, nossos pensamentos e nossas ações individuais não estão equilibrados. Essa harmonia é necessária para uma saúde completa e para a vida espiritual. Isso é especialmente importante porque a sociedade moderna está significativamente fora de sintonia com essas leis naturais em quase todos os níveis. Estamos tão fora de sintonia que podemos simplesmente destruir o mundo inteiro sob a ilusão de estarmos nos protegendo. O problema é que essas formas de pensamentos sociais são tão fortes, que somos facilmente levados por essa onda inconsciente de desarmonia. Tornamo-nos tão desconectados da sincronicidade natural com as leis do universo que precisamos ir até sua fonte para começar a reaver nossa sintonia. A fonte é a sabedoria pura, indiferenciada, a fonte de tudo. Mergulhando nossa sabedoria na consciência pura pela meditação, podemos evitar uma distorção na manifestação da pura sabedoria no pensamento e na ação. A prática da meditação é a principal regra para essa harmonização da nossa sabedoria. À medida que essa prática se aprofunda, a consciência se mantém em nossa vida desperta sem meditação formal. A partir daí tendemos a agir espontaneamente em comunhão com essas leis. Tornamo-nos como a lei, em vez de ficarmos sob a lei.

Para a maioria das pessoas, esse estado de comunhão é uma forma idealista de santuário, bastante difícil de atingir ou manter. Contudo, meditando regularmente várias vezes ao dia, construiremos um santuário espiritual no qual nossas vidas entrarão cada vez mais em harmonia com essas leis universais. O processo inteiro será ajudado se mantivermos alguma ligação com a natureza. E será fortemente reforçado se pudermos viver fora de uma ocupação urbana. Até mesmo a sintonização com um simples jardim no meio da cidade pode ajudar.

Depois que começarmos a entender essas leis, será muito proveitoso fazer o que o Talmude sugere, ou seja, "construir uma cerca em volta da Torá".[16] Isso significa criar certos sinais de alarme ou escutar as informações da companhia certa, que nos avisará se começarmos a agir desarmoniosamente. Um dos perigos em se experimentar níveis mais elevados de sabedoria é que começamos a achar que estamos acima de qualquer conceito ou leis, em virtude do nosso contato direto com a fonte. A questão é que também estamos em contato direto com as forças sociais terrivelmente desarmoniosas que com freqüência nos puxam para a desarmonia. Swami Prakashanada Saraswati, um tio espiritual para mim, enfatizava que não estamos totalmente livres das vontades do corpo e da mente até que deixemos o corpo. Muitos dos gurus que vieram para o Ocidente, assim como vários líderes de todas as religiões, caíram em desgraça por terem pressuposto que não precisariam de uma cerca para alertá-los do seu afastamento da unidade com as leis universais. Para eles, tudo o que fizessem representaria aquela harmonia. A cerca em tradições espirituais orientais é chamada de *dharma* ou vida honesta. No Ocidente, é chamada de Dez Mandamentos. Os Dez Mandamentos têm vários níveis de interpretação. Quando alguém diz "Não terás outros deuses diante de mim" (Êxodo 20:3), isto pode significar que sempre devemos estar imersos na consciência universal de Deus, e não na consciência diversa do dinheiro, poder, sexo e outras forças do mundo temporal. "Honra teu pai e tua mãe a fim de que tenhas uma vida longa sobre a Terra" (Êxodo 20:12) pode ser interpretado como uma exortação a que honremos as leis universais da Mãe Terra e as leis cósmicas do pai celestial, para que nossa vida seja longa e espiritualmente realizada. Estas são afirmações concretas das leis universais que servem de orientação para aqueles que não estão totalmente sintonizados com a fonte direta. É ótimo viver a vida como a manifestação espontânea inspirada no amor dessas leis universais; esta é a fundação segura e alegre do santuário. O importante é não se deixar levar por uma tirania gerada pela virtude, uma aplicação cega de nossa própria projeção do significado "literal" dessas leis. Como vivemos por essas leis, é uma função da nossa própria evolução espiritual. Um modo certo eterno não existe. Não é tão simples. A vida não é estática. O mais importante é estar em harmonia com o espírito da lei. Isto exige inteligência, discernimento e compreensão verdadeira. Foi nessa base que Jesus agiu para quebrar a rígida interpretação da lei escrita e reconciliar o *sabbath*. Mas para manter o santuário precisamos criar um sistema de realimentação que nos desperte se começarmos a divagar. Em última instância, o sistema de realimentação é *saber o caminho sendo o caminho.*

A alquimia da saúde corporal

O corpo físico é o aspecto final da criação do santuário espiritual para a química necessária à transmutação humana. Falamos sobre o nosso santuário nos aspectos espiritual, mental e emocional, e agora precisamos incluir o corpo como parte do que eu chamo de iluminação completa da pessoa. O objetivo da compreensão compartilhada neste livro é criar uma síntese do relacionamento entre o corpo físico, o corpo emocional-mental e o espírito na vida espiritual. É fazer um esboço de como aumentar a sabedoria na nossa vida para que possamos ir além das experiências espirituais interiores de perfeição e nos tornarmos a manifestação dessa perfeição na nossa vida cotidiana. Mantendo as práticas certas de dieta e jejum, ajudamos a transformar o corpo em um melhor supercondutor da energia cósmica. Essa energia cósmica ou prana vem de Deus e é a "face de Deus" experimental imediata que podemos vivenciar em todos os momentos da nossa vida. A experiência dessa força cósmica de amor nos unindo à experiência ressonante do macrocosmo é uma bem-aventurança. À medida que limpamos nosso corpo de toxinas e bloqueios com dieta, jejum e outras fontes de cura natural e vibracional, como a homeopatia, ervas, essências florais e elixires de pedras, ele se torna mais organizado. Quando isto ocorre, podemos nos sintonizar mais facilmente com a força direta de Deus passando por nós. Não precisamos que nossa energia Kundalini esteja desperta para sentirmos essa sintonia. Podemos senti-la como um daqueles momentos sagrados de inspiração Divina, êxtase e amor que muitos de nós já tiveram alguma vez na vida. Pode ser um momento de sentimento sutil e sereno de sintonia durante o qual corpo, mente e espírito se sintam em completa harmonia com todas as criações de Deus, como quando se aprecia um pôr-do-sol especial. Pode ser uma experiência contínua de bem-estar prazeroso. Pode ser a experiência do despertar ou da energização do poder da energia Kundalini. Embora essas experiências ocorram mais freqüentemente com uma dieta adequada e jejum, isso não significa que apenas fazendo dieta e jejuando nos tornaremos iluminados. É através da integração do equilíbrio triplo de corpo, mente e espírito que ficamos alinhados, imersos e estabilizados na elevada consciência evolutiva espiritual.

Sete curas alquímicas

Existem algumas forças básicas, parte das leis da natureza, que ajudam a transformar o corpo e mantê-lo em ótimo estado. O Dr. H. E. Kirschner chama-as de "os sete doutores da natureza".[17] Elas são a dieta certa, ar fresco, água pura, sol, exercício, descanso e, claro, paz mental, emocional e espiritual.

Já falamos sobre algumas delas, mas eu gostaria de acrescentar mais alguns detalhes para aprofundar nossa compreensão da simplicidade das leis naturais. O ar fresco, como já dissemos, é uma fonte direta de nutrição. Além dos exercícios respiratórios, é bom tomar um banho de ar todo dia. O ar é absorvido pelos poros e age como um desintoxicante. O Dr. Kellogg estimou que precisamos de mais ou menos 85 mil metros cúbicos de ar puro por hora para nos ajudar a desintoxicar o pulmão e a pele.[18] Quanto ar fresco estamos recebendo nos prédios comerciais altos e fechados onde milhares de nós trabalham todo dia? Este é o simples motivo de muitas pessoas estarem em desarmonia com a lei natural. É muito fácil isso acontecer. Estamos cercados por todos os tipos de atividades de um estilo de vida "normal" que são desarmoniosas.

A água pura é outra das sete curas. Por causa da nossa persistência nacional e internacional em criar lixo tóxico químico e radioativo, que acaba se infiltrando em nossas águas, é quase impossível encontrar água pura. Para chegar um pouco perto da qualidade da água fresca da nascente, que já tivemos, devemos processá-la pela destilação ou osmose revertida. Nesse processamento, a água é desestruturada e precisa ser sacudida para sua oxigenação e receber sol para se estruturar e ser energizada.

A luz do sol apropriada no corpo inteiro de 30 a 60 minutos por dia permite que ele seja diretamente energizado. Como as plantas, absorvemos e transmutamos esse nutriente para nosso sistema energético. Até que nos acostumemos com o sol, o fim da tarde e o alvorecer são os períodos mais fáceis para se começar. Apesar de um pouco de sol ser bom, horas de sol podem ser prejudiciais ao sistema e levar ao desequilíbrio.

O exercício é outra das sete curas alquímicas. Existe uma regra simples: dedique-se ou abandone-o. O Dr. Kirschner ensina que a atividade é vida e a estagnação é morte.[19] O exercício estimula todos os órgãos internos e sistemas musculares, tonifica os sistemas nervoso e digestivo, melhora a circulação e estimula o sistema dérmico a eliminar toxinas. Nenhum equipamento é necessário. Aliás, exercitar-se em um local malcheiroso, mal ventilado e mal-iluminado nos priva dos benefícios do sol e do ar fresco que temos quando nos exercitamos ao ar livre. Uma caminhada ao ar livre é o melhor exercício segundo muitos curandeiros naturais. O educador inglês George Trevelyan declara só ter dois médicos: suas pernas direita e esquerda.[20] Para aqueles que sentem necessidade de um exercício mais vigoroso, é interessante observar que o sistema ayurvédico de cura recomenda exercícios que exijam apenas 50% da capacidade. A idéia é que se transformarmos o exercício em um estresse para o corpo poderemos ter um benefício aeróbico, mas estresse físico em demasia pode prejudicar a função corporal. Acredito que devemos usar de 50% a 80% da nossa capacidade para nos exercitarmos. Na minha prática pessoal, caminho rápido várias vezes na semana e faço um exercício chamado "saudação ao sol" por volta de oito a nove vezes por minuto, durante vinte minutos, cinco vezes por semana. Faço isso num gramado, com o mínimo de roupas, sem sapatos, para manter um contato direto com a energia do solo. Esse exercício também me permite absorver o sol e fazer uma respiração profunda ao mesmo tempo. Desta maneira simples, muitas das leis naturais são reconhecidas. A idéia geral de todas essas leis é dar ao corpo a quantidade certa de atenção para o ótimo funcionamento objetivando a concentração espiritual na vida. Isso exige muita atenção, junto com os ensaios e erros, até que encontremos o equilíbrio certo. Então será possível entrar em uma rotina de zelo organizado e sem preocupação. Uma rotina pessoal de ser desenvolvida com método científico por todos.

O descanso é outra cura alquímica importante. É tão importante que Deus até nos deu o *sabbath* para que não interpretássemos a mensagem de maneira errada. No trabalho cotidiano, é importante reconhecer esse momento para a regeneração. No processo de *kaya kalpa*, a idéia de um descanso total é parte integrante do programa de rejuvenescimento. Funciona. O descanso significa uma folga de todas as rotinas diárias, responsabilidades, barulhos irritantes etc. Um lugar quieto na natureza é bom, principalmente para as pessoas da cidade que, no dia-a-dia, estão isoladas das forças regeneradoras da natureza. O descanso pode ter a forma de sono. Não há número mágico para o sono; dependendo da nossa constituição, podemos precisar de cinco a oito horas por noite, ou até mais. O principal é a regularidade de uma boa noite de sono. Para alguns, um pequeno cochilo durante o dia é proveitoso; para os tipos *kapha*, pode fazer com que se sintam piores. Para trabalhadores sedentários, intelectualmente ativos, um trabalho físico como jardinagem ou caminhadas, jogos ou períodos de silêncio podem ser o melhor descanso. Para outros, o melhor pode ser exatamente o oposto. Isto também pode ser combinado com um leve jejum. A meditação diária, antes, durante e depois do trabalho proporciona um descanso que nos ajuda a despertar a inteligência e é benéfico para todos nós.

Embora aparentemente simples, o alinhamento com essas forças naturais básicas freqüentemente exige uma independência social. As crianças, na hora do recreio, automaticamente sabem o que fazer — elas brincam. Quantos professores vemos brincando do lado de fora? Como médico, vou a conferências médicas que se realizam quase sempre em prédios fechados, onde nos sentamos durante horas imersos em atividade intelectual. Na hora do almoço, em vez de ficar ainda mais tempo sentado em um longo almoço, com todos os outros, tento achar um lugar aberto onde possa me exercitar, respirar um pouco de ar fresco, apanhar um pouco de sol, meditar e comer uma salada caseira leve. Para muitos, pode parecer estranho reconhecer a participação dessas leis naturais na nossa vida, mas elas nos mantêm sintonizados com a força vital. Depois de algum tempo, se você age de uma maneira serena, despretensiosa, as pessoas começam a entender e às vezes até se permitem esse prazer. Muitas pessoas precisam apenas do apoio de uma boa companhia para deixar que seu professor interior as guie ao alinhamento com as leis naturais.

Sumário da química da alquimia

A química da alquimia envolve a decisão de reverter o processo degenerativo vital nas dimensões física, mental-emocional e espiritual da nossa vida. É uma escolha consciente de reconhecer e reenergizar os COES aumentando a quantidade de prana cósmico que entra no nosso sistema. Para se ter êxito, a vida cotidiana e o mundo precisam ser transformados em um santuário espiritual. Para isso, uma dieta apropriada e um período de jejum, embora aumentem a quantidade de energia cósmica entrando no sistema, não são o suficiente. Precisamos de uma prática regular de meditação, boas companhias, compreensão verdadeira, ocupação adequada, relacionamento ajustado com aqueles que nos sejam mais caros e com a sociedade, e uma sintonia com as leis universais celestiais e terrenas. Resumindo, pode-se chamar a isso vida correta. Algo como o caminho óctuplo de Buda e o significado do Sermão da Montanha. Ao falar da vida correta e da meditação como o caminho para a iluminação, Shivapuri Baba, um professor iluminado que viveu até os 139 anos, ensinou que existem três disciplinas que constituem as únicas curas para os males desta vida.[21] São as disciplinas das leis física, moral e espiritual do universo. Ele simplesmente lembrou às pessoas que elas estavam absorvidas por Deus e por suas tarefas (as três disciplinas) como Deus. Isto é apenas o que vida correta significa. É importante enfatizar que não há uma lista a ser seguida para a vida correta, que exige apenas uma sabedoria desenvolvida de uma prática pessoal de "ensaio e erro" e meditação. Para aqueles que têm dificuldade em meditar, a contemplação é o suficiente. Para a maioria de nós, alguns dos entendimentos mais profundos da vida correta vieram dos nossos tão chamados erros. Enquanto estivermos dispostos a presenciar e aprender com nossos erros, a vida correta se desenvolverá para nós. Shivapuri Baba acreditava que os maiores obstáculos para a vida correta são a inércia e o adiamento. As formas normais e ainda assim desarmoniosas da nossa sociedade moderna são bem mais fáceis de se seguir. A este respeito, Muktananda costumava dizer que o cemitério era seu lugar favorito, por ser um lembrete de que algum dia deixaremos nossos corpos físicos e perderemos a oportunidade de buscar o caminho espiritual. Portanto, a hora é agora. Na vida correta, nenhuma parte da nossa existência é negada. Ela representa o despertar completo dos três primeiros chacras. Esse despertar é a base para o despertar estabilizado da consciência dos chacras mais elevados. Representa um passo importante na integração dos níveis corpóreo, emocional-mental e espiritual do nosso ser. A combinação vida correta e meditação é o principal processo para a total iluminação do ser.

A química da meditação

À medida que o prana aumenta no contexto total da nossa vida correta e meditação, tornamo-nos supercondutores, acumuladores e amplificadores da energia cósmica. Esse aumento alinha da maneira mais adequada todos os três níveis do nosso ser. Nossa consciência aumenta espontaneamente, porque a experiência do prana em si, como a emanação e face de Deus, naturalmente aumenta nossa consciência do Divino. Este aspecto experimental do Divino reforça nossa consciência direta da verdade não-dualista de Deus. Em um ponto intangível desse processo, essa consciência direta que freqüentemente experimentamos na prática da meditação começa a se manter cada vez mais predominante no nosso estado desperto. Nesse momento, nossa vida diária é transformada pela consciência que experimentamos na meditação. *Nossas vidas despertas são preenchidas com a consciência da me-*

ditação, a consciência sublime direta de Deus, de amor em todos os aspectos da nossa vida. Essa é a química da meditação.

Enquanto aumentamos nossa prática da meditação, há um maior alinhamento de todos os corpos sutis e físico com a vibração pura do prana cósmico. A meditação é o sistema digestivo divino do prana cósmico. Quanto mais nos tornamos um canal limpo para a energia cósmica, mais contínuo será o fluxo dessa energia se movendo em nós. Isto nos leva a uma unidade contínua com a força vital universal e, portanto, a uma unidade com nossa Divindade. Quanto mais interagimos com essa energia Divina, mais nos transformamos nela. Esse prana puro maior alinha os COES tão perfeitamente que ficamos alinhados com a energia cósmica até a nossa estrutura RNA-DNA. Acho que a estrutura espiral de dupla hélice do RNA-DNA reflete o modelo espiral-vorticoso do prana cósmico. À medida que a consciência cósmica penetra nas nossas estruturas atômicas e moleculares, podemos somente sentir o êxtase dessa unidade do macrocosmo máximo de puro prana com o microcosmo máximo da nossa estrutura molecular. Sentimo-nos completamente harmônicos em todos os níveis do ser. É um êxtase total de mente-corpo-espírito vibrando em cada átomo do nosso ser com cada átomo do universo. *O DNA e o RNA são as cordas de uma harpa; os ventos de puro prana sopram por elas, e o som é puro prazer. Essa é a fisiologia da meditação.* A experiência da meditação nos enche de amor, harmonia e prazer. *O amor é a maior harmonia da fisiologia da meditação.* A consciência que vem da experiência contínua dessa harmonia completa do amor nos coloca na verdade máxima holográfica, não-dualista. A química da meditação começa quando a verdade máxima da unidade se torna nosso estado de consciência desperta predominante e dançamos imóveis e cantamos silenciosamente no prazer sublime da iluminação completa pessoal.

Resumo do Capítulo 21

1. A química do estresse representa um processo de produção de entropia que dissipa a energia e a estrutura dos COES e leva, conseqüentemente, a uma taxa elevada de envelhecimento e uma probabilidade maior de doenças crônicas degenerativas.
2. A química do estresse é a química da degeneração bioquímica, fisiológica, emocional, mental e espiritual.

3. Ela surge do estresse tóxico do estilo de vida pessoal e mundial. Seu caminho comum degenerativo no nível bioquímico é a produção excessiva de radicais livres, que resulta na destruição da membrana celular e em outras destruições biomoleculares.
4. No nível espiritual, a química do estresse está mais relacionada aos nossos três primeiros chacras, que permanecem adormecidos e desequilibrados.
5. A química da alquimia começa com uma escolha consciente de reorganizar e reenergizar nossos COES rompidos aumentando a energia cósmica ou prana que entra no nosso sistema. Exige que nos alinhemos com as leis naturais do corpo, mente e espírito para permitir que a força vital nos transmute.
6. Essa força vital é a energia de Deus, a energia cósmica prânica absolutamente necessária para que possamos transcender a química do estresse. Essa energia é o alimento máximo.
7. A meditação é o processo digestivo máximo desse alimento. Alinha e expande os corpos sutis de forma que a energia cósmica possa entrar no nosso complexo mente-corpo.
8. Para manter a alquimia da transformação espiritual, é útil construir um santuário pessoal e mundial de paz interior e exterior. Nossa vida cotidiana precisa ser transformada em um santuário espiritual.
9. A vida correta é a base desse santuário espiritual. Ela vem de uma dieta certa, das boas companhias, da compreensão verdadeira, da ocupação adequada, do relacionamento ajustado com nós mesmos, com aqueles que nos são mais caros e com a sociedade, e de uma sintonia com as leis universais celestiais e terrenas. É a expressão viva de como integramos nossas vidas física, moral e espiritual.
10. Não existem regras para a vida correta. A vida em um momento da nossa evolução é diferente da vida correta em outro momento. Exige uma sabedoria intuitiva e prática que nos sintonize com o espírito da lei, em vez de nos prender cegamente à sua letra. Inteligência, contemplação e meditação nos ajudam a desenvolver nossa compreensão e prática da vida correta.
11. A vida é conhecer o caminho sendo o caminho.
12. A combinação meditação e vida correta é o processo de iluminação pessoal completo. Envolve a integração do corpo, da mente e do espírito como uma totalidade na nossa vida espiritual. Não há negação de nenhuma parte do nosso ser.

13. A química da meditação começa quando a verdade máxima holográfica, não-dual, se torna nosso estado de consciência desperta predominante e dançamos imóveis e cantamos silenciosamente na iluminação pessoal completa.
14. O amor é a harmonia máxima dessa consciência.

22

A evolução e a fruição da energia Kundalini

Uma recapitulação sobre a energia Kundalini

Kundalini é a energia espiritualizante interna que nos traz as experiências de êxtase, prazer e amor. É a graça de Deus que nos transforma na consciência não-dualista, holográfica, da Verdade de Deus, de que Eu Sou O Que Sou. O principal objetivo na compreensão da nutrição espiritual é comer de forma a melhorar a força espiritualizante da energia Kundalini. Essa energia despertada se move pelos corpos físico e sutil, removendo bloqueios e espiritualizando a consciência do aspirante. Por fim, ela desperta nossa consciência para a sabedoria mais elevada e para a energia de cada chacra. Como parte do processo de consumação, mergulhamos com ela no chacra da coroa. Esta é a visão exterior do processo. Na primeira parte deste capítulo apresentarei uma visão externa desse processo, que é baseado na integração intuitiva de minhas experiências interiores no desenvolvimento da energia Kundalini. Em seguida vou compartilhar algumas de minhas experiências diretas no desate dos "nós". Depois, vou tratar todo o processo de uma perspectiva espiritual.

A energia Kundalini mundana e espiritual

Um esquema do fluxo interior de energia Kundalini precisa ser traçado para que possamos entender melhor seu despertar e processo de desenvolvimento. Normalmente, a energia Kundalini é conhecida como "a serpente de duas cabeças", significando que ela apresenta dois aspectos. Um é a Kundalini espiritual, a energia cósmica dominante, o prana cósmico (shakti, energia).

Como foi dito antes, todo o universo nada mais é do que a vibração desse prana cósmico, ou energia virtual. É essa energia que se condensa para criar a forma física. Após a criação da forma, há uma energia residual deixada no corpo, classicamente chamada de Kundalini Shakti. Diz-se que está "enrolada como uma serpente" no primeiro chacra no corpo sutil perto da base da coluna. Ela espera em um estado potencial de energia, pronta para "dar o bote". Nesse estado potencial, essa Kundalini Shakti (poder divino) fornece a energia da força vital que rege todas as funções mundanas do corpo. Para ficar mais claro, nomeei a Kundalini Shakti parcialmente ativa de Kundalini mundana, e o prana cósmico, de Kundalini espiritual. No Capítulo 8 vimos que a Kundalini espiritual "descende" continuamente na sua forma pura pelo chacra da coroa para energizar as glândulas pineal e pituitária a ele associadas. Essas glândulas estão localizadas tão próximas que criam um forte campo eletromagnético (CEM) que oscila nos tecidos do cérebro. A Kundalini espiritual tende principalmente a se mover em direção ao cérebro direito ou intuitivo. De lá ela desce pelo corpo, energizando os diferentes chacras e órgãos, plexos nervosos e glândulas associados a eles. Nesse processo, ela cria energeticamente uma interface com a força da Kundalini mundana saindo da sua fonte. Na maioria dos casos, quando a Kundalini espiritual chega ao centro energético armazenado da Kundalini mundana, no chacra da base, não há energia combinada suficiente para acender a Kundalini Shakti armazenada. Uma certa quantidade de Kundalini mundana está sempre escalando a área da coluna vertebral na sua função de energia de força vital primária do corpo. Ao alcançar o cérebro, a Kundalini mundana energiza originalmente o cérebro esquerdo, ou a mente racional do ego, mantendo seu relacionamento dual com a Kundalini espiritual energizando o cérebro direito.

O despertar da Kundalini Shakti

O despertar da Kundalini Shakti exige que a combinação das energias Kundalini espiritual e mundana alcance um ponto de combustão que lance então a fagulha do despertar. Para se preparar para a fagulha do fogo purificador e espiritualizante da Kundalini é importante seguir um método integrado de dieta adequada, vida correta e meditação. A dieta adequada prepara e mantém o corpo físico como um supercondutor. A vida correta acalma as emoções e ansiedades da mente, o que ajuda a alinhar os corpos sutis, permitindo que entre mais energia no sistema. Também ajuda a equilibrar e estabilizar os três primeiros chacras como uma base para sustentar o despertar dos chacras superconscientes mais elevados. A meditação nos guia para a vida correta e ajuda a alinhar todos os sete corpos sutis de modo que todo o organismo se torne melhor supercondutor da Kundalini espiritual. Esta é uma integração do corpo, da mente e do espírito. A dieta adequada, a vida correta e a meditação são as práticas gerais mais apropriadas a serem compartilhadas na nossa cultura ocidental para a melhoria da iluminação em massa que está começando neste planeta. O amor de Deus é parte intrínseca desse método. O amor de Deus, o Amor Divino, a devoção a Deus, o desejo de comungar com Deus e de se entregar a Deus são inerentes à vida correta, à dieta adequada e à meditação — a motivação condutora atrás das três disciplinas que esquematizei. Sem o Amor Divino, sem o desejo ardente de comungar completamente com Deus, a dieta adequada, a vida correta e a meditação podem se tornar disciplinas mecânicas vazias com um impacto limitado na nossa evolução espiritual. A devoção a Deus é a principal força motora na tradição judaico-cristã. É a razão de se buscar um caminho espiritual. Na tradição oriental, esse amor a Deus é chamado de Bhakti Yoga. Existem vários outros iogas que podem contribuir para que nos tornemos combustíveis para o despertar. A repetição de mantras, o Raja Yoga, o Ashtanga Yoga, técnicas de Hatha Yoga e o Kundalini Yoga são apenas alguns. A prática de todos os caminhos religiosos e espirituais também pode ajudar a nos preparar. Estão aí incluídos zen, budismo, zoroastrianismo, vedanta advatia, hinduísmo, islamismo, o tao, a tradição sufi, judaísmo, cristianismo e muitos outros.

O despertar acontece como a descida da Graça ou descida do Amor. Ocorre quando há Kundalini espiritual suficiente descendo pelo chacra da coroa para atingir o centro de energia da Kundalini mundana, que está em seu estado potencial no chacra da base, acendendo assim o despertar. Na década de 1930, quando Jung escreveu sobre o mistério da energia Kundalini, pouquíssimas pessoas tinham passado pelo seu despertar ou até mesmo ouvido falar da palavra Kundalini. Agora isso está acontecendo em escala mundial. A primeira clínica Kundalini foi criada para fornecer um esquema de referência e para auxiliar diretamente as pessoas que experimentavam seu despertar. Foi importante principalmente para aqueles nos quais o despertar se deu inesperada e espontaneamente como um resultado de práticas individualizadas e não de grupos que reconheciam sua existência e tinham alguma estrutura para integrá-la.

Uma das razões do aumento de seu despertar hoje em dia é o processo de rodear-se de companhia adequada. Grupos de meditação, workshops de orientação espiritual ou até mesmo grandes encontros espirituais, como o da meditação pela paz, podem estimular o despertar. A energia espiritual Kundalini aumentada, desenvolvida por um grupo, cria uma descida de Graça suficiente para, em combinação com a energia interior do próprio aspirante e sua preparação, acender a fagulha. A maneira mais consistente que um despertar da energia Kundalini ocorre é pela tradição da iniciação *shaktipat*. Isto se dá quando uma pessoa com grande fluxo de energia Kundalini espiritual reparte essa energia com o aspirante. A combinação dessa energia com a energia Kundalini do aspirante é o suficiente para atingir o ponto crítico de ignição. Essa partilha da energia Kundalini espiritual pode se dar através do olhar, do mantra do guru, do pensamento ou do toque direto, como aconteceu comigo quando Muktananda soprou seu prana cósmico dentro da minha boca. Muitas vezes, o despertar pode ser uma combinação de todas essas formas de aumentar o poder descendente da Kundalini espiritual: preparação individual e edificação da Kundalini mundana e espiritual do aspirante, energia espiritual grupal e *shaktipat*.

O despertar tanto pode ser intenso, sua variedade clássica, descrita anteriormente, como moderado e brando. Acontece de acordo com a edificação da energia Kundalini de cada pessoa. É importante reconhecer o despertar moderado e brando, e também o despertar clássico descrito, como o critério de uma energia Kundalini desperta. Para a maioria das pessoas, o despertar é muito seguro. Em minha experiência na clínica Kundalini, com Muktananda e seu caminho de Siddha Yoga, pelo qual milhares de pessoas têm despertado, e também na experiência com pessoas nos meus próprios grupos de meditação e workshops, raramente vi alguém ter problemas sérios com o despertar da energia Kundalini. Afinal de contas, é nossa própria energia que está sendo desperta, e não uma droga estranha. Naturalmente, é confortante e útil ter o despertar no contexto da companhia certa, alguém que tenha experiência no campo de trabalho com energia Kundalini. Algumas pessoas dizem que muitos pacientes em hospitais psiquiátricos estão lá por causa de um despertar da energia Kundalini não diagnosticado. Tendo trabalhado em hospitais psiquiátricos, esta não foi minha experiência. Episódios maníacos, pensamentos desconectados e desorganizados, além de intensas crises pessoais e até mesmo espirituais, não são a mesma coisa que o despertar da energia Kundalini. Classificar tais casos desse modo pode fazer bem às pessoas, mas acrescenta mais confusão ao processo de conseguir ajuda adequada. É mais importante redefinir e transformar a crise, qualquer que seja ela, em uma oportunidade de crescimento psicoespiritual. Na clínica Kundalini e no principal *ashram* indiano de Muktananda, onde ocasionalmente atuei como psiquiatra, avaliando e apoiando pessoas com sérias dificuldades psicológicas, pude observar que muitas das pessoas com dificuldades no despertar da energia Kundalini tinham antecedentes de casos psicóticos ou de um sistema nervoso frágil. Em geral, essas pessoas eram cuidadosamente estabilizadas e piedosamente mandadas de volta para os Estados Unidos a fim de continuarem seu trabalho espiritual em uma situação menos intensa de carga Kundalini. Estou mencionando isto porque, embora não precisem parar com seu trabalho espiritual, pessoas com esse tipo de antecedente devem ter muito cuidado com práticas que forçam o despertar da energia Kundalini artificialmente, intensificam a energia depois do despertar ou, em geral, intensificam a energia do sistema nervoso, tendo ou não havido um despertar.

Uma história de dois siddhis (poderes)

Com o despertar, começa a ocorrer a fusão das duas energias Kundalini. Ainda existe uma polaridade entre a Kundalini mundana e a espiritual, mas elas começam a agir sincronicamente. Isto pode ser análogo à imagem de dois ímãs do pólo norte, um de frente para o outro à medida que sobem espiralmente a coluna. A energia gerada por essa interação sincrônica purifica e espiritualiza o corpo e ajuda a carregar e despertar os chacras. Não só a energia começa a se mover pelo sistema nervoso sutil de todo o corpo, mas a abrir o *sushumna*, o principal caminho para a energia Kundalini fluir no corpo. Esse caminho sutil passa verticalmente no corpo etéreo pelo interior da coluna.

Quanto mais nos tornamos um supercondutor para o fluxo desperto dessa energia Kundalini e para o influxo da Kundalini espiritual no sistema, mais ativa e poderosamente essa força Kundalini parcialmente fundida atua em nós. Por causa da energia que é gerada e dos centros que são despertos, freqüentemente experimentamos bem-aventurança, êxtase, amor, um grande bem-estar, "intoxicação" Divina, paz, um profundo contentamento interior, uma consciência Divina da verdade não-dualista de Deus, uma consciência de unidade e experiências diretas do nosso próprio Eu Interior. É como se a influência Divina de Deus tivesse descido ao plano físico do nosso complexo corpo-mente-espírito. Começamos a sentir essa influência Divina penetrando todos os aspectos da nossa vida e do nosso ser. Gosto de pensar na energia Kundalini desperta como a mão de Deus. É nesse momento que paramos de pensar em Deus em termos de crença. *Ter a experiência direta da presença de Deus nos leva ao lugar do conhecimento direto de Deus e de nossa própria natureza verdadeira como a Realidade Transcendente. Deus já não é mais uma idéia abstrata, mas uma realidade positiva.* A experiência da energia de Deus é enorme motivação para se dar continuidade às práticas espirituais que elevam essa comunhão. É muito mais fácil meditar, jejuar, seguir a dieta adequada e viver a vida correta quando nosso desejo de comunhão com Deus e a experiência do amor extasiado a Deus estão sendo realizados. Não precisamos da energia Kundalini desperta para experimentar essa comunhão, mas quando ela é despertada normalmente essas experiências vêm com mais freqüência e mais facilmente.

Quando estamos conscientes da energia Kundalini, é mais fácil saber o que fazer para aumentar sua intensidade. Entretanto, uma das armadilhas sutis do caminho espiritual é ficar dependente da bem-aventurança dessas experiências e começar a pensar nelas como o objetivo da vida espiritual e não simplesmente como parte desse maravilhoso e espantoso processo. O objetivo é se tornar firme na consciência contínua não-dualista da verdade. Quando o objetivo geral da vida espiritual é lembrado conscientemente e essas experiências da verdade são suficientemente repetidas, a consciência temporária dessas experiências começa a crescer em uma consciência contínua mais estabilizada da verdade. Quando a consciência da realidade transcendental da nossa existência como amor Divino, como a verdade não-dualista, holográfica do Eu, se torna nossa consciência predominante, uma mudança essencial ocorreu no processo de iluminação.

A evolução da energia Kundalini e os três "nós"

O processo de evolução da energia Kundalini pode levar pouco tempo, ou pode não se completar nesta vida. A intensidade do nosso desejo pela completa e inteira comunhão de amor com o Divino é importante fator que afeta essa duração.[1] O despertar é o primeiro passo para a abertura do caminho *sushumna* que nos leva para essa comunhão permanente. Nesse caminho existem três "nós" que raramente são mencionados ou compreendidos. Na literatura do ioga ocorrem vagas referências aos "nós" e seus significados, mas encontrei algumas referências na literatura ocidental. Fui levado a desenvolver uma compreensão dos seus significados em função de minhas próprias experiências. Alguns iogues os mencionam como bloqueios no canal *sushumna*, mas teremos uma compreensão funcional mais clara se pensarmos neles como nódulos evolucionários.

Classicamente falando, esses "nós" estão localizados no chacra da base (*Brahmagranthi*), no chacra do coração (*Vishnugranthi*) e no chacra frontal (*Rudragranthi*). Acredito que esses pontos representam os diferentes estágios nos quais há uma intensificação da energia total Kundalini no sistema. Cada estágio ou "nó" que se abre reflete uma sincronização progressivamente mais integrada e a fusão das duas energias Kundalini polarizadas. A cada nível de fusão, ocorre uma amplificação e intensificação da energia Kundalini. De uma forma indireta, os "nós" regulam o fluxo da energia Kundalini no *sushumna*, de modo que a energia excessiva não siga para o próximo nível sem que a consciência e a condutividade do indivíduo tenham adquirido a capacidade de suportar energia e consciência mais intensas. Isto não significa que as pessoas não experimentem estados de consciência mais elevados, mas apenas que esses estados não ficam estáveis até que os canais estejam fortes o suficiente para suportar a energia aumentada da consciência. Diz-se que a energia Kundalini é muito inteligente. Por esta razão, é melhor deixar que se desenvolva espontaneamente que tentar forçá-la artificialmente com meditações ou técnicas específicas. Em alguns ensinamentos iogues, são documentadas três intensidades de energia Kundalini, uma correlação, no meu entender, com a abertura de cada "nó".[2] O primeiro nível de intensidade de energia é chamado de Prana Kundalini. Corresponde à energia liberada com o despertar inicial, com o começo da sincronia e com a fusão parcial das duas energias polares Kundalini associadas ao despertar. *Chit Kundalini* é o nome do próximo principal aumento de intensidade Kundalini, que corresponde ao poder Kundalini ativo depois do despertar do segundo "nó". *Para Kundalini* é o nome do nível da Kundalini mais refinada, mais intensa e pura que o corpo é capaz de conduzir.

A primeira liberação de energia do "nó" acontece quando as consciências despertas individuais dos três primeiros chacras se fundem em um estado de consciência desperta unificado. O segundo "nó" representa a fusão dos três primeiros chacras já unificados com o amor desperto do chacra do coração. Paralelamente a isso está um novo nível de sincronicidade e fusão das duas energias Kundalini subindo em movimento espiral pelo *sushumna*.

A cada nível mais elevado de fusão Kundalini o próprio canal *sushumna* se torna mais aberto e condutor de energia Kundalini.

O último "nó" no sexto chacra é liberado quando a consciência desperta de todos os chacras se funde na consciência única não-dual da Verdade. É nesse momento que a Kundalini mundana e a espiritual se unem em uma única energia Kundalini. Toda a polaridade da energia Kundalini e sua dualidade correspondente desaparecem da nossa consciência. A energia de cada chacra se funde a essa energia única, apesar de remanescer um pouco de cada um para a manutenção do corpo. Os corpos sutis são perfeitamente alinhados e unidos, de modo que o prana cósmico puro não é mais filtrado e pode entrar diretamente em qualquer chacra. O centro primário para a absorção de energia se torna o prana puro recebido pelo chacra da coroa. A própria estrutura *sushumna* se dissolve essencialmente nessa energia única, nossa consciência da união em Deus. Com essa fusão completa das duas energias Kundalini a atividade evolucionária da Kundalini na espiritualização do corpo, mente e espírito torna-se essencialmente completa. Operamos com um sentido de puro conhecimento, e ficamos absorvidos no prana puro da consciência de Deus.

Nesse nível da energia Kundalini não-dual extraordinariamente aumentada, penso que existe uma mudança no próprio equilíbrio energético dos nossos átomos. Defendo a hipótese de que a energia aumentada é traduzida em um *spin* aumentado na rotação do *axe* do átomo e no *spin* do elétron. Com essa energia e o *spin* do *axe* do núcleo e do elétron aumentados, a massa de ambos, elétron e núcleo, é expandida, mas a órbita, não. O núcleo e o elétron ficam mais proximamente ligados e vibram mais rápido. Pode-se reter mais energia no nível atômico, sendo mais difícil os elétrons se afastarem do átomo. O sistema, portanto, é mais saudável, porque os elétrons mais seguros não são tão facilmente arrancados pela oxidação de radicais livres.

Experiências de abertura dos três "nós"

Grande parte do meu interesse, compreensão e participação nos três "nós" e no movimento da energia Kundalini é baseada no ensinamento que tive decifrando o significado das minhas próprias experiências. A fusão dos primeiros três chacras ocorreu aproximadamente 11 meses depois do despertar da energia Kundalini. Eu estava no *ashram* Ganeshpuri de Muktananda, na Índia. Desde o momento do despertar, tendo sentido o gosto da comunhão

Divina, persegui uma comunhão cada vez mais intensa, como um touro no cio, para usar uma expressão jocosa. Era doloroso não estar em união. Meu amor a Deus era tão intenso que eu mal podia agüentar. Em uma estrofe de um poema do meu diário daquela época (5 de outubro de 1976), escrevi:

Como posso desejar alguma coisa além de Vós,
Tendo me juntado a Vós ainda que apenas por um momento
Na glória do Eu estou livre
Não há nada mais elevado ou mais sagrado do que
Estar em completa união Convosco.

Para responder a esse intenso desejo de comunhão, a solução que encontrei foi aumentar minhas práticas espirituais. Aumentei particularmente meu tempo de meditação para o máximo que minha estrutura podia tolerar. Eu tinha recebido permissão de Muktananda para meditar mais do que a habitual hora diária; então aumentei para quatro horas por dia, o que era muito para mim naquela época. Isso era mais do que o tempo dedicado a cantar para Deus, atividade da qual toda a comunidade participava. Com essa intensidade, a maior parte das minhas três meditações diárias era preenchida com a bem-aventurança extasiada da comunhão de amor com Deus. Freqüentemente me fundindo com a luz azul da consciência dentro de mim mesmo, era introduzido em experiências da realidade não-dualista imprimida na minha consciência, deixando-me em um completo estado de paz e contentamento, a não ser pelo meu desejo de Deus. Eu me sentia como um avião atingindo velocidades e energias nas quais as asas estavam quase prontas para sair. Toda a minha integração corpórea, ego-mente e espiritual passava por uma transformação profunda. Com muito pouco treinamento formal ou conhecimento de qualquer tipo de ioga, eu estava ciente de ter embarcado, com muita confiança em Deus, em uma viagem para o desconhecido. A orientação sutil de Muktananda era minha única margem de segurança. Eu tinha mergulhando de cabeça, só não sabia onde. Os registros seguintes do meu diário podem ilustrar melhor a intensidade desse empreendimento. Registro do diário em 31 de outubro de 1976:

Bem, hoje é outro dia de *sadhana* (prática espiritual). Começou ontem à noite, na hora de dormir. Eu estava deitado repetindo meu mantra, quando comecei a sentir um aumento de energia. Percebi isso quando o *vas deferens* começou a latejar e ter espasmos, então tive uma ereção parcial e a sensação de uma coluna fina de energia entrando diretamente em mim na vertical a partir do nó perineal (este é um nó do corpo físico unindo os músculos na base do períneo). Foi doloroso, mas não muito. Passei a noite mais em uma mistura de meditação e sono.

"Durante minha meditação matinal me senti calmo, em paz, e aproveitei o jogo de *chiti* (consciente). Baba (Muktananda) veio em uma pérola azul e me levou para algum lugar. Muita luz azul. Muita energia. Eu parecia ser todo luz no meu interior. Kundalini crescendo. Depois da dor na base do *muladhara* (chacra da base), começaram o latejamento e os espasmos do *vas deferens* — canal de energia *sushumna*, que é normalmente estreito, começa a se alargar e aumenta a intensidade do fluxo de energia que sobe. Tudo isso sendo alternado com visões do Baba — e muito sentimento celestial. Estou me sentindo tranqüilo e feliz, mas sei que um processo incomum e muito além dos meus conceitos corporais está tendo início. Anseio por deixar de exercer qualquer controle sobre meu corpo e permitir que a energia Kundalini o domine. Estou decidido a ir até o fim. Shakti está me purificando.

"Na minha meditação da tarde, tudo começou novamente com muita energia. Visões agradáveis de Baba alternadas com diferentes formas de energia. Eu estava sentindo prazer e luz. Depois, um leve sentimento de energia negativa — a visão veio e se foi rapidamente. Obviamente, o jogo da consciência — pareceu-me quase psicodélico. Então os espasmos do *vas deferens* começaram; muita dor, calor, ereção dolorosa. Toda a minha região pélvica, até a região solar mais baixa interior, ficou em chamas. Meu corpo começou a ondular em movimentos orgásmicos. Conscientemente, estou aliviado de ser o único a estar sentado na sala de meditação naquela hora do dia. Mas tive gradações de autoconsciência sentado em meio-lótus tendo ondulações pré-orgásmicas espontâneas. Então percebi que não ia parar. Ia ter um orgasmo bem no meio da sala de meditação! Não podia acreditar que isso estivesse acontecendo. Eu nem mesmo estava tendo qualquer pensamento ou sensação sexual. Depois comecei a ter espasmos vigorosos de ejaculação seca, com toda a minha pélvis inferior envolvida. Não saía nenhum sêmen. Que surpresa! Com cada espasmo orgásmico, eu podia sentir e ver (em visão de meditação) o sêmen sendo lançado diretamente no *sushumna*, alargando-o e estendendo a abertura desse canal até o meu *ajna* (o chacra frontal). Fui preenchido por uma energia intensa. Isso continuou ainda por 15 a 30 minutos. Outros 15 minutos foram necessários para a ereção terminar. Passou-se mais uma hora e meia antes que a dor perineal passasse."

No dia seguinte, as unhas dos meus dedos mínimos dos pés saíram, espontaneamente. Foi como se a energia fosse tão intensa que o meu sistema mal pudesse contê-la. Todo esse processo foi bastante moderador. Eu senti um prazer calmo ao me entregar a um processo que era mais poderoso do que eu e que estava além da minha compreensão. Mas uma coisa é ter alegria na bem-aventurança da comunhão Divina e outra se entregar à reorganização interna da própria anatomia.

Seguindo essa experiência de uma noite e um dia, sempre que eu tinha um simples indício de pensamento sexual, aquele bastão de energia de 25 a 30 centímetros começava a ser ativado. Parecia que era um espeto de churrasco atravessando os discos circulares dos meus três primeiros chacras inocentes. De volta aos Estados Unidos, não demorou muito para que eu descobrisse que havia passado por um processo espontâneo de celibato por causa desse efeito de espeto de churrasco. Minha esposa ficou nitidamente descontente com isso. Com a ajuda do meu amigo Dr. Lee Sannella e a força do nosso próprio amor, começamos a levar nosso relacionamento para novos níveis de amor e compaixão. Na época estávamos morando em uma área rural no norte da Califórnia, e eu me achava mergulhado na organização da minha vida segundo os princípios do que agora chamo de vida correta. Estava trabalhando meio expediente, que era o suficiente para cobrir os gastos, e passava o resto do dia trabalhando na terra, ao lado da família, meditando e exercitando outras práticas espirituais. Minha vida nunca tinha estado tão sintonizada e equilibrada. Foi uma época especial para toda a nossa família. Quando faço uma análise agora, vejo que todos os três chacras básicos estavam sendo despertados para a sua mais alta consciência e integrados à minha prática de vida. Também foi um período no qual o celibato espontâneo serviu como um espaço protetor para a energia Kundalini completar seu trabalho de despertar e de fusão dos primeiros três chacras. Depois de aproximadamente seis meses, um bilhete de Muktananda chegou, sugerindo que esse período de celibato espontâneo e total estava perto de se completar. Quando finalmente sentimos que era hora de fazer amor, espontânea e simultaneamente, nos unimos na admiração da luz azul de comunhão completa na unidade de Deus. Estava claro que ambos tínhamos sido transformados pelo poder espiritualizante da energia Kundalini.

O despertar do segundo "nó"

A fusão dos três primeiros chacras com o chacra do coração não foi tão dramática ou dolorosa. Começou mais ou menos seis meses depois da seqüência de tempo associada à abertura e integração do primeiro "nó". A segunda abertura foi marcada por uma experiência visual da anatomia detalhada do chacra do coração, por um aumento na energia total da energia Kundalini espiritualizando meu sistema e pelo cessar repentino da maioria das minhas visões diárias da meditação. Em vez delas, havia a experiência contínua de uma luz branca e de fusão com essa ausência de forma. Às vezes, a luz era tão forte nas meditações de manhã cedo que eu achava que tinha meditado até mais tarde. Toda a minha essência era vitalizada por essa luz. Fiquei consciente de uma ampla energia de luz branca emanando do meu chacra do coração. Era um vórtice largo que me conectava com um amor impessoal e uma empatia por tudo e todos no universo. Meditando ou não, na inspiração ou expiração, era fácil me dissolver na luz branca. Isso acontecia até mesmo quando eu estava correndo. Durante esse período, eu experimentava com freqüência uma chama azul onde minha mente médica do cérebro esquerdo achava situar-se a parte inferior da aurícula direita do coração. Era perto do lado direito do coração. Às vezes, essa luz azul se transformava na imagem de Muktananda ou Nityananda. Com menos freqüência, havia uma luz azul flamejante similar no chacra das sobrancelhas que parecia estar alinhada com a luz azul da região do coração. Não considero isso como visões, já que, independentemente de vê-las, eu sentia sua presença. Esse estado do segundo "nó" se expandiu em consciência durante cinco anos antes de a fusão final dos chacras acontecer. Durante essa época, as experiências de meditação diariamente repetidas sobre o meu eu verdadeiro, como a luz branca sem forma de consciência, lentamente começaram a se delinear na minha consciência desperta mais permanente. Um "Eu Sou", ou uma consciência de testemunha, estava se tornando parte dos meus fundamentos de ser.

O despertar do terceiro "nó"

O ciclo desse despertar começou a se formar no fim de outubro de 1981, aproximadamente dez meses antes da sua culminação. Depois de quatro anos estabilizando e expandindo suavemente a consciência do segundo despertar, o desejo espiritual começou a esquentar novamente. Eu pensava continuamente em um ensinamento citado certa vez por Muktananda em uma palestra: "Quando Deus lhe oferece Seu reino, por que se contentar com um punhado de poeira?" Meu programa aumentou de intensidade. Eu acordava às 2h30 para ter mais uma hora extra de meditação, que agora somava de quatro horas e meia a cinco horas. No início de dezembro, as duas primeiras experiências de Nirvakalpa samadhi aconteceram, nas quais até mesmo a consciência do "Eu Sou", ou a consciência da testemunha, dissolveu-se no vazio. Toda a dualidade sumiu. Tudo sumiu. Essas experiências duraram aproximadamente uma hora cada. Minha mulher me viu durante uma delas e pensou que eu estivesse morto. Aparentemente, minha respiração havia parado por algum tempo. A energia Kundalini realmente mata a ilusão daquele que você pensa ser. Estava ficando mais intenso. Segue parte de um poema escrito no meu diário em 27 de dezembro de 1981:

Ah — a glória da minha vida,
do mundo,
dos meus filhos,
da minha mulher.
Se eu morrer com o coração partido,
Não será por causa da mágoa,
mas porque está tão cheio de Amor,
que eu não pude recusar ainda mais...
e ele simplesmente explodiu de amor.

Registro do diário do dia 12 de fevereiro de 1982: "A bem-aventurança do Eu, a unidade pulsante, o prazer interior simplesmente cresceram mais que a concentração do meu ego. O ponto crítico já passou (...) o poder da Glória de Deus é maior que a segura contração do ego. Ela morre enquanto minha liberação cresce. O último estágio está começando."

Registro do diário do dia 29 de maio de 1982: "Em algum momento neste ano que passou, eu reconheci. (...) Eu Sou Isto! Eu Sou é mais parte da minha consciência do que não ser. O destino se desdobra no campo vazio do meu Ser. Eu Sou o espectador que o assiste no êxtase quieto do jogo; sabendo que Eu Sou. Apenas Ser é o suficiente."

No fim de agosto de 1982 minha meditação tinha alcançado um tempo de seis horas diárias. Minha família havia voltado para os Estados Unidos três semanas antes. As crianças precisavam se preparar para o início das aulas e alguém tinha de encontrar uma casa para morar. Sou muito agradecido à minha mulher, Nora, por ter sido compreensiva nessa época. O requisito — consciência, amor e compreensão compassiva por um companheiro — torna possível o desenvolvimento espiritual completo para uma pessoa da família. Para se entregar inteiramente ao desenvolvimento da energia Kundalini é necessário ter o consentimento da vida correta do nosso contexto social, por isso, o consentimento de Nora foi muito importante. A vida espiritual para uma pessoa com família é mais fácil quando ambos, marido e mulher, estão evoluindo na vida espiritual.

Não saí da Índia com minha família porque tinha a sensação de que algo muito importante estava para acontecer comigo, e eu não podia deixar o Ganeshpuri naquela hora. Como um sábio disse uma vez: "Você não pode atravessar um abismo com dois saltos pequenos." Por essa época, a energia Kundalini estava centrada na consciência do Eu Sou do sexto chacra. Embora a leve palpitação da Kundalini no sexto chacra estivesse acontecendo havia anos, agora tinha ficado especialmente intensa durante a meditação, parecendo que ia explodir. Após algumas semanas dessa intensidade, começou a me ocorrer que o terceiro nó estava para se expandir e a Kundalini ia se fundir no chacra da coroa. Os ensinamentos tradicionais diziam com freqüência que era preciso a permissão do guru para esse último passo da Kundalini. Eu tentava imaginar como isso aconteceria. Meu relacionamento com Muktananda não incluía muitas conversas pessoais. Outros ensinamentos diziam que a permissão do guru interior, o Eu de tudo, era o suficiente. Então esperei pela orientação interior.

Finalmente, durante uma das minhas meditações da noite, a energia ficou tão intensa que espontaneamente levantei e cambaleei até a sala de meditação, do lado de fora, perto do quarto de Muktananda. Às vezes ele saía à noite e andava por essa sala. Aproximadamente trinta segundos após eu ter me sentado, Muktananda, usando ceroulas, abriu a porta e saiu. Andou diretamente até mim. Eu sei, porque espiei! Ele imediatamente começou a massagear com os dedos o curto caminho do sexto até o sétimo chacra na região da testa e do topo da cabeça. Enquanto ele trabalhava em mim, as correntes da energia Kundalini completamente fundida começaram a fluir para cima em um modelo em forma de V para o meu chacra da coroa. Eu podia sentir sua outra mão suavemente pousada na minha cabeça. Parecia estar puxando a energia Kundalini através do chacra da coroa. Quando comecei a sentir o fluxo firmente estabilizado, ele calmamente se voltou e entrou no seu quarto, tendo terminado sua função de graça para mim. Ele tinha iniciado a expansão da consciência para dentro do sétimo chacra.

Desde essa época, a consciência da energia Kundalini raramente deixou o chacra da coroa. Uma pulsação constante de uma energia que crescia continuou a fluir no chacra da coroa; ainda assim, a experiência do canal *sushumna* parecia desaparecer. Aproximadamente duas semanas depois na meditação, Sai Baba de Shirdi, um santo muito conhecido que morreu em 1918 e com quem eu tive uma ligação especial, apareceu. Da palma da sua mão direita saía um raio de energia que se lançava nessa passagem agora aberta. Desse acontecimento, experimentei uma grande ampliação do caminho da Kundalini para a coroa e a dissolução inteira do *sushumna*. Tudo parecia se dissolver na fusão da energia Kundalini com o chacra da coroa. A partir desse momento, eu freqüentemente ficava consciente de um vórtice de energia pulsando no topo da cabeça. Entretanto, uma experiência contínua dessa pulsação do vórtice não aconteceu até o fim do meu jejum de 40 dias sete meses depois. Naquela hora, o topo do chacra da coroa pareceu sumir, deixando um vórtice aberto, serpenteado, de prana puro. É através desse vórtice aberto que eu sinto continuamente a pulsação da energia cósmica entrando no meu sistema. A energia sentida nos outros chacras parece quase inexistente quando comparada a esse canal.

Ao optar por compartilhar essas experiências, tive de me livrar de velhos tabus e conceitos de espiritualidade para que esse tipo de informação e nossas experiências devem ser segredos e portanto limitados a poucos escolhidos. Há uma história sobre Ramanuja de que quando ele recebeu um mantra secreto do seu guru foi-lhe dito que qualquer um que recebesse esse mantra iria para o céu, mas se ele fosse dado a mais alguém sem a permissão do guru, a pessoa iria para o inferno. Ramanuja foi imediatamente para cima de um telhado na vila e começou a gritar repetidamente "Om Namah Shivaya", explicando às pessoas que qualquer um que repetisse este mantra iria para o céu. O seu guru o escutou e gritou: "O que está fazendo? Não sabe que você vai para o inferno?" Ramanuja respondeu: "Se todas essas pessoas forem para o céu, eu certamente não me importarei de ir para o inferno." Seu guru, percebendo seu verdadeiro motivo, abençoou-o pelo seu ato de amor.

É importante compreender que não teremos todos as mesmas experiências nesse processo evolucionário. O perigo em compartilhar é nossa tendência de ego-comparar as experiências. Um ponto importante a ser lembrado é o de aprender, escutar e ser inspirado pelas experiências uns dos outros, sem deixar de estar satisfeito com a graça determinada que Deus nos dá e de saber que nossas experiências são especificamente apropriadas para nosso desenvolvimento espiritual. Não é necessário ter um despertar e uma expansão tão intensa dos três nós para evoluir espiritualmente. É mais importante que estejamos dispostos a experimentar toda a graça de Deus independentemente da forma como ela chegue até nós. O lampejo iluminador da graça de Deus precisa de um foco atraente na Terra, que é a nossa intenção de estar totalmente aberto a essa graça. Essa disposição atrai a graça. Sem o nosso desejo da graça de Deus, seu efeito em nós é mínimo.

Comentários sobre o processo de evolução Kundalini

Para a maioria de nós, o desenvolvimento da energia Kundalini é um processo gradual que ocorre após anos de prática consistente. Em momentos diferentes, quando os chacras se fundem e as duas energias Kundalini se tornam mais sincrônicas e unidas, há um aumento da energia Kundalini total no complexo corpo-mente-espírito. O momento antes e depois dessa fusão é com freqüência experimentado como um desejo e uma ânsia espiritual mais intensa acompanhados por uma consciência aumentada. Entre esses momentos ocorrem períodos de integração e estabilização da nova consciência experimentada na nossa vida cotidiana. Com a compreensão dos diferentes ciclos do desenvolvimento da Kundalini, práticas como o celibato total por um período de tempo podem ser adequadamente seguidas quando somos guiados pela Kundalini trabalhando dentro de nós. Seguir a orientação interior da Kundalini parece mais saudável do que seguir cegamente práticas extremas segundo o conceito de diferentes professores ou caminhos espirituais. Isto não significa sentar e esperar que a Kundalini desperte sem qualquer prática espiritual. Comportamentos como a meditação, uma vida correta, a dieta adequada e outras práticas gerais que nos ajudam a levar uma vida mais sattvica, equilibrada e harmoniosa fazem claramente parte do desenvolvimento espiritual geral.

Sem a integração das nossas experiências na vida cotidiana, é muito difícil manter uma consciência elevada. Por isso é tão importante que a consciência desperta e fundida da vida correta dos três primeiros chacras seja estabilizada e integrada como o fundamento da vida diária. Sem esse fundamento, é difícil reter a energia das experiências superconscientes ou estabilizá-las em uma consciência espiritual madura.

O despertar e o poder espiritualizante da Kundalini freqüentemente trazem muitas experiências espirituais. A bem-aventurança, o êxtase, a satisfação completa, a paz e o amor a Deus que é associado a essas experiências geralmente podem ser grande motivação para que continuemos nossas práticas da vida espiritual. Essas experiências nos levam com freqüência ao conhecimento direto do nosso Eu Divino e nos recompensam com profundos ensinamentos interiores. Quanto mais experimentamos essa consciência na nossa meditação, maior é o reforço da Verdade para se estabelecer permanentemente em todos os nossos estados de consciência. Essas experiências espirituais profundas agem como um tipo de programa modificador Divino de comportamento, ajudando-nos a estar constantemente cientes da nossa realidade transcendental. Também nos encorajam a seguir uma prática de vida espiritual purificadora e nobre para que experimentemos esses estados com mais freqüência. A armadilha sutil nas experiências espirituais é que começamos a nos concentrar no "barato" da experiência como uma plumagem do ego ou até mesmo como o objetivo da vida espiritual, e não como parte do processo de evolução da Kundalini. Tudo é um presente para nosso desenvolvimento espiritual. Se somos capazes de compreender isso, adotamos uma atitude que não é nem a favor nem contra as experiências. Estamos simplesmente livres para nos relacionarmos com elas adequadamente para nosso benefício espiritual.

A intensidade do esforço espiritual é o fator mais importante na estimulação do desenvolvimento da energia Kundalini.[3,4] Isso se provou verdadeiro na minha experiência pessoal e nas minhas observações gerais de pessoas em caminhos espirituais variados que atingiram uma consciência verdadeira. A orientação, a proteção e a graça de um professor, guia ou guru, ou até mesmo de visões espirituais ativas, como a que compartilhei com Sai Baba, de Shirdi, e como a que muitas pessoas experimentam com Cristo, são essenciais. Apenas graça, porém, não é o suficiente. A salvação não é um presente dado só pelo professor. Exige nosso esforço-sem-esforço intenso, como a primeira asa do pássaro. A Graça é a segunda asa. Sem elas, não voamos muito bem. A questão é delicada porque essa motivação para o esforço e devoção é afetada pelos ciclos da evolução Kundalini. É difícil manter um esforço intenso se não for nossa hora. Também é importante compreender que força de vontade e esforço, embora sendo de grande ajuda, não garantem automaticamente uma consciência mais elevada. Há uma armadilha de execução do ego se escondendo quando contamos apenas com o esforço.

Com força de vontade, podemos ter orgulhosamente dominado todas as posições do Hatha Yoga ou desenvolvido vários poderes mágicos, mas é possível que tenhamos apenas engrandecido nossos egos e, conseqüentemente, bloqueado nosso crescimento espiritual. Poder ou habilidade não é o mesmo que consciência espiritual. Parece haver uma hora marcada, que está além da minha compreensão, para que tudo se desenvolva. É como se de repente compreendêssemos nosso propósito espiritual e sentíssemos um amor e uma devoção por Deus que não sentíamos antes. Há um mistério divino e sublime sobre o momento e o desenvolvimento do processo espiritual. Para que estejamos sintonizados com essas sutilezas, estaremos mais bem servidos com uma atitude de ser em vez de fazer — um estado de esforço-sem-esforço. Esta é parte da implicação de o meu chacra da coroa ter sido aberto pela manifestação física da graça por Muktananda, por Sai Baba, de Shirdi, pela meditação e pela inspiração para jejuar durante 40 dias. Existem pequenas formas de graça Divina misturadas a várias manifestações do esforço.

A idéia do esforço é paradoxal. Outra maneira de entendê-lo é como uma entrega a Deus. Existem momentos na nossa evolução espiritual, estando ou não desperta a Kundalini, em que há uma mensagem clara do nosso professor indicando a hora de dar o próximo passo. Pode não ser conveniente ou fácil. O esforço está decidido a seguir aquela mensagem, custe o que custar. Isso pode significar muitas horas de meditação e pouca alimentação, nada além de alimentos biogênicos leves. Pode significar um jejum de 40 dias. Pode significar trabalhar como motorista de táxi por alguns meses. Isto é entregar-se à vontade de Deus. É dizer sim quando o flamejante espeto Kundalini penetra dolorosamente 25 centímetros pelo períneo e você não sabe que outra coisa estranha vai acontecer depois. Esforço é quando Deus oferece o néctar Divino e você opta por não pegar outro prato de sorvete. Esforço é quando Deus chama e você opta por não aumentar a televisão. Esforço é a força de vontade exigida para se dizer sim à graça, não importando quais as circunstâncias. Dessa forma, esforço e graça se tornam um só.

A questão do esforço e da concentração no interior é importante porque há um desejo contínuo das pessoas de olharem apenas para o que está fora atrás de salvação e de evitar o esforço. É comum procurarmos um guru ou um professor para fazer isso por nós. Pessoas iniciantes perguntavam freqüentemente a Muktananda: "Você é o melhor?", como se isso fosse garantir sua salvação. Isso também nos autorizaria a "exigir nossos direitos" sobre nosso caminho ou guru. Assim, não só o caminho e o guru se tornam uma extensão do nosso orgulho, bloqueando o crescimento, como constituem uma base de cultos de "meu guru" ou "meu caminho". Hoje vemos esse fenômeno de cultos tanto em grupos espirituais orientais quanto em nossos grupos cristãos ocidentais, como foi a tragédia de Jonestown. Concentrar-se apenas no exterior também nos confunde quanto à importância do nosso professor interior e do nosso esforço. Um grande professor espiritual certa vez disse que, embora criemos nossos deuses e gurus, jamais poderemos criar o Eu; é por isso que devemos conhecê-lo. Shri Nisargatta, um profeta liberado de Bombaim, ensinou que o guru físico é um marco no caminho, enquanto o guru interior está conosco durante toda a jornada.[5] A Kundalini Shakti, um modelo energético holográfico de consciência universal que reside em nosso interior, é despertada e se desenvolve dentro de nós como uma força espiritualizante. Ela nos dá a experiência direta da mensagem de Jesus.

Após a fusão da Kundalini

Uma plenitude calma penetra.
Plenitude... Ser... Totalidade.
É suficiente Ser.
Conhecer o Caminho Sendo o Caminho.
Totalmente regular... um ninguém silenciosamente extasiado.
Um servo de Deus,
Apenas estar no mundo como o mundo, ainda assim não sendo dele.
Livre para Ser a Vontade de Deus.
A ilusão da Execução se foi.
A personalidade é mero resultado de identidade equivocada.
Não há nada a Fazer,
Exceto Ser a celebração sublime do desenvolvimento da criação de Deus.
Na Paz do Ser, um Amor suave prevalece.
Nós somos apenas um Coração,
Palpitando na energia harmoniosa do Amor que tudo penetra,
Esta é a base de toda a existência.
A Verdade é o Amor,
Existimos como Amor,
Apenas Ser...
Amor.

Do registro do diário de 15 de agosto de 1986: "A Kundalini se erguendo é uma flecha se voltando para cima, para o Coração de Deus. Depois de o Coração de Deus ter sido penetrado há apenas um globo de Deus energético completo palpitando, expandindo-se infinitamente em todas as direções de um centro completamente imóvel. É a consciência de que há apenas Aquele. Não há divisões entre o meu e o teu, tu e eu, ou isto e aquilo. É um conhecimento direto de que somos todos dedos nas mãos de Deus. Tudo é experimentado como Um nos fundamentos do Ser de Deus. É conhecer totalmente, em todas as fibras do nosso Ser, a Verdade do primeiro mandamento: 'Não tereis outros deuses diante de mim' (Êxodo 20:3) e 'Ouvi, ó Israel, o Senhor nosso Deus é o único Senhor' (Deuteronômio 6:4). Esta é a verdade não-dualista de Deus."

Essa consciência está além da dualidade. Nosso cérebro binário simplesmente não pode suportar ou expressar isso em termos intelectuais. Caímos em palavras dualistas como "perfeito", que implica seu oposto dualista "imperfeito". Claro que a palavra "perfeito" não só é dualista, como também encerra todos os nossos conceitos dualistas de perfeição. Esses conceitos perfeccionistas limitam nossa lucidez para realizar a vontade de Deus e compreender os outros que estão livres para serem a vontade de Deus. Estar livre para ser a vontade de Deus significa estarmos liberados de todos os nossos conceitos ou projeções de qualquer outra pessoa sobre a perfeição. Pode ter o significado de expressar o Amor compassiva e duramente, gritando com alguém para que acorde. Pode significar deixar-se envolver no estado ou problema de alguém para receber luz e poder servir. Pode exigir que se use a raiva como um ensinamento espiritual, a exemplo do que fez Cristo com os cambistas de dinheiro no templo. Devemos permitir qualquer ensinamento que tenha de vir e nos manter confiantes de que somos uma extensão da vontade de Deus. Percebemos que apesar de não sermos a nossa personalidade, como um meio de expressão no mundo, ela deve ser usada como uma ferramenta, não importando quais sejam as suas peculiaridades. Isto não significa que ficamos sem conceitos, mas, ao contrário, que os reconhecemos como tais e podemos transcendê-los a qualquer hora. A fusão da Kundalini não nos faz perfeitos, simplesmente nos muda para o Ser como um estilo de vida. Ficamos como se fôssemos a lei, em vez de estarmos sob a lei.

Nesse estado de totalidade, não nos sentimos diferentes ou separados de ninguém. Há uma comunhão contínua de consciência de igualdade. Um exemplo disso aconteceu depois que Cristo transcendeu: ele voltou e repartiu o pão em comunhão humilde com seus discípulos. Por causa do influxo de gurus carismáticos e professores nos Estados Unidos, as pessoas, erradamente, passaram a julgar o estado espiritual de alguém com base no grau de carisma ou de poder físico que tem. Poder não é consciência, é só poder. As manifestações de qualidades como o poder podem ter um propósito na missão da pessoa, mas isso não deve ser confundido com o estado espiritual em si. Uma pessoa pode parecer completamente comum na vida diária. Diz-se que o grande mestre chinês Chuang Tsu aparentava total simplicidade. No hassidismo, uma forma extática de judaísmo místico, há uma tradição do *tzaddic* escondido. O líder originário, o *baal* Shem Tov, manteve-se escondido durante anos como um pobre chefe de família. Na Índia isso também é comum. Meu tio espiritual, Swami Prakashanada, que em 1961 foi reconhecido por Swami Muktananda como estando em um estado liberado, mora simploriamente em um ou dois quartos. Ele se senta quieto, apenas permanecendo em seu estado de Amor. Os pretendentes espirituais, assim como os monges espiritualmente avançados, vêm de áreas vizinhas para sentir seu amor ou compartilhar de sua boa companhia. Não existem *tours* ou promoções de relações públicas que são tão comuns no Ocidente, e, claro, nenhum dinheiro é pedido ou aceito. Não pensamos no poder quando estamos com ele, apenas no amor e na sabedoria espiritual do seu simples estado de Ser. No zen-budismo, ensina-se que simplesmente continuamos com as nossas tarefas diárias, como cortar lenha e pegar água. A questão é que essa consciência pós-Kundalini pode ser encontrada nos "ninguéns" comuns e extáticos freqüentemente não reconhecidos por causa das nossas próprias projeções e expectativas de um professor espiritual, ou nas figuras públicas carismáticas que se encaixam nas nossas fantasias. Mas ser um grande professor carismático, poderoso, não significa estar nessa consciência, não importa quanto o estilo do professor se encaixa nas nossas expectativas e projeções de um ser liberado. Este é um ponto delicado a ser compreendido. Levanto estas questões para que não sejamos iludidos por conceitos. O foco mais importante é o nosso próprio estado interior.

Nesse estado pós-Kundalini, a pessoa se torna intensamente humana. Há outro estado de consciência do coração que se abre e no qual a pessoa está sujeita à dor do coração do mundo e de cada indivíduo. Não importa quanto as pessoas projetem suas dores e alienação em você, não há outra escolha a não ser manter o coração aberto.

Dia 7 de março de 1985: "À medida que o processo de prana aumentado é intensificado no corpo (...) seu principal efeito parece ser um acúmulo de Amor no coração que está irradiando dentro de mim na maior parte do tempo. Não necessariamente amor extático, mas uma consciência sólida do amor que liga todos nós (...). Não é o amor de nada, nem Deus... E só Amor pelo bem do Amor... como a base da minha existência."

Esse amor é um amor inexorável. Essa sensibilidade não significa que se está apegado às emoções, mas que as emoções passam, são sentidas, e passam. Não se é a rocha idealizada pelo ioga, onde as emoções batem e voltam. Parece-se mais com a água taoísta, que absorve tudo. Na unidade de uma conexão mundial compassiva, até mesmo a rocha é por fim absorvida pela água. Um poema do Tao Te Ching, verso 49, fala disso primorosamente:

O sábio não tem mente própria.
Ele está ciente das necessidades dos outros...
O sábio é recatado e humilde — ele confunde o mundo.
Os homens olham para ele e escutam.
Ele se comporta como uma criança.[6]

Como tudo no caminho espiritual, a consciência não-dualista não é imediatamente total ou talvez nunca venha a ser. Se ela alguma vez chegar a ser total, estará além do que eu posso falar experimentalmente ou julgar. Na nossa maneira dualista de pensar, muitos gostariam que fosse de um jeito ou de outro. Durante a minha experiência da fusão de toda a energia dos chacras e da energia Kundalini em uma energia divina, houve uma mudança profunda para uma identidade essencial como Aquilo, como Eu Sou O Que Sou, como Ser em vez de Fazer, viver na consciência não-dualista da Verdade, Estar em estado sutil de unidade de identificação com toda a criação. Isso se tornou minha consciência convicta predominante e dominante. Ainda assim, não era e não é uma consciência inquebrável daquela Verdade. Parece ser uma consciência sempre crescente do estado não-dualista movendo-se de uma consciência predominante para uma consciência constante desse estado. Shriman Tapasviji Maharaj, o santo de 185 anos, certa vez chorou por três dias pela morte de um discípulo muito chegado. Quando seus discípulos, espantados, lhe perguntaram o que estava acontecendo, ele disse que não importava o quanto pudesse ser maravilhoso um santo, a quem as pessoas chamavam de iluminado, sua mente podia às vezes ser enganada pela idéia de que se é separado do mundo ou de que existe dualidade e que alguém realmente morre ou é perdido. Embora esse estado fosse temporário, Maharaj mostrou que o pesar é sentido enquanto dura.[7] Ele ensinou que nenhum humano, ainda que liberado, está verdadeira e continuamente livre de todos os apegos, pesares, desejos e qualquer vestígio de um pensamento dualista, de eu ou meu. Maharaj faz uma bela analogia, comparando a situação a uma grande árvore atingida por um vento forte. O tronco balança um pouco e recupera seu estado imóvel. Os galhos balançam por mais tempo e são afetados por ventos mais fracos. O tronco é análogo àquele que é liberado das falsas identidades básicas e do pensamento dualista da mente. Os galhos facilmente balançáveis são como o trabalho da mente dualista comum.

Algumas almas iluminadas acham que as práticas espirituais podem ser suspensas quando um nível ou estado determinado de consciência foi alcançado. Nos Estados Unidos existem várias forças como fama, sexo, riqueza e poder que nos encorajam a ficarmos inconscientes da Verdade essencial. Como mostraram nossos jornais e revistas, muitos bons gurus, guias e professores caíram nessas tentações sutis. Por isso e porque se tornaram parte do meu jeito de ser, continuei com muitas das minhas práticas espirituais, como a dieta adequada, a vida correta, o jejum e horas de meditação. Swami Prakashananda, que reconheceu espontaneamente a mudança na minha consciência predominante em duas ocasiões antes de eu sair da Índia e que faz parte da minha rede de associação adequada, me passou o seguinte recado em uma carta na qual discutia esse assunto: "Baba (Muktananda) lhe deu tudo e você viu a perfeição interna. Nessa perfeição você sabe tudo, então, o que posso dizer? É verdade que ainda assim, às vezes, a ignorância aparece." Em outra carta, Prakashananda apoiou essas práticas: "Você está certo na sua estima do jejum e da meditação. Não há nada melhor para se purificar, embora você esteja completo, como eu sempre lhe disse. É de fato muito bom para a alma, e você está absolutamente certo quando diz que enquanto estamos no corpo físico precisamos dessa terapia de tempos em tempos." Por reconhecer uma hesitação ocasional na minha consciência não-dualista, as práticas continuam. Elas refletem meu estado de Ser, como a minha expressão de como viver sendo um integrante da família mundial. É o meu jeito de "pôr uma cerca em volta da Torá". Esse estilo de vida não é para suprimir a ignorância da dualidade que surge — esses estados não são de aprisionamento. São apenas modificações temporárias da Verdade Transcendente de quem sou. Até mesmo o Estilo de vida pode mudar. Em uma consciência não-dualista predominante, tornamo-nos como a lei, e não sob seu jugo. Todas as leis e conceitos, incluindo os meus próprios, são jogos que jogamos para participar da sociedade.

Nesse estado de Ser, sinto-me completamente livre para viver meu arquétipo essênio-sattvico. Mas não acredito que esse arquétipo específico seja o único caminho. Somos, cada um de nós, as expressões do processo de iluminação, e eu opto por honrar os Dez Mandamentos não matando nem o amor nem o prazer com os meus conceitos. Compartilho-os porque podem servir de ajuda ou orientação para algumas pessoas que compartilhem desses arquétipos. Só podemos viver a Verdade quando a experimentamos. Se imito os conceitos de outras pessoas, como posso Ser? Somente posso manifestar a minha própria expressão única do não-manifestado. É por isso que a Torá repetidamente diz: "O Deus de Abraão, o Deus de Isac e o Deus de Jacó." Cada uma dessas grandes figuras era a manifestação única do próprio indivíduo. Estamos todos em um processo de iluminação que levará ao potencial de uma iluminação completa. Eu posso apenas compartilhar com vocês minha experiência desse processo no meu estado específico de consciência. Conceitos perfeccionistas de "ou isto ou aquilo" pertencem aos dualistas que querem julgar, classificar e criar a distinção. O reino de Deus tem muitas mansões, e eu estou apenas viajando por esses palácios como todo mundo. Somos todos flores do amor, expandindo-nos infinitamente passo a passo na pulsação sem pulso da consciência universal infinita. Uma das minhas inspirações para esse ensinamento é o grande mestre hassídico Rabbi Nachman. Diz-se que logo que ele atingia um nível novo de consciência, imediatamente, com um coração humilde, começava tudo de novo, como alguém dando seu primeiro passo para o reinado da santidade.[8] Diz-se que ele era guiado por uma ânsia intensa de uma percepção cada vez mais profunda de Deus. Bassui Tokusho, um mestre zen rinzai nascido em 1327, sentia tanta necessidade de aperfeiçoar a consciência desperta que, apesar de proclamado por muitos como iluminado, continuou com práticas intensas durante anos como um monge errante antes de atingir o nível de consciência espiritual que achava necessário para ensinar aos outros.[9]

Ao longo da história, alguns dos grandes líderes espirituais passaram pelo que parecem ser pequenos intervalos na sua comunhão contínua com Deus. Já que essas grandes figuras existem como um ensinamento por todas as suas ações, pode ser que tais intervalos na consciência da unidade objetivem ensinar-nos que não é apropriado aplicar conceitos de padrões espirituais perfeccionistas em quem ainda está no corpo físico. Na tradição judaica, até mesmo o maior líder espiritual, Moisés, foi punido por Deus nas águas de Meribá (Números 20:12) por não santificar e não se lembrar de Deus na extração de água da rocha. Por esse lapso de memória, não lhe foi permitido guiar o povo para a terra prometida. Nas tradições orientais, o grande avatar Rama chorou ao descobrir que sua esposa tinha sido raptada. Em outro momento, ao ver seu irmão inconsciente no campo de batalha, foi acometido de um choque de tristeza. Diz-se que Krishna, o mestre do ioga, e também proclamado um avatar, sentiu tristeza quando seu pai morreu. Estes são exemplos importantes e ensinamentos a sugerir que o conceito de uma consciência de unidade cósmica, completamente convicta enquanto estamos no corpo físico, pode ser apenas um jogo da necessidade da nossa mente dualista do conceito de perfeição seguro, confortável e limpo.

Contudo, é possível que exista um estado transcendental totalmente iluminado, estável, para alguém vivendo no corpo físico. Suscitei esta questão para balançar os conceitos dos perfeccionistas dualistas que criam a desgraça para si próprios e para outros com seus estados de não aceitação de si mesmos, e com seus julgamentos críticos dos estados espirituais alheios. Para mim, trata-se simplesmente de um acontecimento divino. Encontro-me em um desenvolvimento natural que nutro com meu estilo de vida, e que constitui esse próprio estilo de vida. Sinto-me muito comum, natural, regular e essencialmente conectado a todos da base do Ser dessa regularidade. Nesse momento não estou concentrado nem no objetivo conceitual da iluminação completa, nem no processo. É suficiente simplesmente habitar na delícia do Ser... conhecer o Caminho Sendo o Caminho.

Resumo do Capítulo 22

1. Kundalini é a graça de Deus que transforma nossa consciência na consciência holográfica, não-dualista da Verdade de Deus.
2. No processo Kundalini podemos experimentar êxtase, satisfação, amor e comunhão com Deus.
3. Dependendo de como as entendemos, essas experiências podem ser uma armadilha do ego ou servir como uma modificação comportamental Divina para nos encorajar a seguir práticas que melhorem a energia espiritualizante da Kundalini.

4. Quanto mais freqüentemente entramos nesses estados de profunda comunhão, mais profundamente eles são marcados na nossa consciência, até que se tornem ela própria.
5. Existem duas energias Kundalini: a mundana ou shakti, que fica no primeiro chacra e é a energizadora de toda a função corporal; e a espiritual, representada pelo prana puro que entra através do chacra da coroa.
6. Quando há energia suficiente na interação entre as duas energias Kundalini, a energia shakti desperta.
7. Com o despertar, há uma fusão parcial e sincronicidade das duas energias. À medida que a consciência se desenvolve, há um aumento na energia total Kundalini, na sincronicidade e na fusão, até que as duas energias Kundalini se fundem como uma energia holográfica no chacra da coroa. Nossa consciência muda para um estado desperto de consciência predominante não-dualista de Deus.
8. Os três "nós" clássicos são nódulos de um salto quântico na energia Kundalini aumentada no sistema. A expansão da consciência e energia do primeiro "nó" ocorre com a fusão dos três primeiros chacras. O segundo é associado à fusão dos três primeiros chacras com a consciência do chacra do coração. A terceira expansão acontece com a fusão da consciência de todos os chacras em uma unidade de consciência interna, não-dualista da Verdade de Deus.
9. No desenvolvimento espiritual parece haver períodos de motivação mais intensa e períodos de momentos menos intensos, dependendo das necessidades do processo Kundalini. Por isso, apesar de práticas gerais como a dieta adequada, a vida correta e a meditação serem sempre apropriadas, as outras práticas espirituais podem variar.
10. É necessário um equilíbrio adequado de graça e esforço para que a evolução total da Kundalini aconteça efetivamente.
11. O esforço não é meramente força de vontade. É um esforço-sem-esforço paradoxal. É a habilidade de dizer sim quando a graça de Deus ocorre, e talvez achemos que não estamos prontos para qualquer que seja a forma em que se apresenta.
12. Após a fusão da Kundalini, expandimo-nos além de uma evolução vertical para uma expansão infinita em todas as direções como o único coração de Deus, como Amor, como a consciência de unidade não-dualista igualitária.

13. Em um estado de Ser em vez de Fazer, estamos livres para Ser a Vontade de Deus.
14. Para mim, é apenas o começo de outro nível de expansão em uma das muitas mansões de Deus. Todos compartilham nesse desenvolvimento infinito e gradual dos muitos estágios da iluminação.
15. Embora nosso pensamento dualista goste de ter uma possibilidade de "ou isto ou aquilo" de um estado de consciência perfeitamente, isso representa um conceito idealista. Podemos parar de julgar a nós mesmos e aos outros, e saber que é suficiente Ser...
16. O simples presente da fusão da Kundalini é... Conhecer o Caminho... Sendo o Caminho.

23

Nutrição, Kundalini e transcendência

Transcendência

A transcendência é a extensão da regeneração, o processo no qual a organização do COES do corpo alcança um nível de energia mais elevado, mais purificado e mais bem organizado. Isso se dá quando o corpo é liberado do seu confinamento celular tradicional. Elias, Enoque, Jesus e o santo indiano Tukaram são exemplos históricos de verdadeiras transcendências físicas.

A transcendência é mais fácil de ser compreendida no contexto dos ciclos cósmicos de precipitação e de evolução. No Capítulo 2 abordamos a precipitação dos COES do campo de energia virtual mais rápido do que a luz para partículas se movendo na velocidade da luz e, finalmente, para nossa forma humana densa. Esse é o processo de precipitação. O processo de evolução começa com o despertar da Kundalini Shakti, que é o resíduo da energia não precipitada armazenada no chacra na base da coluna. O despertar da Kundalini Shakti nos inicia em um caminho evolucionário transcendente que chamamos de evolução espiritual. Um grande passo nesse caminho é a fusão sincrônica completa dos chacras e da Kundalini em uma única energia. Isso acontece quando o nível de consciência espiritual e energia prânica no sistema alcança certa intensidade. Nesse ponto, transcendemos a dualidade tanto no nosso sistema sutil de energia como na nossa consciência espiritual. A dificuldade de falar sobre esse modelo de transcendência é que nossos cérebros são binários ou dualistas, enquanto os estados de que falamos não são nem o único nem os vários. Embora a descrição pareça linear, não se encaixa nem na linearidade das nossas mentes ocidentais nem na circularidade das mentes orientais. O processo é vorticoso.

A evolução espiritual está acontecendo simultaneamente em todos os níveis, embora culmine num equilíbrio de consciência desperta em vários estágios de integração em momentos diferentes. Apesar de não termos uma explicação completa desse processo de precipitação/evolução, a não ser a do jogo de Deus, podemos explicá-lo parcialmente como a existência da lei de causa e efeito nos planos sutis. Uma analogia seria o vácuo cósmico, onde a energia se precipita espontaneamente em matéria e depois retorna ao seu estado original de energia virtual. O processo ocorre em todos os níveis de existência cósmica, incluindo a alimentação. No livro *Oahspe*, toda a energia da matéria é chamada de "vorticosa".[1] A precipitação da energia do prana cósmico se dá em um modelo de remoinho que reside na matéria como energia potencial sutil. Por exemplo, em um certo momento do processo de assimilação, uma dissolução do alimento material ocorre e a energia "vorticosa" é liberada. A tendência do corporal é desincorporar.[2] Essa é a maneira de a transcendência funcionar para toda a criação, incluindo nós. No processo de transcendência, nossa forma física se transmuta vagarosamente em formas físicas mais sutis e, finalmente, se transmuta em formas de energias sutis que são reabsorvidas na energia cósmica.

O modelo vorticoso e a energia Kundalini

O prana puro ou Kundalini espiritual é diretamente atraído ao sistema através do chacra da coroa, onde não há anatomia sutil para filtrá-lo. Ele é então atraído ao vórtice do *sushumna*, que é uma das maiores ou menores forças vorticosas organizadoras do corpo, desde que a Kundalini tenha sido despertada. O prana cósmico desce em espiral até o centro do coração, que atua como o centro do vórtice *sushumna*, e depois se alarga novamente. As energias vorticosas de todos os chacras estão ligadas a esse vórtice central Kundalini. Os chacras são energias menos refinadas e tiram parte de suas energias do vórtice Kundalini. Assim, esgotam a energia do vórtice, diminuindo conseqüentemente a ação da energia espiral. Até o despertar da Kundalini, a densidade do corpo puxa regularmente energia do vórtice da Kundalini para baixo, até a estrutura física. Quando Kundalini está desperta, esse vórtice é mais energizado por sua elevação. O chacra da coroa também fica mais ativo, mais prana puro entra no sistema para energizar ainda mais esse vórtice central.

Ao alcançar certa intensidade, a energia do vórtice começa a atrair matéria para o nível etéreo ou para o próximo nível de energia COES purificada e de organização mais compacta. O mecanismo é parecido com o do açúcar sendo puxado para o vórtice mais organizado da água mexida à medida que é dissolvido nesse vórtice que se move. Com o despertar da Kundalini, iniciamos o primeiro movimento em direção à transmutação da nossa forma física de volta a sua fonte — a energia transcendente de Deus. A tendência do campo do vórtice energizado é transmutar tudo para um nível mais elevado de existência energética. Isso não esgota a energia do corpo, porque se trata de um sistema aberto que tira energia do plano físico pelos alimentos. Quanto melhores forem os supercondutores de energia, mais ativo será o vórtice Kundalini, e mais freqüentemente ocorrerá o processo de transcendência.

O alimento que comemos é muito importante para esse processo de transcendência. Se ingerimos alimentos energéticos, como os alimentos biogênicos leves de que falamos, o vórtice Kundalini é mais energizado e, portanto, mais ativo na nossa transmutação de matéria para energia. Por causa da sua condutividade elevada e sua energia da água estruturada, as frutas aguadas melhoram a atividade em particular. Quanto mais perto chegamos do prana puro nos nossos alimentos, mais fácil se torna para a energia prânica do sistema ser atraída ao campo do vórtice superior. As carnes densas e os alimentos tamásicos de baixa energia diminuem a energia do vórtice Kundalini. A carne é tão mais densa que os alimentos biogênicos que não penetra o campo prânico com tanta eficiência. Depois atua como uma forma de lama metafórica para diminuir a velocidade da vibração do vórtice e, portanto, diminuir ou reverter o processo de transcendência. O efeito lama da carne pode ser superado retirando-se o prana acumulado por meio de algo como meditação intensa. Obviamente, esse não é o uso mais eficiente da nossa formação prânica. Um dos pontos da nutrição espiritual é que, ao comer alimentos ricos em prana, ao comer pouco e jejuar periodicamente nos tornamos ótimos supercondutores, melhorando, portanto, a eficiência do uso de energia no sistema para nossa transcendência. Isso nos orienta mais claramente para começar a pensar no corpo como uma entidade de energia.

Qualquer tensão mental e emocional no sistema diminui a energia que nele penetra, engrossando e desalinhando os corpos sutis. Porque os chacras deixam de receber a energia de que normalmente precisam para funcionar de fontes diretas externas, eles tiram mais energia do vórtice central Kundalini. Isso também resulta em um bloqueio do processo de transcendência, esgotando a energia do vórtice Kundalini.

O vórtice Kundalini

Nesse processo de transcendência Kundalini, os COES ficam cada vez mais energizados à medida que a energia é atraída. Nosso corpo tende a se tornar mais etéreo. O vórtice Kundalini mais energizado atrai e transmuta mais matéria e mais energia dos sistemas de energia sutis mais densos até que a energia sutil de todo o organismo é atraída a um vórtice energético. Esse é o ponto em que as duas Kundalini se fundem. Tornamo-nos, literalmente, um, e nos sentimos inteiros e completos. Um lembrete experimental disso é a consciência quase contínua de mim mesmo como um campo de energia transcendente vorticoso ressoando e sendo atraído de volta à vibração de energia cósmica. Essa experiência de ressonância vorticosa e fusão, principalmente durante períodos de meditação silenciosa, parece penetrar até o nível atômico do meu ser.

No momento da fusão das duas energias Kundalini, os chacras e os corpos sutis são absorvidos pela energia purificada mais poderosa do vórtice Kundalini. Uma quantidade suficiente de energia dos chacras é deixada para nos manter no plano físico, mas os chacras perdem seu papel predominante e significado. O que permanece é a experiência contínua da pulsação do prana puro fluindo no vórtice Kundalini. Ele se torna a fonte central de energia do sistema físico. No despertar da Kundalini, o chacra da coroa muda de um pequeno portal de entrada de energia para a fonte de energia mais importante no sistema. Tendo alcançado um nível de organização de COES mais elevado, o sistema fornece um modelo que explica o processo da ressurreição. Talvez explique também as passagens em João 20:17, na qual Jesus diz para Maria Madalena: "Pare de apegar-se a mim. Pois ainda não subi para o meu Pai", e em João 20:19 e 20:26, segundo as quais Jesus atravessou as portas fechadas das moradias dos discípulos para abençoá-los com paz. Provavelmente, o COES de Jesus estava tão organizado, e sua estrutura física tão perto de ser transmutada para o nível etéreo, que ele foi capaz de ir para o próximo estágio e tornar seu corpo totalmente etéreo usando a mente. Isso lhe permitiria passar por portas fechadas. Projetando a mente para dentro do vórtice, ele podia atrair os materiais necessários ao COES para remodelar e recriar seu próprio corpo como era preciso para servir à vontade de Deus. Essa é uma extensão teórica dos aspectos do novo paradigma nutricional do nosso vórtice total e COES.

A transcendência depois da fusão da Kundalini em uma

Desde a dieta de 40 dias, sinto como se estivesse usando um solidéu pulsante durante todo o tempo e como se o topo do meu chacra da coroa tivesse sido cortado como a parte de baixo do solidéu, e a energia divina sendo derramada intensamente por ele. Creio que Muktananda se referia a essa pulsação prânica contínua do chacra da coroa quando, ocasionalmente, em palestras públicas, mencionava que respirava através do *sushumna*. Acho que Da Love Ananda (Da Free John) se refere à sua mudança transcendente para uma predominância de energia do vórtice central e à absorção da energia dos chacras básicos por esse vórtice central, quando descreve uma experiência na qual sentiu que o pico do seu chacra da coroa estava cortado, com a corrente vital, outro nome para Kundalini, não mais ligada aos chacras como uma estrutura necessária.[3] Essa experiência de corte do chacra da coroa e uma pulsação prânica sutil é uma conexão harmônica transcendente total interior e exterior com a pura vibração cósmica. É ainda outro lembrete da nossa realidade sem forma. É o maior alimento para a transcendência. É o quitute da nutrição espiritual. É o alimento de Deus e a energia de Deus como Deus. O vórtice Kundalini unitário é tão energizado pelo prana cósmico que somos transformados em corpos de luz vorticosos brilhantes. É uma base para a compreensão do significado sutil de: "E ele esteve ali com o Senhor 40 dias e 40 noites; não comeu pão, nem bebeu água. (...) E passou, quando Moisés desceu do Monte Sinai trazendo as duas tábuas do testemunho; Moisés não sabia que seu rosto era resplandecente enquanto Ele lhe falava" (Êxodo 34:28-29).

A transcendência é o processo evolucionário no qual a energia vorticosa da Kundalini nos transmuta progressivamente da matéria bruta dos nossos corpos para um COES mais refinado, organizado e energizado. É o paralelo físico da transmutação da nossa consciência para a consciência da unidade do Amor, levando-nos, por fim, à completa absorção da nossa forma pelo fundamento do ser sem forma de Deus. A partir do momento que a Kundalini é desperta, gradualmente nos tornamos mais etéreos, mas mesmo após a fusão completa das energias Kundalini resta-nos o suficiente do nosso corpo físico e sistema de chacras para que possamos funcionar no mundo. Minha falta de experiência além desse ponto não me permite desenvolver o assunto. É o processo de transcendência que explica a transcendência física de Tukaram, Elias, Enoque e Jesus. Nossos potenciais espirituais são assombrosos. Essa transcendência física não é necessariamente o objetivo da vida espiritual, sendo mais bem assimilada como a liberdade total de seguir a vontade de Deus. De qualquer forma, o que quer que aconteça, é suficiente apenas... Ser.

Resumo do Capítulo 23

1. A transcendência é a extensão da regeneração. É o processo evolucionário no qual a organização COES do corpo atinge um nível mais organizado e mais elevado de energia onde a matéria física do corpo é transmutada — ou está no processo de vir a ser — para seu nível etéreo. É o paralelo físico da transmutação da nossa consciência.
2. O processo de transcendência começa com o despertar da energia Kundalini.
3. Há um vórtice Kundalini central de energia que é o mecanismo central de atração de energia de estados mais densos para estados menos densos. Essa energia é suficiente para iniciar esse mecanismo após o despertar da Kundalini.
4. Se ingerimos alimentos energéticos, leves, biogênicos, o vórtice Kundalini é mais energizado e, portanto, mais ativo para nossa transmutação de matéria para energia.
5. Quanto mais perto do prana puro chegamos com nossos alimentos, menos denso é nosso sistema físico. Isso facilita o processo de transcendência.
6. Os alimentos mais pesados e carnes diminuem a velocidade da energia do vórtice e do processo de transcendência.
7. O estresse mental e emocional também diminui a velocidade do processo.
8. No momento em que as duas energias Kundalini se fundem completamente em uma energia central, o vórtice Kundalini se torna o principal centro de energia do corpo. Ele atrai a energia dos chacras para sua transcendência vorticosa mais elevada.
9. Depois desse momento, só restam nos chacras energia e forma suficientes para manter o corpo físico.

10. Assim que esse vórtice Kundalini se torna o sistema de energia predominante do organismo, o prana puro entrando pelo chacra do coração se transforma numa fonte de grande importância para a energização do sistema. Em algumas pessoas, pode ser a única fonte — e elas estarão se alimentando do néctar direto de Deus. Esse é o ponto máximo da nutrição espiritual.

24

A hora da integração: um método individualizado para uma dieta evolutiva

O objetivo da dieta

Projetar uma dieta para nós mesmos exige que tenhamos um objetivo claro. Assim como um arquiteto não projeta uma construção sem um propósito, para transcender a avidez inconsciente por comida também precisamos de uma perspectiva do que queremos da nossa dieta. Seis objetivos foram desenvolvidos neste livro:

1. Desenvolver uma dieta como um auxílio para nosso desenvolvimento espiritual no contexto da vida correta, associação adequada, meditação e amor.
2. Aumentar nossa capacidade de assimilação, armazenamento, condução e transmissão das energias cósmicas, elevadas e evolutivas agora sendo geradas no nosso planeta, e a energia intensificada liberada pelo nosso próprio desenvolvimento espiritual, para que elas ou ativem e aumentem nosso potencial energético para o despertar da Kundalini, ou sustentem ainda mais a Kundalini já desperta que atua como uma força espitirualizante no nosso complexo corpo-mente-espírito.
3. Manter, purificar e honrar o corpo como o aspecto físico do espírito e como o templo para o espírito, de modo a manter a mente limpa e o corpo fisicamente capaz de suportar as exigências do processo espiritual de iluminação corporal completa.
4. Desenvolver uma dieta que equilibre regularmente nossos chacras individuais, equilibre-os como um sistema completo e auxilie diretamente nosso processo de meditação.

5. Usar o processo de desenvolvimento de uma dieta para a vida espiritual, o que chamamos de arte da nutrição espiritual, como uma prática espiritual em si.
6. Desenvolver uma dieta que honre e melhore regularmente nosso alimento como uma principal interface entre nós e a natureza, que nos coloque em harmonia com a natureza e as leis universais, e que nos estabilize em harmonia com as questões ecológicas dos alimentos e paz no nosso planeta.

Individualizando a dieta

Existem muitos fatores que afetam o desenvolvimento de uma dieta individualizada: nossa constituição *dosha*, o princípio de individualidade bioquímica, as estações do ano, o clima político e social, nossa idade, o quanto meditamos por dia, nosso grau de atividade física, a imprevisibilidade das nossas necessidades diárias, nossas condições gerais de saúde e digestão, nossa condição presente de desintoxicação e nosso atual tipo de dieta. É por isso que dietas de computador têm um valor limitado. Entretanto, há um computador eficaz, que nos dá respostas em termos de apetite, gostos, desejos alimentares e aversões, instintos, impulsos e intuição. Trata-se do computador da nossa sensibilidade interior. Assim como qualquer outro convencional, temos de aprender a trabalhar com ele conscientemente. Neste, a informação da nossa própria experiência direta sobre o que, quando, como e quanto comemos é o mais importante. Não existe uma única dieta para todos. Livros como este servem apenas de orientação para sabermos por onde começar nossa exploração pessoal. Para alcançar nosso objetivo, devemos nos tornar nosso próprio laboratório, sendo nós mesmos os pesquisadores e o objeto de pesquisa.

Como em qualquer experiência, temos de limitar as variáveis para obter uma informação clara. Quatro variáveis básicas são: a hora em que comemos, o ambiente em que comemos, quanto comemos e o que comemos.

Um horário regular de refeições é muito importante. A regularidade ajuda o corpo a ajustar sua fisiologia a ele. Algumas pessoas recomendam evitar o café-da-manhã, ter um almoço farto e um jantar moderado. Outros, como certos grupos budistas, não comem depois das 16h. Uma vez conheci um curandeiro francês que descobrira um sistema antigo que dizia que comendo uma refeição farta pela manhã e outra idêntica no almoço poderíamos ter uma saúde excelente contanto que não comêssemos ou bebêssemos nada depois das 14h. Ele citava centenas de casos que confirmavam sua afirmação. A maioria dos sistemas concorda que o período entre o meio-dia e as 14h é o mais indicado para comer a principal refeição ou até mesmo a única do dia. É o período em que *pitta* ou as forças digestivas estão mais fortes. Eu mesmo, se comer mais do que uma ceia mínima ou comer muito tarde (uma hora antes de o sol se pôr), tenho mais dificuldade em acordar cedo pela manhã para me alongar, fazer exercícios respiratórios e meditar. Três ou quatro horas depois, porém, quando acabo de meditar, meu corpo sente fome de alguma fruta, ocasionalmente acompanhada de oleaginosas ou sementes maceradas. Pode ser que isso não seja o recomendado para os tipos *kapha*, mas funciona para mim. A chave para saber a hora certa não é escutar os peritos, mas aprender a comer quando se tem fome e beber quando se tem sede. O corolário disso é abster-se de comer e beber quando não se está com fome ou sede. Temos de descobrir por nós próprios quando e quanto comer em determinada hora do dia. As recomendações gerais para os horários e quantidades podem servir como ponto de partida para nossas experiências de observação. Um ambiente mental e emocional estável também é importante para a obtenção de uma informação clara. Não comer quando se está emocionalmente perturbado, meditar diariamente antes das refeições e comer em um ambiente tranqüilo são atitudes simples que ajudam os fatores emocionais que influenciam a digestão a se tornar harmônicos.

O quanto comemos, outro fator nutricional importante, é parte da arte da nutrição espiritual que exige uma atenção particular. Se comermos em excesso, não teremos uma informação do alimento específico que ingerimos, qualquer que seja ele. É recomendável dar tempo para a digestão completa entre as refeições, para que possamos observar todo o processo digestivo do alimento. A não ser que se tenha hipoglicemia, é necessário respeitar um intervalo de quatro a cinco horas entre as refeições, pelo menos. A qualidade do alimento vai além do gosto imediato. Ele precisa ser bom em todo o processo de digestão, assimilação, energização e excreção. Deve ser bom para nós durante o dia inteiro. Algumas mudanças na dieta são enganadoras e fazem com que nos sintamos bem inicialmente, mas após alguns meses acabam por se revelar tóxicas. É o caso, por exemplo, de muitas pessoas que se dão bem com a dieta de hipoglicemia rica em proteínas tradicionalmente recomendada mas que, por sentirem aquela toxidez, costumam me ligar dois meses depois pedindo ajuda para encontrar alguma outra dieta.

Uma dieta de carnes, apesar de prejudicial a longo prazo, também pode, às vezes, fazer com que nos sintamos bem inicialmente, porque o excesso de proteína reverte o processo desconfortável de desintoxicação que podemos estar experimentando, e o ácido úrico contido na carne, que é parecido com a cafeína na sua estrutura, pode agir como um estimulante temporário. Diz-se que Gandhi, para observar os efeitos a longo prazo de cada mudança na dieta, só mudava a sua a cada quatro meses.

Os efeitos sensoriais imediatos que nos informam se estamos ingerindo um alimento prejudicial ou se a quantidade está errada são bastante elementares: um estômago cheio, flatulência devido a sua putrefação e fermentação, uma produção aumentada de muco, uma mente preguiçosa e um sentimento de enervação. No nível da sensibilidade mais refinada do nosso desenvolvimento espiritual existem alguns critérios adicionais valiosos. É proveitoso comer o que intensifica nossa experiência de comunhão de amor com Deus. Se a energia do nosso corpo está de tal modo desimpedida pelo nosso modelo de dieta que nos permite concentrarmos na comunhão, então estamos no caminho certo. Se estamos comendo demais ou comendo os alimentos errados, muita energia estará envolvida na digestão e assimilação dos alimentos. Isso tira energia da nossa concentração na comunhão. Se nossa comunhão de amor está bloqueada antes, durante ou depois da refeição, isso é um sinal de que não estamos no caminho certo. Se nossa capacidade de manter a meditação é melhorada, então a dieta é adequada para nós. Se, ao preparar e comer nossa comida, sentimos uma harmonia maior com as forças da natureza, este é um sinal da dieta certa. Se nos sentimos cada vez melhores supercondutores da energia cósmica, esta é uma informação positiva. Se nossa experiência do movimento da Kundalini no corpo está bloqueada, isto significa que precisamos reconsiderar nosso programa. Em geral, se nossa dieta obstrui o fluxo prânico de energia no corpo, estando ou não desperta a Kundalini, de forma que nossa mente e corpo fiquem preguiçosos e confusos a ponto de não conseguirmos concentrar nossa atenção no Divino, a dieta não está adequada.

Autoconsciência e a dieta individualizada

À medida que nossa consciência se expande, as necessidades físicas do nosso corpo mudam. É importante sentir quando devemos mudar a dieta para manter a harmonia com nossa evolução espiritual. A chave disso é a intuição, guiada por mudanças sutis do gosto, reação a texturas, quantidades e apetite por diferentes tipos de alimentos. É necessário que estejamos livres o suficiente para distinguir as necessidades imediatas e reações secundárias ao modelo de alimentação habitual das necessidades do ego e de uma pressão que desponta. Essas decisões de comer menos ou diferentemente não têm a finalidade de nos impor privações, mas de nos ensinar a comer em harmonia com nosso desenvolvimento evolutivo. Essa é a arte da nutrição espiritual.

A arte da nutrição espiritual é o processo autodidático aplicado na exploração das orientações básicas que foram dadas neste livro e no contexto de uma vida espiritual completa. É a criação da dieta certa, ou seja, a libertação de modelos não-funcionais de relação com o alimento. Para muitos de nós a comida está associada a fatores pisicológicos. Por exemplo, quando criança, eu adorava a torta de cereja da minha mãe. Com o passar dos anos, essa transferência de comida, apego psicológico, ou aversão a um alimento particular baseada em uma associação psicológica de uma experiência prévia, levou-me a encomendar várias tortas orgânicas de cereja que, segundo minha reação empírica pós-alimentar, não eram adequadas para minha alimentação. Por causa da resposta negativa das experiências pós-alimentares e da minha consciência de transferência, meu desejo de torta de cereja acabou. Em termos mais elevados, transcendi meu desejo de torta de cereja e não sou mais controlado por ele. Por meio desse processo autodidático, somos capazes de decifrar os sinais que têm uma base não-nutricional. Nesse processo ficamos mais conscientes dos nossos insumos sutis, transferências alimentares e resultados pós-alimentares. Essa sintonia constante com nossas necessidades totais de alimentos e energia nos permite mudar nossa dieta para que ela esteja em harmonia com nosso processo evolutivo. E também nos deixa livres para reorganizá-la a cada estágio da evolução espiritual, a fim de enriquecer ainda mais os estados de saúde e consciência.

Algumas dessas mudanças de dieta parecem ocorrer espontaneamente à medida que nossa consciência evolui. Isso foi sugerido por uma pesquisa que fiz em 1986, em associação com MSH Associates, que desenvolveu um programa chamado "Synchronicity, the Recognitions Experience", envolvendo a aceleração da expansão da consciência com o uso de fitas de áudio holograficamente programadas. A pesquisa foi composta por um grupo de 110 pessoas que tinham estado no programa de três a 18 meses. A principal descoberta foi que 63% estavam conscientes de estar fazendo uma mudança para uma dieta mais saudável. A maioria dessas mudanças consistia na substituição de alimentos da categoria bioácida por alimentos mais saudáveis dentro dos seus modelos estabelecidos de dieta. Oito por cento do grupo descreveram nitidamente uma grande mudança para uma menor quantidade de comida, e 7% se tornaram vegetarianos. Antes de terem iniciado o programa Recognitions, 47% ingeriam álcool, café ou tabaco. Nessa pesquisa, 35% tinham diminuído seu consumo dessas toxinas. Dentro do programa Recognitions, não havia um ensinamento formal sobre dieta. As pessoas não foram avisadas com antecedência de que seria feito um estudo. No meu entender, as forças evolutivas mais elevadas nos atraem naturalmente na direção da saúde. A arte da nutrição espiritual é o ato consciente de cooperar com essa transição natural.

Um método de dieta adequada envolvendo o estudo e o cultivo de uma autoconsciência engenhosa torna-se uma prática espiritual em si. É parte da habilidade da autoconsciência exigida para desenvolver uma vida correta em harmonia com todas as nossas funções mundanas, como o trabalho, diversão, família e a responsabilidade social mundial.

O fenômeno de desintoxicação transitória

À medida que mudamos para dietas mais saudáveis, as toxinas armazenadas no sistema começam a ser expelidas. Isso é chamado de desintoxicação. Como parte da nossa formação nutricional e ambiental, pode-se dizer seguramente que temos certo grau de toxidez. De uma maneira simplista porém precisa, o processo de desintoxicação pode ser entendido pela analogia com a difusão. No processo de difusão, os elementos saem das áreas de mais alta concentração para áreas de menor concentração. Os nutrientes e as toxinas fluem no corpo e nos sistemas linfáticos que saem da área intestinal. Se estão em maior concentração do que as toxinas nas células, "difundem-se" pelas células e até se precipitam como cristais ou se ligam aos complexos protéicos intracelulares, que é como as células tentam mantê-los fora de circulação. Quando diminuímos nosso nível de toxidez com uma dieta purificadora ou com jejum, as concentrações da difusão se deslocam e a quantidade de toxinas na corrente sangüínea é menor do que dentro das células. O resultado é que as toxinas são retiradas das células para a corrente sangüínea e os sistemas linfáticos. Isso corresponde, essencialmente, ao processo descrito pela doutrina de Wendt, no qual as membranas basais obstruídas pela proteína começam a ser limpas quando a proteína na dieta é reduzida. As toxinas que saem das células são expelidas do corpo por órgãos eliminadores, como rins, pulmões, pele e intestinos.

No processo de eliminação dessas toxinas, há tanta substância tóxica no sangue e na linfa que podemos não nos sentir ou cheirar bem. Muitas pessoas, caso se desintoxiquem muito rápido, têm uma crise de cura na qual parecem ficar doentes. Doença, como definido pelo Dr. J. H. Tilden, é simplesmente uma crise de toxemia.[1] A crise ocorre normalmente quando a vitalidade do corpo chega a um ponto em que há energia suficiente para jogar as toxinas fora. A crise pode persistir por um ciclo de três dias ou durante semanas. Minha experiência clínica é de que uma pessoa que se desintoxica ao longo dos anos, em vez de tentar fazê-lo em poucos meses, tem o desconforto de uma grande crise de cura minimizado. A recuperação da crise de cura é acelerada por enemas diários, bastante descanso, líquidos alcalinizantes como sucos de vegetais, e uma atitude positiva. Passada a crise de cura, nós nos nivelamos com o sentimento de bem-estar do nível da dieta que estamos ingerindo. A cada novo estado de purificação experimentamos mais fluxo de energia, amor e luz no nosso sistema, e mais energia fica disponível para a concentração na consciência transcendental, tão importante para nossa evolução espiritual.

Apesar de estarmos nos concentrando na dieta, a chave para a toxemia vai além disso. O Dr. Tilden mostra que qualquer hábito do corpo ou da mente que diminui nossa energia nervosa (enervação) resulta em um aumento de toxinas. Isso acontece porque a enervação diminui ou susta o processo natural de desintoxicação do corpo, o que resulta, portanto, na acumulação de toxinas no sistema.[2] Uma dieta pobre representa um dos maiores estresses no sistema, mas para nos desintoxicarmos realmente e criarmos uma saúde harmoniosa precisamos desenvolver uma vida correta que nos mantenha em comunhão total com o Divino. Um bom programa de desintoxicação envolve uma mudança de estilo de vida que nos dê tempo para meditar, fazer exercícios, descansar, tomar sol, respirar ar fresco e ter prazer na vida. Todos estes fatores, mais uma dieta adequada, aumentam os COES do corpo. Isso aumenta a energia nervosa mencionada pelo Dr. Tilden, levando o corpo, portanto, a se tornar mais organizado para que possa funcionar adequadamente e se desintoxicar naturalmente.

É importante compreender que a produção de toxina é uma função normal do metabolismo. Por exemplo, exercícios produzem ácido láctico, e o metabolismo da proteína produz ácidos sulfúrico e fosfórico. Desde que o corpo e a mente tenham uma vitalidade completa, esses venenos normais são prontamente eliminados sem um aumento das toxinas. O objetivo não é ficar o tempo todo evitando compulsivamente as toxinas, mas sim alcançar um equilíbrio corporal adequado no qual as toxinas são eliminadas à medida que entram no sistema. Às vezes ultrapassamos nosso sistema e ficamos muito puros. Por exemplo, se as membranas basais se tornam porosas como as de um bebê, e todas as proteínas estranhas, como as do ar poluído, entram prontamente no nosso sistema e causam reações de sensibilização, nossa dieta não está correta, por mais pura que seja. Se não somos capazes de funcionar adequadamente nos nossos papéis mundanos, ou estamos muito reativos à poluição para que experimentemos a comunhão de amor com o Divino, então é importante deixar de lado nossos conceitos de pureza e fazer os ajustes dietéticos necessários. A orientação primordial é encontrar a dieta que sustente não só o fluxo de energia espiritual no nosso sistema, a energia de amor da comunhão, mas também nossa função no mundo. Na arte da nutrição espiritual nossa preocupação não é com o ideal da dieta mais pura, mas com a dieta mais apropriada para nossa situação de vida.

Dietas de transição

O processo da Dieta do Arco-íris para organizar nossa ingestão de alimentos se aplica a qualquer nível de dieta. Aprender a comer a quantidade certa para energizar o sistema, para manter não só o fluxo de energia cósmica que temos no nosso sistema, seja qual for esse fluxo, como o nosso nível atual de comunhão de amor com o Divino, é também um fundamento que se aplica a qualquer nível de dieta. O ponto de partida para começarmos nossa dieta de transição é a nossa dieta. A não ser que se tenha hipoglicemia, é um auxílio ao sistema digestivo diminuir para três as refeições diárias, com apenas sucos ou ocasionalmente um pedaço de fruta entre elas. Mastigar bem a comida e criar uma atmosfera agradável, prazerosa, onde possamos assimilar nossa comida de dez a 15 minutos após a refeição, são práticas que melhoram imediatamente a digestão. Existem vários estágios principais de dietas de transição. Cada estágio pode durar tão pouco quanto uma estação no ciclo anual, ou pode levar anos. Uso a palavra transição porque estamos em transição em todos os níveis da nossa função corporal-mental-espiritual. A palavra transição cria a possibilidade de uma mudança contínua e consciente na nossa vida. Mantém as portas abertas para a evolução.

A dieta do estágio I

Essa transição é de todos os alimentos bioácidos. Significa deixar de lado os alimentos processados, irradiados, adulterados, fast foods e junk foods, como o açúcar branco, pão branco, doces, pratos congelados, bolinhos, refrigerantes, todos os tipos de carnes tratadas com nitritos e nitratos, leite pasteurizado e queijos, comidas assadas contendo óleos refinados, alimentos contendo aditivos e bebidas alcoólicas. Essa dieta inclui carnes vermelhas e aves criadas organicamente, peixes, vegetais, frutas, grãos integrais, leguminossa, oleaginosas, sementes, ovos e produtos derivados do leite não pasteurizados. Trata-se de uma mudança fundamental de uma dieta tamásica para alimentos integrais, naturais e desenvolvidos organicamente. É o momento de iniciar nossa conscientização sobre a combinação de alimentos e o equilíbrio ácido/alcalino. Esse estágio é demorado. Exige que se descubra o que foi colocado nos alimentos e que se reflita sobre isso. Exige que se aprenda onde comprar alimentos saudáveis. Nesse estágio, pode ser que se queira jejuar de todas as carnes por uma semana, duas vezes por ano.

A dieta do estágio II

Nesse estágio eliminamos todas as carnes vermelhas e começamos a acrescentar mais frutas e vegetais à nossa dieta. Estes são importantes porque seus minerais alcalinos ajudam o sistema a começar a se reequilibrar e se desintoxicar da produção de ácidos das carnes vermelhas. Nesse estágio, pode ser que se queira jejuar com frutas e vegetais e seus sucos para uma purificação de sete dias na primavera e no outono. Esse estágio pode ser parte de uma transição de uma estação após o estágio I. Ao considerar essa transição, lembre-se de que as carnes são usadas como um tratamento para diminuir a ação espiritualizante da Kundalini no corpo.

A dieta do estágio III

Esse é um estágio no qual paramos de comer completamente todas as carnes vermelhas, aves, peixes e qualquer outro tipo de frutos do mar, vida animal ou ovos. Apesar de serem uma proteína mais leve do que as carnes, os ovos ainda possuem uma vibração animal. Eles são parte da transição entre os estágios II e III. No estágio III, tornamo-nos lactovegetarianos ou vegetarianos.

Essa dieta inclui produtos derivados do leite cru, grãos integrais, oleaginosas e sementes, leguminosas, vegetais, frutas, algas e brotos de grãos, leguminosas, oleaginosas e sementes maceradas. As duas dietas mais conhecidas que guardam relação com o início desse estágio são a dieta macrobiótica e a dieta lactovegetariana de Paavo Airola, que é a dieta básica adotada por culturas conhecidas por sua saúde e longevidade. A dieta de Airola recomenda comer muitos grãos, oleaginosas e sementes, vegetais e frutas. Como condimento, ele sugere, para aqueles que admitem o leite, produtos derivados do leite crus, de vacas saudáveis, criadas organicamente, na forma de culturas de iogurte, quefir e outros leites azedos. Ele sugere de uma a duas colheres de chá de óleos extraídos a frio, alguns alimentos suplementares, como algas marinhas, levedo, um pouco de mel cru e alguns minerais e suplementos orgânicos de baixa potência. Seu livro *How to Get Well* faz um bom esboço dessa dieta.[3]

Os suplementos podem ser usados para corrigir e evitar deficiências, e para agir como uma proteção antioxidante contra a poluição. Em altas potências, eles podem agir não só como um medicamento para estimular a cura do sistema, mas também como estimulantes do sistema, para compensar o estresse da nossa vida cotidiana. Nos estágios I e II, algumas pessoas freqüentemente usam multivitaminas de alta potência como estimulantes para compensar por suas dietas e estilo de vida enervantes. Podemos usar alguns suplementos no estágio III, mas nesse começamos a sintonizar as sutilezas de vitaminas orgânicas *versus* vitaminas sintéticas e nossa própria harmonia interna. Quase todas as vitaminas são sintéticas. Podemos reconhecer as poucas vitaminas e minerais naturais no mercado pelas suas baixas potências. Por exemplo, vitaminas B naturais normalmente não passam de 10 miligramas de B1, B2 e B6. Pelo ponto de vista teórico dos COES, as vitaminas sintéticas possuem estruturas cristalinas, assim como as vitaminas naturais, mas têm COES fracos e não se ligam tão bem aos lugares apropriados. Para se ligar e atuar de maneira eficaz no corpo, elas tiram energia dos nossos próprios COES. Inicialmente, por causa das suas altas concentrações, seu efeito é estimulante, o que, para alguns, pode durar alguns meses ou até mesmo um ano. Finalmente, se as altas potências sintéticas são tomadas durante muito tempo, nossos COES ficam esgotados e o sistema é desequilibrado. À medida que ficamos mais saudáveis, também precisamos cada vez menos de suplementos. Por estas razões, recomendo, no estágio III, com exceção de 1 ou 2 gramas de vitamina C, o uso de suplementos alimentares concentrados, como levedo para vitamina B e minerais como cromo, e algas marinhas e rochosas para minerais. A alga rochosa, por ser muito mais rica em potássio do que a alga marinha e ter menos sódio e ser roxa, é uma boa complementação para o jantar. Geralmente, é bom macerar a alga rochosa para tirar o sal do mar. Se comermos levedo, é útil tomar 250 miligramas de cálcio para contrabalançar a alta quantidade de fósforo. Lecitina e vitamina E são fornecidas suficientemente pelas oleaginosas, sementes e feijões germinados, sendo desnecessários, portanto, quaisquer suplementos. Ao passarmos para o estágio IV, a capacidade aumentada do nosso corpo de absorver os nutrientes dos alimentos e a qualidade mais elevada dos alimentos nos permite diminuir ao mínimo os suplementos alimentares concentrados. Pode ser que, por causa da sua bioquímica individualizada, seu corpo não esteja absorvendo adequadamente dos alimentos alguma vitamina ou mineral. Eu, por exemplo, descobri que tenho necessidade de uma suplementação de cálcio. Assim, precisamos observar atentamente se ocorrem quaisquer deficiências minerais ou vitamínicas nas mudanças de dieta e no jejum.

Uma deficiência ameaçadora para os vegetarianos é a de vitamina B_{12}. Mas existe um mito de que apenas a carne contém B_{12}. Existe B_{12} em leite, ovos, queijo envelhecido, levedo de cerveja, sementes de girassol, folhas de confrey, algas marinhas, banana, amendoins, cataúbas, germe de trigo cru, pólen e alimentos fermentados.[4, 5] As bactérias saudáveis nos nossos intestinos fornecem uma fonte adicional de B_{12}. A cocção dos alimentos destrói 89% da vitamina B_{12}. Tenho observado clinicamente que a principal causa de deficiência de vitamina B_{12} é uma absorção pobre.

Existe outro nível de suplementação que recomendo usar até mesmo no estágio IV. Inclui três suplementos que trabalham mais no nível energético do que no nível físico de nutrientes. Uma classe de suplementos são os sais, que aumentam nossa capacidade de absorver os minerais básicos no sistema. Recomendo tomar um sal diferente um dia por mês em uma seqüência mensal, como mencionado no Capítulo 11. Os sais podem ser usados por períodos de tempo maiores para remediar uma deficiência de um mineral em particular. É assim que estou mudando minha necessidade de suplementação de cálcio. Outra classe de suplementos são os elixires de pedras preciosas e as essências florais. Eles fornecem energia diretamente para os COES, que podem estar desequilibrados ou esgotados. Eles podem trabalhar no nível físico para ajudar nos problemas de absorção ou outros desequilíbrios físicos. Também ajudam a remover bloqueios emocionais ou mentais ou toxinas do sistema para que possamos nos energizar completamente. Nos planos espirituais mais sutis, podem nos abrir para aumentar a entrada da energia cósmica prânica no nosso sistema e ajudar a equilibrar os chacras. O terceiro suplemento que descobri ser eficaz é a alga azul-esverdeada, tecnicamente conhecida como *Aphanae-Klamathomenon flos-aquae* com o nome de classificação Maná Azul-esverdeado. É cultivada em água pura e altamente estruturada no lago Klammath, formado por correntes subterrâneas. Que eu saiba, é o único tipo específico que não é aquecido para matar as bactérias, tendo em vista a pureza do local onde é cultivado. Possui um campo COES extremamente elevado que regenera a mente, o corpo em geral e as forças imunológicas. Em cerca de 80% das pessoas que a usam parece ativar principalmente a função mental-cerebral. O maná azul-esverdeado tornou-se muito popular entre pessoas com grande atividade mental e que desejam uma energia renovada para meditar. Publiquei um estudo preliminar no *Journal of the Orthomolecular Medical Society* informando que o maná revertera parcialmente um caso da doença de Alzheimer e interrompera o desenvolvimento de outro.[6] Creio que isso se deve à melhora específica dos COES cerebrais-mentais. Essas três classes de suplementos podem ser usadas nas fases de adaptação do estágio IV.

A dieta macrobiótica padrão recomendada por Michio Kushi sugere que os grãos cozidos representem 50% do volume de cada refeição; a sopa, preferencialmente de miso, 5% da dieta; vegetais a cada refeição, dois terços deles cozidos, de 20% a 30%; e feijões cozidos e algas, de 10% a 15%.[7] A dieta macrobiótica dá ênfase ao equilíbrio das energias yin/yang dos alimentos. Essa dieta é complexa e exige alguma prática para se dominar o sistema e cozinhar os alimentos apropriadamente. A principal diferença dessas duas dietas é que Airola recomenda a ingestão de aproximadamente 80% de alimentos crus e mais oleaginosas e sementes cruas. Ele também sugere apenas uma refeição de grãos por dia e alguns produtos derivados do leite cru.

No estágio III, o equilíbrio yin/yang, o equilíbrio ácido/alcalino, a consciência da combinação de alimentos, as dietas de baixa taxa protéica, o modo de preparar as comidas vegetarianas e as horas e quantidades certas de alimentos, tudo isso se torna mais refinado. É o estágio inicial da consciência das habilidades do cultivo de brotos e do significado de rejuvenescer os alimentos. O estágio III refinado é basicamente uma mudança de 60% a 80% de alimentos bioativos (crus) e biogênicos (geradores de vida), e de 20% a 40% de alimentos bioestáticos (cozidos). Os alimentos cozidos são normalmente batatas, grãos e vegetais duros, como brócolis e couve-flor. Os alimentos biogênicos, como oleaginosas, sementes e leguminosas maceradas ou seus brotos, somam de 20% a 30% da dieta. É um estágio de muita exploração sobre o que funciona e o que não funciona. Nesse nível, pode-se começar a jejuar com sucos por sete dias, duas vezes por ano. Para muitas pessoas, essa fase dura muito tempo ou é escolhida como a dieta de manutenção. Ao mudar para sua forma mais pura e refinada de 80% de alimentos crus e biogênicos e 20% de alimentos bioestáticos, a dieta promoverá uma desintoxicação gradual ao longo dos anos, de forma que nossos corpos vão vagarosamente aumentar sua capacidade de agir como supercondutores da energia cósmica, além de sustentar e nutrir a ação purificadora da energia Kundalini. É uma dieta totalmente adequada e sustentadora de uma vida espiritual.

A dieta do estágio IV

Esse estágio marca a diferença entre uma dieta que nutre e auxilia o desenvolvimento espiritual e outra que acelera nossa preparação para o despertar da Kundalini, aumenta o poder espiritualizante da Kundalini quando está desperta e é uma forma intensa de prática espiritual em si mesma. A diferença entre os estágios III e IV é como a diferença entre caminhar, correr e outras formas de exercícios aeróbicos, que tonificam e mantêm o sistema cardiovascular adequadamente, e o treinamento intensivo para uma competição intercolegial de atletismo. A parte final do estágio IV se parece mais com um treinamento para as Olimpíadas *versus* a competição intercolegial de atletismo. Somos atletas espirituais treinando e participando do evento da transformação planetária de consciência. O estágio IV começa com uma dieta totalmente vegetariana de grãos e alimentos bioativos, como sementes, oleaginosas, vegetais e frutas crus. Acrescenta-se à dieta uma quantidade cada vez maior de alimentos geradores de vida, como todas as formas de grãos macerados ou seus brotos, incluindo brotos de trigo, sementes, oleaginosas, leguminosas e gramíneas, como a grama-do-trigo. À medida que nos desintoxicamos e a expansão yin de consciência prossegue, reduz-se progressivamente a quantidade de grãos yang cozidos ácidos, até que não haja nenhum na dieta. Efetua-se, então, um aumento progressivo no percentual de alimentos bioativos e biogênicos. Já que os nutrientes são capazes de entrar mais facilmente nas células, a quantidade total de alimentos que comemos vai diminuir espontaneamente. A dieta progride para de 40% a 45% de alimentos biogênicos, de 55% a 60% de alimentos crus e 5% de vegetais duros pouco cozidos. Estas são proporções médias. Pode haver épocas em que a dieta será 100% crua e 66% de frutas, como durante o verão. Cada um de nós deve encontrar o percentual mais favorável. Eu não sou capaz de detectar diferenças significativas entre uma dieta 100% crua e outra de 95% em termos de energia do dia-a-dia e da comunhão de amor. Pode ser que haja uma diferença no que tange a maior longevidade física, mas este não é nosso foco principal. Os 5% nos dão certa margem de flexibilidade social e nos ajudam a não ficarmos limitados à pureza conceitual dos 100%.

Dentro dessa progressão dietética, há um grande aumento de frutas. O consumo é aumentado de 35% para 40% da dieta. As frutas são importantes porque contêm de 70% a 90% de água estruturada, que ajuda a dissolver as toxinas e aumentar o transporte de nutrientes para as células. As frutas e os alimentos biogênicos são os alimentos mais oxigenados, sendo, portanto, bons para a saúde. Podemos comê-las sem matar nossos amigos vegetais. Quanto mais suculenta for a dieta com frutas, menos líquido teremos de ingerir. Não estou sugerindo que nos tornemos frugívoros, porque nossas membranas basais ficariam muito porosas para que vivêssemos no nosso meio ambiente tóxico. O aumento de verdes biogênicos, como gramado-do-trigo, trigo-sarraceno e as folhas do girassol, é importante porque pode conter a energia mais rejuvenescedora do planeta.

Essa é a dieta "intercolegial" — altamente energizante e restauradora dos nossos COES. Ela proporciona uma saúde excelente e constante, maior vitalidade, permitindo ainda que as experiências de comunhão de amor com o Divino sejam facilmente preservadas. Amplia também a experiência corpo-mente-espírito total de bem-aventurança da luz e do amor. Aumentando o fluxo de prana dentro e através do sistema, aumenta significativamente o potencial para o nível crítico de energia ser alcançado para o despertar da Kundalini. Ela também acelera a ação purificante e espiritualizante da energia Kundalini, quando desperta.

Ao contrário de outras dietas, não é difícil adotá-la. Eu cheguei a ela sozinho e gastei pouco tempo refletindo a seu respeito ou preparando-a, com exceção do meu trabalho de poucos minutos diários na horta interna com brotos, grama-do-trigo, trigo-sarraceno e folhas de girassol, e da colheita da nossa horta ao ar livre. Essa atenção com as hortas é um lembrete constante de minha ligação com os ciclos da natureza. Esse trabalho, que executo há vários anos, transformou satisfatoriamente meu corpo em um supercondutor, de forma que há um bloqueio mínimo no fluxo do prana cósmico que entra e em qualquer prana que se move no meu sistema. Este parece ser o caso de outras pessoas que observei nessa dieta. Apesar de estar mais magro do que quando jogava futebol, meu peso se estabilizou dentro da norma estabelecida pelas médias de altura e peso do seguro de vida. Em parte, a razão disso é que essa dieta fornece mais do que os nutrientes necessários comparados aos valores RDA estabelecidos pelo Departamento de Agricultura dos Estados Unidos.* A Dieta de Hipócrates, de Ann Wigmore, que é parecida com a que estou recomendando, embora com preparações mais elaboradas dos alimentos e maior ênfase nos sucos verdes e outros sucos frescos e preparações de alimentos fermentados, teve seus nutrientes comparados aos valores RDA. Wigmore descobriu que sua dieta quase 100% crua tinha seis vezes mais vitamina C, duas vezes mais vitaminas do complexo B, dez vezes mais vitamina A, sete vezes mais ferro, duas vezes mais cálcio e uma quantidade de vitamina B_{12} igual à do RDA.[8] No seu lado mais pesado, ela poderia fornecer quase duas vezes mais proteína, mas com metade de gordura. É importante lembrar que no processo da nossa transmutação cada vez menos alimentos físicos são necessários para manter o corpo de maneira adequada; portanto, muita atenção aos valores RDA não é parte do objetivo da arte da nutrição espiritual. Citei essas informações para não deixar dúvidas quanto à adequação desse tipo de dieta para aqueles que ainda pensam em termos do conceito material da nutrição.

Tanto *The Hippocrates Diet and Health Program*, de Ann Wigmore, quanto *Survival Into the 21st Century*, de Viktoras Kulvinskas, abordam detalhada e claramente como preparar e cultivar muitos dos alimentos biogênicos aos quais venho me referindo. Eu apóio o uso de sucos verdes e frescos, mas esse é um passo além do que a maioria de nós está normalmente disposta a dar. Apesar de serem bons para a saúde, não está claro se, tomados diariamente, são necessários para nossa concentração espiritual básica. Recomendo as preparações de sementes fermentadas como uma maneira adicional de ter uma fonte de proteínas de fácil assimilação e saborosa. Aumentando a proteína e a gordura com queijos de sementes biogênicas, oleaginosas e sementes maceradas, abacates e bananas, podemos aumentar nosso peso.

---

* No Brasil, equivale à Ingestão Diária Recomendada (IDR), determinada pelo Ministério da Saúde. (*N. do E.*)

Aprender a ajustar esses nutrientes para manter um funcionamento físico e uma força satisfatórios para nosso trabalho mundano é parte da arte da nutrição espiritual. No Apêndice I há uma exposição mais detalhada sobre a preparação de alimentos.

A parte Olímpica do estágio IV é o jejum: de um dia por semana, ou três dias seguidos por mês, e de dez dias, quatro vezes por ano, normalmente nas mudanças de estação. Pode-se incluir também pelo menos um jejum de 40 dias em algum momento da nossa evolução. Como foi dito no capítulo sobre jejum espiritual, esses são momentos de mais meditação e jejum das atividades mundanas. Essa é uma prática espiritual poderosa que aumenta o processo transformador. Com uma meditação maior, ela transforma mais eficazmente nosso sistema em um supercondutor para a energia Kundalini. Depois de atingirmos certo grau de purificação nesse programa de jejum, ele não é mais feito para a purificação. Seguindo uma dieta de 40% de alimentos biogênicos, 95% crua, nosso corpo é capaz de se purificar a uma razão igual à produção metabólica interna de toxinas e à exposição da poluição ambiental. Pode-se escolher entre diminuir e parar o jejum, ou usá-lo para melhorar ainda mais o fluxo supercondutivo Kundalini ou transformação transcendental.

Perspectiva final

"Pois o Reino de Deus não é comida nem bebida, mas honestidade, paz e prazer no espírito santo" (Romanos 15:17).

Sem estar no contexto da vida correta, amor, associação adequada e meditação, nenhuma dieta dará frutos espirituais. Apesar de nosso entendimento ser esotérico, estamos lidando com um processo vital bastante básico e prático chamado alimentação. Dieta não é religião ou uma procura pela verdade, mas simplesmente parte da vida correta. Nesse nível, a arte da nutrição espiritual de desenvolver a dieta mais favorável é simplesmente apropriada. É uma das práticas, em um contexto de práticas da vida, que abre as portas para nosso ponto de concentração — a harmonia e a comunhão de amor com Deus. A otimização da saúde não é o objetivo, mas um subproduto deste. Para alguns, a nutrição espiritual é também uma prática de autoconsciência que aprofunda nossa compreensão da vida correta. Para outros, é também uma prática espiritual poderosa de dieta, jejum e meditação que acelera nosso desenvolvimento espiritual aumentando a quantidade de prana cósmico em todos os corpos sutis e no corpo físico. À medida que esse prana universal aumenta dentro de nós, a consciência da nossa própria iluminação é aumentada. A nutrição espiritual é um método de iluminação pessoal completo que inclui a espiritualização do corpo, assim como da mente e do espírito.

A dieta certa é uma expressão da nossa sintonia natural com as leis da natureza como são manifestadas de Deus. Quando estamos sintonizados com elas, nossa saúde e vida espiritual são sustentadas. Uma dieta espiritualmente apropriada é tanto a causa como o resultado do nosso estado de ser. Já que é uma expressão do nosso ser e do nosso estado de harmonia, ela se manifesta como menos adequada se é submetida a fórmulas ou até mesmo receitas. A única fórmula que precisamos seguir é a aplicação ponderada e inteligente da arte da nutrição espiritual. A principal orientação para o desenvolvimento da nossa dieta é nossa experiência interior da energia Kundalini, ou, simplesmente: durante ou após uma refeição, nosso complexo mente-corpo deve se sentir energizado e bem durante o dia. Dessa forma, um método de dieta é o senso comum de harmonia pessoal. Foi por isso que mantive certa imprecisão sobre os detalhes da dieta e me concentrei nos princípios.

A consciência transcendental direta da nossa natureza verdadeira sobre quem é luz, amor e a verdade não-dualista de Deus excede qualquer prática dietética, consciência de pureza ou consciência dietética. Por todo o Antigo Testamento a comida é uma oferenda a Deus, um símbolo tradicional da comunhão com Deus. "Portanto, o que quer que comais ou bebais, fazei tudo pela glória de Deus" (1 Coríntios 10:32). Vivemos no estado de consciência como uma oferenda de amor a Deus, e vivemos nesse amor como sendo o alimento básico das nossa vidas. Dessa maneira nos tornamos esse Amor.

Resumo do Capítulo 24

1. Recapitulamos seis objetivos para se desenvolver uma dieta individualizada para a vida espiritual.
2. Existem tantos fatores importantes no nosso processo de desenvolvimento de uma dieta individualizada que o único computador capaz de correlacioná-los é o da nossa sensibilidade interior. Para usá-lo com eficácia precisamos nos tornar nosso próprio laboratório.
3. Estabilizando os modelos da hora em que comemos, do ambiente físico e emocional em que comemos, do quanto comemos e do que comemos, podemos conscientemente iniciar o processo de autoconsciência e dieta.

4. Nosso sistema de "informação" no nível físico bruto consiste de nos sentirmos bem durante todo o dia depois de comermos ou experimentarmos os efeitos de indisposições, como flatulência e enjôo, de uma dieta inadequada para nós.
5. Em um nível mais sutil, se a comunhão de amor com o Divino é bloqueada antes, durante ou depois da refeição, isso é uma informação de que não estamos na dieta certa.
6. A dieta não é estática. Precisa evoluir de uma forma que sustente e mantenha a harmonia com nossa evolução espiritual.
7. A arte da nutrição espiritual é o processo autodidático aplicado às orientações básicas sobre a nutrição espiritual no contexto de uma vida espiritual completa. É a criação da dieta certa que envolve deixar de lado os modelos não-funcionais de se relacionar com os alimentos, como as transferências alimentares.
8. Algumas dessas mudanças dietéticas acontecem espontaneamente, à medida que nossa vida espiritual se desenvolve.
9. Um método de dieta certa que envolve estudo e o cultivo de uma autoconsciência engenhosa se torna uma prática espiritual em si.
10. No processo de purificação dietética, podemos passar por um processo de desintoxicação que pode ser brando ou grave, dependendo da rapidez com que procedemos.
11. O processo da Dieta do Arco-íris no sentido de organizar nossa ingestão de alimentos se aplica a qualquer estágio de dieta, assim como o aprendizado de comer a quantidade certa de alimentos para ficarmos em harmonia com todos os níveis de nossas necessidades nutricionais e espirituais.
12. Existem quatro estágios principais de dietas de transição.
13. O estágio I é a remoção de todos os alimentos bioácidos da dieta. Esse estágio inclui a ingestão de carnes criadas organicamente.
14. O estágio II é a supressão de todas as carnes vermelhas.
15. O estágio III é uma dieta vegetariana que significa não comer peixe, aves, frutos do mar ou ovos. Inicialmente, pode ser lactovegetariana ou macrobiótica. No final do estágio III evoluímos para uma dieta correspondente a 80% de alimentos crus e 20% de alimentos cozidos, de 20% a 30% da dieta compostos de alimentos biogênicos. Essa dieta sustenta totalmente a vida espiritual e é adequada para tal.

16. O estágio IV é um nível de dieta que tanto acelera o desenvolvimento espiritual como é uma prática espiritual em si. Trata-se de uma dieta de 95% de alimentos crus que são aproximadamente de 40% a 45% biogênicos, de 55% a 60% de frutas e vegetais e de até 5% de vegetais cozidos. Esse estágio inclui o jejum uma vez por semana ou três dias por mês, e quatro jejuns de dez dias sazonais por ano.
17. Fora do contexto completo de vida correta, companhia adequada, amor e meditação, nenhuma dieta dará fruto espiritual.
18. A dieta é uma expressão da nossa sintonia natural com as leis da natureza como manifestadas de Deus. Sintonizando-nos com essas leis, sustentamos a saúde e a vida espiritual.
19. A dieta é tanto a causa como o resultado do nosso estado de ser.

Epílogo

No processo de elaboração deste livro, percebi que não estava escrevendo sobre nutrição espiritual, Dieta do Arco-íris ou o despertar e a evolução da energia Kundalini. Percebi que ele estava surgindo como parte da elevação espiral da consciência planetária se preparando para dar um salto quântico no sentido da iluminação mundial em massa. Estamos saindo de uma consciência disfuncional, egoísta, para uma nova consciência global, centrada na comunhão Divina de amor com Deus e na consciência de unidade de que todos neste planeta são de um corpo no Eu de Tudo. Estamos quase prontos para desistir dos nossos modelos disfuncionais individuais e planetários de desperdício de alimentos e de fome mundial, de acumulação de bens e pobreza mundial, de violência individual e terrorismo mundial e de alienação individual e de guerras entre nações. A fase histórica que enfatizava a salvação e a iluminação pessoal está se fundindo em um novo período histórico de salvação e iluminação de massa onde temos o potencial de perceber, como um grupo planetário unido, nossa natureza Divina individual e coletiva (que sempre tivemos).

Nutrição espiritual e a dieta do arco-íris é um esboço de alguns dos processos tecnológicos e evolutivos conscientes que podemos usar ou experimentar de maneira individual, mas ainda assim coletiva. O processo transformador da dieta adequada, vida correta, associação adequada, meditação e jejum no prazer da comunhão com Deus é uma maneira deliberada e consciente de optar pela cooperação com os modelos de evolução individual e coletiva, por estar em sincronia com a vontade de Deus no processo de evolução. Esses modelos não são novos. Eles sempre estiveram disponíveis para as massas, mas poucos tiraram vantagem deles. A graça de Deus sempre esteve neste planeta. Esses modelos, ou ensinamentos, são universais na sua aplicação, e sua sabedoria jamais envelhece. Eles foram praticados pelos essênios, vários séculos antes da época de Jesus, e pelos egípcios antigos. São praticados no Zend Avesta, de Zaratustra, nos ensinamentos de Buda, Maomé, Lao Tsé, do ioga, do hinduísmo, dos pitagóricos; pela Roda da Vida tibetana e as Leis de Moisés. As leis e modelos universais de evolução de Deus permanecem imutáveis e são tão aplicáveis quanto antes. Nas comunidades segregadas essênias, três grandes figuras — Jesus, João Batista e João, das Revelações — foram treinadas no sentido de preparar o mundo para esse salto evolutivo para a consciência. Esses ensinamentos foram dados para acelerar a abertura das portas aos estados mais elevados de consciência de Deus. A única diferença entre presente e passado é que hoje esses ensinamentos e o processo transformador estão começando a ser usados pelo público de forma massiva. Este livro é um pequeno compartilhar de um pouco dessa sabedoria eterna e simples. Optei por compartilhar algumas das minhas experiências transformadoras como parte de uma expressão mais pessoal e detalhada dos ensinamentos. Esses ensinamentos ajudam a nos desenvolvermos como pequenas unidades holográficas da consciência de Deus capazes de ressoar com a consciência cósmica em nível de massa para elevar o planeta.

A cada estágio de evolução há uma sinergia mais progressiva. Inicialmente, o átomo foi atraído ao átomo, depois a célula à célula. A Kundalini humana se fundiu na unidade do chacra da coroa com a sincronização dos cérebros esquerdo e direito e da consciência masculina e feminina. Isso cria uma experiência não-dualista do mundo, onde não há separação entre os humanos. É uma consciência que permite ao humano ser atraído ao humano, e ao sistema social ser sincronizado com o sistema social como membros do mesmo Corpo Divino de Deus. Estamos prestes a dar um salto quântico por uma sinergia social centrada no Amor da consciência unitária. Esse é o nosso destino. Este livro é um convite para que nós — a humanidade — aproveitemos a festa.

Referências para maiores informações sobre:

1. Ayurveda: *Ayurveda, a ciência da autocura*, de Vasant Lad.
2. Maná Azul-esverdeado: para informações correntes, contactar (707) 778-6501, Gabriel Cousens, M.D., 200 Spring Hill Road, Petaluma, Califórnia 94952.

3. Essências Florais e Elixires de Pedras Preciosas: (303) 442-0139, Pegasus Products, Inc., P.O. Box 228, Boulder, Colorado 80306.
4. Irradiação de Alimentos: National Coalition to Stop Food Irradiation (415) 566-CSFI, P.O. Box 590488, São Francisco, Califórnia 94159.
5. Germânio: (415) 639-4572; Germanium Revolution, P.O. Box 489, San Leandro, Califórnia 94577.
6. Hubbard, Barbara Marx: *Manual For Co-Creators of the Quantum Leap* e outras de suas fontes materiais de New Visions, (904) 378-3661, P.O. Box 5102, 3051 SE 35 St., Gainesville, Flórida 32602.
7. Fontes de Alimentos Vivos:
   (1) Irmão Viktoras Kulvinskas, M.S., Survival Foundation Inc., P.O. Box 255, Weathersfield, CT. 06109.
   (2) Ann Wigmore, (617) 267-9525, Hippocrates Health Institute, 23 Exeter St., Boston, MA. 02116.
8. Os ensinamentos de Muktananda sobre Siddha Yoga: (914) 434-2000, SYDA Foundation, P.O. Box 605, South Fallsburg, Nova York, 12779.
9. Programas e seminários sobre Nutrição Espiritual: (707) 778 6501, Gabriel Cousens, M.D., 200 Spring Hill Road, Petaluma, Califórnia 94952.

Apêndice I

A preparação de alimentos biogênicos

Por que maceramos sementes e cultivamos brotos

Quando não estamos cultivando os brotos de sementes, nós as estamos macerando. As sementes e as oleaginosas são maceradas porque a água ativa o processo de germinação das sementes. A água também lava os inibidores de enzima, fitatos (que bloqueiam a absorção de zinco e outros minerais), oxalatos (que bloqueiam a absorção de cálcio e podem causar o enrijecimento das juntas) e outros inibidores metabólicos da semente projetados para evitar que ela germine até a hora certa. A água também ativa as enzimas de germinação que iniciam a germinação pré-digestiva para decompor proteínas em aminoácidos livres, gorduras em ácidos graxos e amido em carboidratos simples.

Instruções para macerar sementes e oleaginosas

As sementes de gergelim, abóbora, girassol, alfafa, salvina, linhaça e aveia precisam de um mínimo de seis horas de molho. As amêndoas, outras oleaginosas, leguminosas, feijões, trigo, arroz, painço e centeio requerem um mínimo de 12 horas. As sementes e oleaginosas mais fáceis de se usar nestas receitas são as de girassol, abóbora, gergelim e amêndoas.

O cultivo de brotos de sementes

O broto mais fácil de se cultivar é o da alfafa. Para um pote de conservas de tamanho pequeno com uma boca larga adicione três colheres (chá) de sementes de alfafa. Encha a jarra, cobrindo as sementes com dez centímetros de água. Deixe-as embebidas por uma noite ou oito horas. Para retirar as cascas, pesque-as com uma colher quando subirem para a superfície. Escorra a água utilizando uma tampa perfurada ou uma peneira. Enxágüe três vezes com água pura ou até que o líquido derramado esteja limpo. Escorra novamente e guarde o pote em um lugar escuro por 24 horas, até que as sementes comecem a brotar. Depois coloque-as na luz do dia enquanto crescem. Uma grelha inclinada, como um escorredor de pratos, fornece um bom sistema de escoamento para os potes de brotos. No período de três a cinco dias do processo de cultivo do broto, enxágüe os brotos de uma a duas vezes por dia. Eles podem estar prontos para serem comidos no segundo dia de cultivo e atingem seu melhor ponto de cinco a sete dias. Pode-se guardá-los na geladeira. É comum as pessoas cultivarem diferentes brotos no mesmo pote, pela variedade dos gostos. Muitos normalmente gostam de munguba, lentilha, feno-grego, rabanete e cravo juntos.

Instruções para o preparo de leite de sementes e oleaginosas

Depois que as sementes ou oleaginosas estiverem maceradas, misture-as imediatamente à razão de uma xícara de sementes para uma xícara de água. Triture-as no liqüidificador, adicionando aos poucos mais uma xícara de água. Também podemos deixar que germinem por oito horas antes de misturá-las. Essa germinação adicional pode aumentar sua potência, mas não é essencial para assegurar a capacidade de digestão e a qualidade biogênica do alimento. Quando o leite primário da semente ou oleaginosa se formar, adicione os ingredientes secundários que melhoram a qualidade culinária e se destinam às nossas necessidades específicas para o equilíbrio do corpo. Para o café-da-manhã, bananas, figos macerados ou outra fruta podem ser adicionados à mistura. Essas sementes maceradas e germinadas se tornam alcalinas em sua reação com o corpo e combinam bem com todas as categorias de frutas. Para temperos de saladas e molhos para vegetais, adicione vegetais, ervas ou condimentos. Gengibre e pimenta-de-caiena ajudam a esquentar e limpar. Pepino e aneto refrescam em um dia quente. O molho de semente de pepino, aneto e abóbora é um dos meus favoritos para a salada do almoço. Vegetais variados, como abobrinhas ou beterrabas, ou até mesmo brotos, adicionam sabor e textura. O abacate é uma grande combinação. Explore e divirta-se.

Para as sementes de gergelim, é melhor usar as integrais (não descascadas), porque elas permanecem frescas. Deixe de molho por uma noite, escorra a água e misture por dois minutos. O liqüidificador tritura as cascas. A seguir, coe a mistura com uma gaze ou saco plástico de germinação; o líquido restante é o leite da semente. Está pronto para ser combinado com outros componentes ou bebido puro.

O preparo de queijos de sementes

Obtém-se o queijo de sementes deixando que o molho de sementes fermente de oito a dez horas em temperatura ambiente de até 43ºC. Gosto de fazer um queijo mais saboroso adicionando ervas e condimentos, como *curry* e aneto. Lactobacilos procriados no ar entram no molho das sementes para criar a fermentação; para melhorar o processo, um pouco de queijo de semente da última leva pode ser adicionado. De qualquer um dos modos, o processo parece funcionar. A fermentação continua a pré-digerir a proteína e nos deixa com um alto resíduo de vitamina B_{12} e outros complexos da vitamina B. À medida que o queijo de sementes amadurece, o soro do leite se separa no fundo. Um cheiro azedo indica que o processo amadureceu. Separe o soro fazendo um buraco no queijo de semente perto da beira do pote de vidro e derrame o conteúdo suavemente através de um saco de germinação, apertando-o para forçar a saída do excesso de soro. Se apertar muito forte, o saco pode estourar e o queijo ficará "sorado"! Se isso acontecer, console-se sabendo que não foi o primeiro a fazer isso. Para secá-lo, aperte-o o máximo possível por alguns minutos e depois pendure-o para secar de duas a seis horas. Guarde-o na geladeira, onde permanecerá bom por aproximadamente três dias. Sirva-o com salada ou frutas doces ou pouco ácidas.

O iogurte de sementes é feito de um "soro" parecido, mas ele deve ser recolhido quando o processo de fermentação estiver em andamento de quatro a seis horas, antes de o soro se separar.

Cultivando grama-do-trigo

As instruções para a grama-do-trigo se aplicam ao cultivo de outras folhas como o trigo-sarraceno e o girassol. Ponha o grão orgânico da grama-do-trigo de molho por 12 horas e deixe-o germinar também por 12 horas. Jogue uma camada fina de grãos e cubra-os com uma camada fina de terra adubada. Uma xícara de grãos enche uma bandeja de 25 x 35 x 2 centímetros. Cultive em temperatura ambiente e com luz do sol indireta, e mantenha a terra úmida. Quando os brotos chegarem a 25-30 centímetros, estarão prontos para serem colhidos. Para colher, corte o mais perto da terra possível, onde os nutrientes são mais concentrados. Salpique as folhas verdes em saladas ou use-as para fazer sucos. As folhas podem ser guardadas por uma semana, mas o suco começa a estragar depois de meia hora.

O preparo de saladas e sopas

Variados molhos para saladas e sopas podem ser feitos de alimentos crus usando-se um liqüidificador. Tendo o abacate como base, adicione um único ingrediente suplementar, como suco de cenoura, pepino, tomates, suco de limão, uma variedade de vegetais, ou até mesmo brotos. Acrescente ervas e condimentos, como gengibre, alho, aneto, coentro e manjericão.

Uma ótima sopa para o jantar da Dieta do Arco-íris é uma xícara de beterrabas cruas fatiadas misturadas com um abacate. Acrescente um pouco de alguma alga e água até ficar com a consistência certa. O abacate equilibra o gosto da beterraba.

As pessoas com problemas digestivos serão beneficiadas pela mistura de saladas inteiras às sopas. Elas são mais fáceis de digerir e permitem aproveitar a vantagem de enzimas biologicamente ativas.

Dessa forma, o preparo de alimentos é criativo, saudável, rápido e, mais importante de tudo, simples. Não existem receitas complicadas a serem seguidas, exceto aquelas da nossa própria sensibilidade interior. É para os não-cozinheiros divertidos e criativos.

Para maiores detalhes, veja: *The Hippocrates Diet*, de Ann Wigmore, ou *Survival Into the 21st Century*, de Viktoras Kulvinskas.

"Um Rei que não pode governar sua dieta
Dificilmente governará seu reino com paz e tranqüilidade."
Anônimo, século XI, Regimen Sanitatis Salernitanum

Apêndice II

Meditação

O significado da meditação

A meditação faz normalmente parte da nossa vida. Quando nos concentramos em dirigir um carro, praticar um esporte ou escutar uma palestra, estamos meditando. A meditação é o processo de se concentrar em algo. Quando nos concentramos interiormente na luz de Deus, no Eu, e não em alguma coisa externa, estamos praticando o que formalmente se chama de meditação. Quando nos tornamos direcionados na nossa concentração, o pensamento pára, o tempo pára, e a luz interior do Eu de Deus brilha por nosso estado desperto como um momento perfeito. A maioria das pessoas passa por esses momentos "perfeitos" por meio de atos simples como o de ver um lindo pôr-do-sol ou escutar uma bela música. A única diferença entre esses momentos esporádicos de meditação e a meditação formal é que o Eu não é transitório e a prática diária da meditação fortalece nossa capacidade de concentração no Eu. A idéia é aumentar o tempo de contato com o Divino. Quando estamos mais em contato com o Eu, começamos a pensar em nós mesmos de uma maneira diferente. Ficamos conscientes de que nós e toda a criação são um com Deus. Quando compreendemos isto, começamos a compreender como tudo é. Este é o conhecimento adquirido na meditação. A experiência dessa Verdade contraria o que freqüentemente nos ensinam, que somos pecadores, maus, perversos. Para alguns, esse conhecimento é profundamente transformador; outros podem ter medo de abandonar seus velhos moldes. Não meditamos para alcançar Deus, mas para termos consciência do Deus dentro de nós. Em Salmos 46:10, lemos:

"Aquietai-vos, e sabei que eu sou Deus." Isto é comunhão de amor com Deus.

Uma técnica de meditação

A principal questão da meditação é aprender como se relacionar com a mente, pois é esta que nos distrai da comunhão. Assim, devemos aprender a não nos concentrarmos nas nossas lutas ou pensamentos. É melhor tentar testemunhá-los como parte do jogo da mente, em vez de identificá-los como reais ou com quem somos. É como assistir a um filme lembrando que não passa de um filme. Nosso verdadeiro Eu é a tela branca da consciência onde o filme é passado. É importante não lhes dar nenhuma energia lutando contra eles ou julgando-os. Muitas experiências incomuns acontecem durante a meditação, e é melhor deixar que elas passem e o nosso sistema se purifique.

Outra técnica poderosa para trabalhar com a mente é usar um mantra. A palavra mantra significa aquilo que nos protege, principalmente da nossa mente. Existem vários mantras, e posso compartilhar com vocês os que aprendi. O primeiro é "Om Namah Shivaya", que grosseiramente significa "Eu reverencio o Deus dentro de mim". É um dos vários nomes de Deus. Seu significado é importante porque nossa mente é permeada do que estamos pensando. Repetindo este mantra, estamos chamando o Deus dentro de nós. É uma oração porque comunica a Deus que estamos querendo fazer contato. Meditar é escutar a resposta de Deus na quietude do nosso coração. Na meditação, repetimos este mantra mentalmente em qualquer velocidade que escolhermos ou até mesmo harmonizando-o com a respiração. O melhor mantra para se repetir com a respiração é o universal "So Ham" (Eu Sou Aquele Que Sou), porque é o som e o ritmo natural da respiração. O mantra "So Ham" é encontrado em muitas religiões. Por exemplo, no Êxodo 3:14 era o "Eu Sou Aquele Que Sou" que Moisés dava como o nome de Deus. Pensamos Ham na inspiração e So na expiração. O espaço silencioso entre o Ham da inspiração e o So da expiração, onde a mente está quieta, é o espaço do Eu. Com a prática da meditação, o espaço silencioso vai se estendendo mais. Quando alcançamos o ponto em que a mente está quieta, é hora de deixar o mantra e simplesmente Ser na consciência de Deus.

Para meditar é importante encontrar uma posição confortável para que possamos sentar quietos durante o período de meditação. Sentar no chão de pernas cruzadas ou em um banco ou almofada é o que a maioria das pessoas associa à meditação, mas sentar-se reto em uma cadeira com ambos os pés no chão também funciona. Qualquer posição em que a mente possa estar em descanso serve. A melhor hora para meditar é de manhã cedo antes de termos comido, enquanto o mundo ainda está quieto. Entretanto, qualquer hora que acharmos proveitosa para meditar é a hora certa. Quanto mais regularmente meditarmos, mais fácil se tornará. Freqüentemente as pessoas começam com vinte minutos e vão aumentando até uma hora. Finalmente, quando nos tornamos alguém com o conhecimento da meditação, todo o momento da nossa vida se torna uma meditação, uma comunhão de amor com Deus.

Referências bibliográficas

Introdução do autor

1. Callaham, Philip. *Tuning into Nature.* Old Greenich CN Devin-Adair Press, 1975.
2. Dosset, Larry. *Space, Time, and Medicine.* Boulder: Shambhala Publications Inc., 1982.
3. *The Teachings of Bhagavan Sri Ramana Maharshi in His Own Words*, editado por Arthur Osborne. Madras, Índia: publicado por T.N. Venkataraman, 4ª ed., 1977.

Capítulo 1

1. Kervan C. L. e Abehsera, M. *Biological Transmutations.* Nova York: Swan House Publishing Co., 1972.
2. Ibid.
3. Ibid.
4. Ibid.
5. Ibid.
6. Ibid.
7. Szent-Gyorgyi. *Introduction to Submolecular Biology.* Londres: Academic Press, 1960.
8. Kervan C. L. e Abehsera, M. *Biological Transmutations.* Nova York: Swan House Publishing Co., 1972.
9. Williams, Roger. *Biochemical Individuality.* Austin: University of Texas Press, 1956.
10. Kervan C. L. e Abehsera, M. *Biological Transmutations.* Nova York: Swan House Publishing Co., 1972.
11. Brewer, Richarde Hahn, Erwin. *Scientific American.* Dez. 1984, vol. 251, págs. 50-57.
12. Kervan C. L. e Abehsera, M. *Biological Transmutations.* Nova York: Swan House Publishing Co., 1972.

Capítulo 2

1. Vogel, Marcel, comunicação pessoal, 1986.

2. Bearden, T. E. *The New Tesla Electromagnetics and the Secrets of Electrical Free Energy.* Tesla Book Co., Millbrae, CA 1982.
3. Trombley, Adam, comunicação pessoal, 1986.
4. Programa de Solicitação do Departamento de Defesa para F/Y, 1986 AF 86-77.
5. Callaham, Philip. *Tuning into Nature.* Old Greenich, CN: Devin-Adair Press, 1975.
6. Bearden, T. E. *Toward a New Electromagnetics, Part III: Clarifying the Vector Concept.* Millbrae. CA: Tesla Book Co., 1983.
7. Sheldrake, Rupert. *A New Science of Life.* Los Angeles: J. P. Tarcher, Inc., 1981.
8. Toben, Robert. *Space, Time, and Beyond.* Nova York: E. P. Dutton and Co., Inc., 1975.
9. Friedman, H. L., Krishman, C. V. e Jolicoeur, C. *Ionic Interactions in Water.* Ann. N.Y. Academic of Science 1972, 204: págs. 77-99.
10. Clegg, James. "Metabolism and the Intracellular Environment: The Vicinal Water Network Model", em *Cell Associated Water.* Drost-Hansen, W. e James Clegg (eds.). Nova York: Academic Press, 1979, págs. 363-413.
11. Cope, Freeman. "Structured Water and Complex Na+ and K+ in Biological Systems Water Structure at the Water-Polymer Interface." Atas do Simpósio da Sociedade Química Americana, editado por H. H. Jellinek, Nova York: Plenum Press, 1972, págs. 14-17.
12. Ling, Gilbert. "Water Structure at the Water-Polymer Interfaee." Atas do Simpósio da Sociedade Química Americana, editado por H. H. Jellinek, Nova York: Plenum Press, 1972, págs. 4-13.
13. Hansen, J. Yellin. "W. NMR and Infra Spectroscopic Studies of Stratum Corneum Hydration". Atas do Simpósio da Sociedade Química Americana, editado por H. H. Jellinek, Nova York: Plenum Press, 1972, págs. 19-28.
14. Clegg, James. "Metabolism and the Intracellular Environment: The Vicinal Water Network Model", em *Cell Associated Water.* Drost-Hansen, W. e James Clegg (eds.). Nova York: Academic Press, 1979, págs. 363-413.
15. Ibid.
16. Ibid.
17. Hazelwood, Carlton. "A View of the Significance and Understanding of the Properties of Cell Associated Water", em *Cell Associated Water.* Drost-Hansen, W. e James Clegg (eds.). Nova York: Academic Press, 1979, pág. 165.
18. Mikesell, Norm. "Cellular Regeneration", San José: Psychic Research Newsletter, 1985, págs. 1-10.
19. Ibid.
20. Bachechi, Orie. *When Light Touches Many Changes Take Place.* Albuquerque, N.M. Kiva, Inc., 1984.
21. Ibid.

Capítulo 3

1. Nisargadatta, Maharaj. *Eu sou aquilo.* Trancoso, BA: Advaita, 2005.
2. Hotema, Hilton. *Higher Consciousness.* Mokelumne Hill, CA: Health Research, 1962.
3. Yoganada, Paramahansa. *Autobiografia de um iogue.* Rio de Janeiro: Sextante, 2006.
4. Chia, Mantak e Winn, Michael. *Segredos taoístas do amor.* São Paulo: Roca, 2001.
5. Ibid.
6. Airola, Paavo. *Worldwide Secrets for Staying Young.* Phoenix, AZ: Health Plus, 1982.
7. Ibid.

8. Hotema, Hilton. *Higher Consciousness.* Mokelumne Hill, CA: Health Research, 1962.
9. Murthy, T. S. Anantha. *Maharoj.* San Rafael, CA: Dawn Horse Press, 1972.
10. Zevin, Rabbi S. Y. *A Treasury of Chassidic Tales.* Nova York, NY: Mesorah, 1981.
11. Ibid.
12. Yogananda, Paramahansa. *Autobiografia de um iogue.* Rio de Janeiro: Sextante, 2006.
13. Ibid.
14 .Ibid.
15. Ibid.
16. Ibid.
17. Ibid.
18. Burkus, J. *Terese Neumanaite.* Chicago: Suduvos Press, 1953.
19. Chia, MantakeWinn, Michael. *Segredos taoístas do amor.* São Paulo: Roca, 2001.
20. Yogananda, Paramahansa. *Autobiografia de um iogue.* Rio de Janeiro: Sextante, 2006.
21. Lo'ez, MeAm. *The Torá Anthology.* Nova York, NY/Jerusalém: Maznaim, 1977.
22. Ibid.
23. Ibid.
24. Szekely, Edmond Bordeaux. *The Essenes by Josephus and His Contemporaries.* U.S.: International Biogenic Society, 1981.
25. Murthy, T. S. Anantha, Maharos, San Rafael, CA: Dawn Horse Press, 1972.
26. Ibid.
27. Airola, Paavo. *Worldwide Secrets for Staying Young.* Phoenix, AZ: Health Plus, 1982.
28. Ibid.
29. Wallace, R. K. "Effects of the TM and TM Sidhi Program on the Aging Process", International Journal of Neuroscience, 16(1). 1982, págs. 53-58.
30. Little, W. A. "Superconductivity at Room Temperature", *Scientific American,* 212, 21; 1965.
31. "Melanin as Key Organizing Molecule", *Brain Mind Bulletin.* Los Angeles: Interface Press, agosto, 1983, págs. 1-8.
32. McClare, C. W. F. "Resonance in Bioenergetics", *Annals of the New York Academy of Sciences,* 227: 74-91, 1974.
33. Yogananda, Paramahansa. *Autobiografia de um iogue.* Rio de Janeiro: Sextante, 2006.
34. Ibid.
35. *The Lost Books of the Bible and The Forgotten Books of Eden.* Nova York: World, 1972.

Capítulo 4

1. Steiner, Rudolf. *Agricultural.* Londres, N.W.J.: Bio-Dynamic Agricultural Association, 1977.
2. Vogel, Marcel, comunicação pessoal, 1986.
3. Schmidt, Gerhard. *The Dynamic of Nutrition.* RI: Bio-Dynamic Literature, 1980.
4. Ibid.
5. Nisargadatta, Maharaj. *Eu sou aquilo.* Trancoso, BA: Advaita, 2005.

Capítulo 5

1. Motoyama, Hiroshi. *Teoria dos chacras: ponte para a consciênia superior.* São Paulo: Pensamento, 1988.
2. Joy, W. Brugh. *Joy's Way.* Los Angeles: J. P. Tarcher, Inc., 1979.

3. Badgley, L. "New Method for Locating Acupuncture Points and Body Field Distortions", *American Journal of Acupunture.* Vol. 12, nº 3, julho-setembro 1984, págs. 219-228.
4. Neff, Dio. "The Great chacra Controversy", *Yoga Journal.* Berkeley, CA: California Yoga Teachers Association, nov./dez., 1985, págs. 42-45.
5. Motoyama, Hiroshi. *Teoria dos chacras: ponte para a consciênia superior.* São Paulo: Pensamento, 1988.
6. Joy, W. Brugh, *Joy's Way.* Los Angeles: J.P. Tarcher, Inc., 1979.
7. Motoyama, Hiroshi. *Teoria dos chacras: ponte para a consciênia superior.* São Paulo: Pensamento, 1988.
8. Joy, W. Brugh. *Joy's Way.* Los Angeles: J.P. Tarcher, Inc., 1979.
9. Murphy, Michael e White, Rhea A. *The Psychic Side of Sports.* Menlo Park, CA/Londres/ Amsterdã/Don Mills, Ontário/Sidney: Addison-Weslet, 1978.
10. Colton, Ann Ree. *Kundalini West.* Glendale, CA: Arc Publishing, 1978.

Capítulo 6

1. Brother, Charles, MHS, comunicação pessoal, 1986.

Capítulo 7

1. Jung, Carl, e Hunter, J. *Kundalini Yoga.* Manuscrito não publicado, 1932.
2. Krishna, G., *Kundalini: The Evolutionary Energy in Man.* Berkeley: Shambhala, 1971.
3. Muktananda, Swvami. *Kundalini: o segredo da vida.* Rio de Janeiro: Siddha Yoga Dham Brasil, 1996.
4. Ibid.
5. Katz, R. "Education for Transcendence: Lessons from the !Kung Zhu/Twasi". *Journal of Transpersonal Psychology.* Volume 2, 1973, págs. 136-155.
6. Luk, C. *The Secrets of Chinese Meditation.* Nova York, NY: Samuel Weiser, 1972.
7. Rohrbach, P. *The Search for St. Therese.* Nova York, NY: Deli, 1963.
8. Sannella, Lee. *A experiênia de Kundalini: psicose ou transcendência?* São Paulo: Culturix, 1992.
9. Ibid.
10. Ibid.
11. Ibid.
12. Muktananda, Swami. *Kundalini: o segredo da vida.* Rio de Janeiro: Siddha Yoga Dham Brasil, 1996.
13. Ibid.

Capítulo 8

1. *The Lost Books of the Bible and The Forgotten Books of Eden.* Nova York, NY: World, 1972.
2. Wurtman, Richard J. "The Effects of Light on the Human Body", *Scientific American.* São Francisco, CA: W. H. Freeman and Company, Vol. 233, nº 1, págs. 68-77, julho, 1975.
3. Brody, Jane E. "Surprising Heaith Impact Discovered for Light", *Science Times.* Nova York, NY: The New York Times, nov. 13, 1984.

4. Ibid.
5. Ibid.
6. National Institute of Mental Health. *Biological Rhythms in Phychiatry and Medicine.*
7. Ibid.
8. Downing, John, comunicação pessoal, 1986.
9. Wurtman, Richard J. "The Effects of Light on the Human Body", *Scientific American.* São Francisco, CA: W.H. Freeman and Company, vol. 233, nº 1, julho, 1975, págs. 68-77.
10. National Institute of Mental Health. *Biological Rhythms in Phychiatry and Medicine,* págs. 120-132.
11. "Melanin as Key Organizing Molecule", *Brain Mind Bulletin.* Los Angeles, CA: Vol. 8, nº 12/13, 11 de julho/1º de agosto, 1983, págs. 1-8.
12. Ibid.
13. Levine, Steve. "Oxygen, Bioelectricity and Life", *American Chiropractor.* Julho, 1986, págs. 1-8.
14. Levine, Steve. "Oxygen Immunity, Cancer, and Candida", apresentado na Sociedade de Medicina Ambiental. Clearwater, FL: out., 1986, págs. 1-10.
15. Babior, B. M. 'The Role of Active Oxygen in Microbial Killing by Phagocytes" em *Pathology of Oxygen.* Editado por A. P. Antoe, Nova York, NY: Academic Press, 1982.
16. Levine, Steve e Kidd, Paris. *Antioxidant Adaptation; Its Role in Free Radical Pathology.* São Francisco, CA: Biocurrent Press, 1985.
17. Ibid.
18. Heritage, Ford. *Composition and facts About Food.* Molelimne Hill, CA: Health Research, 1968.
19. Kamen, Betty, "Vitamin O: The Oxygen Nutrient", *Let's Live,* vol. 54, nº 7, julho 1986, págs. 1-8.
20. Kazuhiko, Asai. *Miracle Cure, Organic Germanium.* Japão: Japan Publications, Inc., 1980.
21. Ibid.
22. Leadbeater, C. W. *Os chacras.* São Paulo: Pensamento, 1981.
23. Chia, Mantak e Winn, Michael. *Segredos taoístas do amor.* São Paulo: Roca, 2001.
24. Kornfield, Jack. "The Sex Lives of Gurus", *The Yoga Journal,* vol. 63, julho/agosto, 1985, págs. 26, 27, 28 e 66.
25. *The Teachings of Bhagavan Sri Ramana Maharshi in His Own Words.* Editado por Arthur Osborne, Madras, Índia: publicado por T.N. Venkataraman, 4ª ed., 1977.
26. Dubrov, A. P. *The Geomagnetic Field and Life.* Nova York: Plenum Press, 1978.

Capítulo 9

1. Hunt, Roland. *As sete chaves da aura pela cor.* São Paulo: Pensamento, 1984.

Capítulo 10

1. Vogel, Marcel, comunicação pessoal, 1986.
2. Rein, Glen. "Biological Crystals", apresentado no Primeiro Congresso Internacional de Cristais, São Francisco: junho, 1986.

3. Basset, Andrew C. "Biophysical Principles Affecting Bone Structure", *The Biochemesty and Physiology of Bone.* Nova York, NY: Academic Press, 1971, págs. 1-76.
4. Basset, Andrew. "Biological Significance of Piezoelectricity", *Calc. Tiss.* Res. I, 252-272, 1968.
5. Basset, Andrew C. "Biophysical Principles Affecting Bone Structure", *The Biochemistry and Physiology of Bone.* Nova York, NY: Academic Press, 1971, págs. 1-76.
6. Basset, Andrew. "Biological Significance of Piezoelectricity", *Calc. Tiss.* Res. I, 252-272, 1968.
7. Ibid.
8. Basset, L. S. Tzitzikalakis, G. Pawluk, R. J. e Basset, C. A. L. "Prevention of disuse osteoporosis in the by of means of pulsing electromagnetic fields." *Electrical Properties of Bone and Carlilage; Experimental Effects and Clinical Applications.* Editado por C.T. Brighton, J. Black e S.R. Pollack, Nova York, NY: Grune and Stratton, págs. 605-630, 1979.
9. Bassett, C. A. L. *et al.* "Modification of Fracture Repair with Selected Pulsing Electromagnetic Fields", *The Journal of Bone and Joint Surgery,* vol. 64-A, nº 6, págs. 888-895, julho, 1982.
10. Basset, Andrew C. "Biophysical Principles Affecting Bone Structure", *The Biochemistry and Phisyology of Bone.* Nova York, NY: Academic Press, págs. 1-76, 1971.
11. Basset, C.A.L. "Pulsing Electromagnetic Fields: A New Approach for Surgical problems", *Metabolic Surgery.* Editado por Henry Buchward, M.D., e Richard L. Varcho, M.D. Nova York, NY: Grune and Stratton, págs. 225-306, 1978.
12. McClare, C. W. E. "Resonance in Bioenergetics", *Annals of the N.Y. Academy of Sciences,* 227: 74-91, 1974.
13. *Liquid Crystals and Ordered Fluids.* Editado por Jonhson, J.E. e Porter, R. S., Nova York, NY: Plenum Press, 1970.
14. Mikseli, "Structured Water: Its Healing Effects of the Diseased State". San José, CA: PRI, 1985, págs. 1-10.
15. Rapp, R. R. "An Atlas of Celular Oscillators". *Journal Exp. Biol.* 81, 281-306, 1979.
16. Gurudas. *Gem Elixirs and Vibrational Healing,* Vol. 1. Boulder, CO: Cassandra Press, 1985.

Capítulo 11

1. Rein, Glen. "Biological Crystals", apresentado na Primeira Conferência Internacional de Cristais, São Francisco, CA: 1986.
2. Ibid.
3. Vogel, Marcel, comunicação pessoal, 1986.
4. Gurudas. *Gem Elixirs and Vibrational Healing,* Vol. 1. Boulder, CO: Cassandra Press, 1985.
5. Basset, Andrew C. "Biophysical Principles Affecting Bone Structure", *The Biochemestry and Physiology of Bone.* Nova York, NY: Academic Press, págs. 1-76, 1971.
6. Basset, Andrew. "Biological Significance of Piezoelectricity", *Calc. Tiss.* Res. 1, 252-272, 1968.
7. Basset, Andrew C. "Biophysical Principles Affecting Bone Structure", *The Biochemistry and Physiology of Bone.* Nova York, NY: Academic Press, págs. 1-76, 1971.

8. Lipton, Bruce. "Liquid Crystal Consciousness, The Celular Basis of Life", apresentado na Primeira Conferência Internacional de Cristais, São Francisco, CA:1986.

Capítulo 13

1. Howell, Edward. *Food Enzymes for Health and Longevity.* Woodstock Valley, CT: Omangod Press, 1946.
2. Wigmore, Ann. *The Hippocrates Diet.* Wayne, NJ: Avery Publishing Group Inc., 1984.
3. Howell, Edward. *Food Enzymes for Health and Longevity.* Woodstock Valley, CT: Omangod Press, 1946.
4. Ibid.
5. Ibid.
6. Schroeder, Henry A. *The Trace Elements and Man.* Old Greenwich, CT: 1975.
7. Howell, Edward. *Food Enzymes for Health and Longevity.* Woodstock Valley, CT: Omangod Press, 1946.
8. Ibid.
9. Ibid.
10. Ibid.
11. Pottenger, F. M. "The Effect of Heat Processed Foods and Metabolized Vitamin D Milk on the Dento-Facial Structure of Experimental Animals", *American J. Orthodontics and Oral Surgery,* agosto, 1946, págs. 467-485.
12. Kouchakoff, Paul. "The Influence of Cooking Food on the Blood Formula of Man", Atas: Primeiro Congresso Internacional de Microbiologia, Paris. 1930.
13. Kulvinskas, Viktoras. *Survival Into the 21st Century.* Woodstock Valley, CT/Fairfield, IA: 21st Century Publications, 1975.
14. Ibid.
15. Airola, Paavo. *Are You Confused?* Phoenix, AZ: Health Plus, Publishers, 1974.
16. Szekely, Edmond Bordeaux. *O evangelho essênio da paz.* São Paulo: Pensamento, 1997.
17. Howell, Edward. *Food Enzymes for Health and Longevity.* Woodstock Valley, CT: Omangod Press, 1946.
18. Kulvinskas, Viktoras. *Survival Into the 21st Century.* Woodstock Valley, CT/Fairfield, IA: 21st Century Publications, 1975.
19. McCluskey, C. "The Little-Finger Test", *The Lancet.* Dez., 29, 1973, pág. 1503.
20. Szekely, Edmond Bordeaux. *The Chemistry of Youth.* U.S.: International Biogenic Society, 1977.
21. Szekely, Edmond Bordeaux. *The Essenes by Josephus and His Contemporaries.* U.S.: International Biogenic Society, 1981.
22. Szekely, Edmond Bordeaux. *The Chemistry of Youth.* U.S.: International Biogenic Society, 1977.
23. Szekely, Edmond Bordeaux. *The Essene Way Biogenic Living.* U.S.: International Biogenic Society, 1978.
24. Howell, Edward. *Food Enzymes for Health and Longevity.* Woodstock Valley, CT: Omangods Press, 1946.
25. Ibid.
26. Wigmore, Ann. *The Hippocrates Diet.* Wayne, NJ: Avery Publishing Group Inc., 1984.

27. Szekely, Edmond Bordeaux. *The Chemistry of Youth.* U.S.: International Biogenic Society, 1977.
28. Ibid.
29. Ibid.
30. Ibid.
31. Airola, Paavo, *How to Get Well.* Phoenix, AZ: Health Plus, Publishers, 1974.
32. Kulvinskas, Viktoras. *Survival Into the 21st Century.* Woodstock Valley, CT/Fairfield, IA; 21st Century Publications, 1975.

Capítulo 14

1. Airola, Paavo. *Are You Confused?* Phoenix, AZ: Health Plus, Publishers. 1974.
2. Ibid.
3. Ibid.
4. Ibid.
5. Kulvinskas, Viktoras. *Survival Into the 21st Century.* Woodstock Valley, CT/Fairfield, IA: 21st Century Publications, 1975.
6. Airola, Paavo. *How To Get Well.* Phoenix, AZ: Health Plus, Publishers, 1974.
7. Ibid.
8. Ibid.
9. Wendt, L., Wendt, T., e Wendt, A. "Protein Transport and Protein Storage in Etiology and Pathogenesis of Arteriosclerosis", *Ernahrungswiss.* Dietrich Steinkopff Verlag, 1975, págs. 1-38.
10. Levine, Steve e Kidd, Paris. *Antioxidant Adaptation: Its Role in Free Radical Pathology.* São Francisco, CA: Biocurrents Press, 1985.
11. Airola, Paavo. *Are You Confused?* Phoenix, AZ: Health Plus, Publishers, 1974.
12. Airola, Paavo. *How To Get Well.* Phoenix, AZ: Health Plus, Publishers, 1974.
13. Kulvinskas, Viktoras. *Survival Into the 21st Century.* Woodstock Valley, CT/Fairfield, IA: 21st Century Publications, 1975.
14. Airola, Paavo. *Are You Confused?* Phoenix, AZ; Health Plus, Publishers, 1974.

Capítulo 15

1. Scharffenberg, Jonh A. *Problems with Meat.* Santa Bárbara, CA: Press, 1979.
2. Ibid.
3. Airola, Paavo. *Are You Confused?* Phoenix, AZ: Health Plus, Publishers, 1974.
4. Ibid.
5. Ibid.
6. Schmidt, Gerhard. *The Dynamics of Nutrition.* RI: Bio-Dynamic Literature, 1980.
7. Swank, Roy e Pullen, Mary-Helen. *The Multiple Sclerosis Diet Book.* Nova York, NY: Doubleday and Company, Inc., 1977.
8. Schmidt, Gerhard. *The Dynamics of Nutrition.* RI; Bio-Dynamic Literature, 1980.
9. Ibid.
10. Ibid.
11. Shim, Kin, M.D. ed. *A Cancer Journal for Clinicians.* 24, nº 3, 189, 1974, págs. 188-189.

12. Ibid.
13. Kulvinskas, Viktoras. *Survival Into the 21st Century*. Woodstock Valley, CT/Fairfield, IA: 21st Century Publications, 1975.
14. Cott, Allan. *Jejum: A dieta ideal*. Rio de Janeiro: Record, 2002.

Capítulo 16

1. Thakkur, Chandrashekhar G. *Introduction to Ayurveda*. Índia: Shri Gulabkunverba Ayurvedic Society, 1976.
2. Ibid.
3. Hass, Elson M. *Staying Healthy with the Seasons*. Millbrae, CA: Celestial Arts, 1981.
4. Lad, Vasant. *Ayurveda: A ciência da autocura*. São Paulo: Ground, 1997.
5. Ballentine, Rudolph. *Diet and Nutrition*. Honesdale, PN: The Himalayan Intl. Institute, 1982.

Capítulo 17

1. Airola, Paavo. *How to Get Well*. Phoenix, AZ: Health PIus, Publishers, 1974.
2. Morishita, Kellchii. *The Hidden Truth of Cancer*. Oroville, CA: GOMF, 1976.
3. Ibid.
4. Kulvinskas, Viktoras. *Live Food Longevity Recipes*. Woodstock Valley, CT: 1986.
5. Airola, Paavo. *How to Get Well*. Phoenix, AZ: Helath Plus, Publishers, 1974.
6. Ibid.
7. Aihara, Herman. *Acid and Alkaline*. Oroville, CA: George Ohsawa Macrobiotic Foundation, 1986.
8. Ibid.
9. Heritage, Ford. *Composition and Facts About Food*. Mokelumne Hill, CA: Health Research, 1968.
10. Hass, Elson M. *Staying Healthy with the Seasons*. Millbrae, CA: Celestial Arts, 1981.
11. Airola, Paavo. *How to Get Well*. Phoenix, AZ: Health Plus, Publishers, 1974.
12. Heritage, Ford. *Composition and Facts About Food*. Mokelumne Hill, CA: Health Research, 1968.
13. Ibid.
14. Aihara, Herman. *Acid and Alkaline*. Oroville, CA: George Ohsawa Macrobiotic Foundation, 1986.
15. Ibid.
16. Ibid.
17. Ibid.
18. Kushi, Michio. *A cura natural pela macrobiótica*. São Paulo: Ground, 1983.
19. Szekely, Edmond Bordeaux. *O evangelho essênio da paz*. São Paulo: Pensamento, 1997.

Capítulo 18

1. Schmidt, Gerhard. *The Dynamics of Nutrition*. RI: Bio-Dynamic Literature, 1980.
2. Ibid.
3. Argus-Courier, 3 de set. de 1986.

4. Saraswati, Srimat Swami Shivananda. *Yoga Therapy.* Calcutá: Sree Gopal Press, 1978.
5. Ibid.
6. Ibid.
7. Airola, Paavo. *How to Get Well.* Phoenix, AZ: Health Plus, Publishers, 1974.
8. Hawkins, David e Pauling, Linus. *Orthomolecular Psychiatry.* São Francisco, CA: W.H. Freeman and Company, 1973
9. Ibid.
10. Pfeiffer, Carl C. *Mental and Elemental Nutrients.* Nova Canaã, CT: Keats Publishing Inc., 1975.
11. Ibid.
12. *Diet Related to Killer Diseases, V.* Audiência perante membros do Comitê do Senado dos Estados Unidos sobre Nutrição e Necessidades Humanas, U.S.: 22 de junho de 1977.
13. Mandell, Marshall e Scanlon, Lynne Waller. *5-Day Allergy Relief System.* Nova York, NY: Pocket Books, 1979.
14. Ibid.
15. Airola, Paavo. *Hypoglycemia: A Better Approach.* Phoenix, AZ: Health Plus, 1977.
16. Buckley, Robert E. "Hypoglycemic Symptoms and the Hypoglicemic Experience", *Psychosomatics.* Vol. X, jan./fev., 1969, págs. 7-14.
17. Airola, Paavo. *Hypoglycemia: A Better Approach.* Phoenix, AZ: Health Plus, 1977.
18. Lesser, M. Atas, Congresso Mundial de Psiquiatria Biológica, Buenos Aires: 1977.
19. Fariss, B. "Prevalence of Post-glucose-Load Glycosuria and Hypoglycemia in a Group of Healthy Young Men", *Diabetes,* Vol. 23, 1974, págs. 181-191.
20. Airola, Paavo. *Hypoglycemia: A Better Approach.* Phoenix, AZ: Health Plus, 1977.
21. Ibid.
22. *Diet Related to Killer Diseases, V.* Audiência perante membros do Comitê do Senado dos Estados Unidos sobre Nutrição e Necessidades Humanas, U.S.: 22 de junho de 1977.
23. Schauss, Alexander. *Diet, Crime and Delinquency.* Berkeley: Parker House, 1980.
24. Yaryura-Tobias, J. A. e Neziroglu, B. A. "Agressive Behaviour, Glucose, and Brain Dysfunction", *Diet Related to Killer Diseases,* V Nutrition and Mental Health. Audiência perante membros do Comitê do Senado dos Estados Unidos sobre Nutrição e Necessidades Humanas, 22 de junho de 1977, págs. 193-199.
25. Szekely, Edmond Bordeaux. *O evangelho essênio da paz.* São Paulo: Pensamento, 1997.

Capítulo 19

1. Cott, Allan. *Jejum: a dieta ideal.* Rio de Janeiro: Record, 2002.
2. Ibid.
3. *The Essenes by Josephus and His Contemporaries,* traduzido por Szekely, Edmond Bordeaux, U.S.: International Biogenic Society, 1981.
4. *Essene Science of Fasting.* Veiculado por Kevin Ryerson.
5. Szekely, Edmond Bordeaux. *O evangelho essênio da paz.* São Paulo: Pensamento, 1997.
6. Kaplan, Aryeh. *Gems of Rabbi Nachman.* Jerusalém, Biogenic Society, 1981.
7. *Mathew the Poor — The Communion of Love.* Prefácio de Henri J. M. Nouwen, Crestwood, Nova York, NY: St. Vladimir's Seminary Press, 1984.

8. Airola, Paavo. *How to Keep Slim, Healthy and Young with Juice Fasting.* Phoenix, AZ: Health Plus, 1974.
9. Ibid.
10. Ibid.
11. Ibid.
12. Gurudas. *Gem Elixirs and Vibrational Healing,* Vol I. Boluder, CO: Cassandra Press, 1985.
13. Gurudas. *Gem Elixirs and Vibrational Healing,* Vol. II. Boluder, CO: Cassandra Press, 1986.
14. Gurudas. *Flower Essences ans Vibrational Healings.* Albuquerque, NM: Brotherhood of Life, 1983.
15. *Essenes Science of Fasting.* Veiculado por Kevin Ryerson.

Capítulo 20

1. Hoffman, Edward. "The Father of Holistic Healing", *East West Journal.* Abril, 1986, págs. 26-29.
2. Airola, Paavo. *How to Get Well.* Phoenix, AZ: Health Plus, Publishers, 1974.
3. Szekely, Edmond Bordeaux. *O evangelho essênio da paz.* São Paulo: Pensamento, 1997.
4. Kramer, Penny. "Health and Longevity: What Centenarians Can Teach Us", *Yoga Journal.* Berkeley, CA: Goodfellow Publishers, set./out., 1983, págs. 26-30.
5. McCay, C. M. "Life Span of Rats", *Arch. Biochem.* Vol. 2, 1943, págs. 469-476.
6. Kulvinskas, Viktoras. *Survival Into the 21st Century.* Woodstock Valley, CT/Fairfield, IA: 21st Century Publications, 1975.
7. Howell, Edward. *Food Enzymes for Health and Longevity.* Woodstock Valley, CT.: Omangod Press, 1946.
8. Szekely, Edmond Bordeaux, *Essene Science of Fasting and The Art of Sobriety.* U.S.: International Biogenic Society, 1981.
9. Cornaro, Luigi. *Discourses on the Sober Life.* Mokelumne Hill, CA: Health Research, 1942.
10. Szekely, Edmond Bordeaux. *Essene Science of Fasting and The Art of Sobriety.* U.S.: International Biogenic Society, 1981.

Capítulo 21

1. Hawkins, David e Pauling, Linus. *Orthomolecular Psychiatry — Treatment of Schizophrenia.* São Francisco: W.H. Freeman and Company, 1973.
2. Levine, Steve e Kidd, Paris. *Antioxidant Adaptation: Its Role in Free Radical Pathology.* São Francisco, CA: Biocurrents Press, 1985.
3. Ibid.
4. Ibid.
5. Ibid.
6. Ibid.
7. Ibid.
8. "Science, Consciousness and Aging", atas da Conferência Internacional, Alemanha Ocidental: MERU, 1980, págs. 6-80.
9. Ibid.
10. Ibid.

11. Murthy, T. S. Anantha. *Maharaj*. San Rafael, CA: The Dawn Horse Press, 1972.
12. Tsé, Lao. *Tao Te Ching*. Tradução de Gia-Fu Feng e Jane English, Nova York, NY: Vintage Books, 1972.
13. Hubbard, Barbara Marx. *Manual for Co-Creators of the Quantum Leap*. New Visions, Gainsville, FL, 1984.
14. Szekely, Edmond Bordeaux. *The Essenes by Josephus and His Contemporaries*. U.S.: International Biogenic Society, 1981.
15. Ibid.
16. Hertz, O. R., Joseph, H. *Pirke Aboth*. Nova York: Benjamin House, Inc.
17. Kirschner, H. E. *Nature's Seven Doctors*. Riverside, CA: H.C. White Publications, 1972.
18. Ibid.
19. Ibid.
20. Ibid.
21. Singh, Renu Lal. *Right Life: Teachings of the Shivapuri Baba*. Inglaterra: Coombe Springs Press, 1984.

Capítulo 22

1. Tirtha, Vishnu, Swami. *Devatma Shakti*. Darya Ganj, Delhi: Swami, Shivom Tirth, 1974.
2. Muktananda. Kundalini*: O segredo da vida*. Rio de Janeiro: Siddha Yoga Dham Brasil, 1996.
3. Tirtha, Vishnu, Swami. *Devatma Sahkti*. Darya Ganj, Delhi: Swami Shivom Tirth, 1974.
4. Singh, Renu Lal. *Right Life: Teachings of the Shivapuri Baba*. Inglaterra: Coombe Springs Press, 1984.
5. Nisargadatta, Maharaj. *Eu sou aquilo*. Trancoso, BA: Advaita, 2005.
6. Tsé, Lao. *Tao Te Ching*. Tradução de Gia-Fu Feng e Jane English. Nova York, NY: Vintage Books, 1972.
7. Murthy, T. S. Anantha, *Maharaj*. San Rafael, CA: The Dawn Horse Press, 1972.
8. Kaplan, Aryeh. *Gems of Rabbi Nachman*. Jerusalém, Israel: Chaim Kramer, 1980.
9. Kapleau, Roshi. *The Three Pillars of Zen*. Garden City, NY: Anchor Books, 1980.

Capítulo 23

1. Newbrough, John Ballou. *Oahspe*. Montrose, CO: Essenes of Kosmon, 1935.
2. Ibid.
3. Da Free, John. *The Dawn Horse Testament*. San Rafael, CA: The Dawn Horse Press, 1985.

Capítulo 24

1. Tilden, J. H. *Toxemia Explained*. U.S.: Keats Publishing, Inc., 1981.
2. Ibid.
3. Airola, Paavo. *How to Get Well*. Phoenix, AZ: Health Plus, Pub., 1974.
4. Kulvinskas, Viktoras. *Survival Into the 21st Century*. Woodstock Valley, CT/Fairfield, IA: 21st Century Publications, 1975.
5. Wigmore, Ann. *The Hippocrates Diet*. Wayne, NJ: Avery Publishing Group Inc., 1984.

6. Cousens, Gabriel. "Treatment of Alzheimer's Disease", *Journal of Orthomolecular Medical Society*. Vol. VIII, nº 1 e 2, 1985, págs. 9-10.
7. Kushi, Michio. *A cura natural pela macrobiótica*. São Paulo: Ground, 1983.
8. Wigmore, Ann. *The Hippocrates Diet*. Wayne, NJ: Avery Publishing Group Inc., 1984.

Sobre o autor

O Dr. Gabriel Cousens nasceu em Chicago, em 1943. Recebeu seu diploma de B.A. (Bachelor of Arts) da Faculdade de Amherst, onde se tornou capitão de um time de futebol americano que nunca perdeu; foi escolhido como bandeirinha da liga All New England e consagrou-se como um dos 11 atletas acadêmicos nacionais. Graduou-se como médico em 1969, pela Escola de Medicina de Colúmbia, e completou sua residência psiquiátrica em 1973, tendo participado do National Institute of Mental Health durante três anos.

Publicou artigos nas áreas de bioquímica, saúde escolar, farmacologia clínica, hipoglicemia e doença de Alzheimer. Trabalhou ainda como consultor-chefe de saúde mental para a Operação Headstart no Distrito de Sonoma, Califórnia, e como consultor para o Departamento Estadual de Saúde Mental da Califórnia.

O Dr. Cousens utiliza na sua prática a nutrição, homeopatia, curas naturais, acupuntura auricular, psiquiatria, terapia familiar, cura com cristais e meditação. Casou-se em 1967 e teve dois filhos.

Ensina meditação desde 1973. Em 1975, conheceu Swami Muktananda Paramahansa, com quem estudou, e morou na Índia até pouco antes da morte de Muktananda, em 1982. Em 1976 tornou-se professor diplomado de Meditação Siddha e ensinou meditação em universidades, hospitais, centros de saúde mental, hospícios e centros de prevenção de suicídio por todo o mundo.

Foi co-diretor fundador da primeira clínica Kundalini nos Estados Unidos. Também esteve envolvido no movimento de oração e meditação para a paz mundial.

Para maiores informações sobre os programas de Nutrição Espiritual do Dr. Cousens e workshops, ligue para (707) 778-6501 ou escreva para: Gabriel Cousens, M.D., 200 Spring Hill Rd., Petaluma, CA 94952.

Este livro foi composto na tipologia Minion-Regular,
em corpo 11,5/14,5, impresso em papel off-white 80g/m²,
no Sistema Cameron da Divisão Gráfica da Distribuidora Record.